Elisabeth Summer
Macht die Gesellschaft depressiv?



Reflexive Sozialpsychologie | hrsg. von Heiner Keupp | Band 3

Für M

**Elisabeth Summer** (Dr. phil., Dipl.-Psych.) ist psychologische Psychotherapeutin und Verhaltenstherapeutin mit einer Praxis in München.

Elisabeth Summer

# Macht die Gesellschaft depressiv?

Alain Ehrenbergs Theorie des »erschöpften Selbst« im Licht sozialwissenschaftlicher und therapeutischer Befunde

[transcript]

Vorliegende Studie wurde als Inaugural-Dissertation im Wintersemester 2007/2008 an der Fakultät für Psychologie und Pädagogik der Ludwig-Maximilians-Universität München unter der Leitung von Herrn Prof. Dr. Heiner Keupp angefertigt.

**Bibliografische Information der Deutschen Nationalbibliothek**
Die Deutsche Nationalbibliothek verzeichnet diese Publikation in der Deutschen Nationalbibliografie; detaillierte bibliografische Daten sind im Internet über http://dnb.d-nb.de abrufbar.



Umschlagkonzept: Kordula Röckenhaus, Bielefeld
Korrektorat: Adele Gerdes, Bielefeld
Satz: Justine Haida, Bielefeld
Druck: Majuskel Medienproduktion GmbH, Wetzlar
ISBN 978-3-8376-1017-8

Gedruckt auf alterungsbeständigem Papier mit chlorfrei gebleichtem Zellstoff.

Besuchen Sie uns im Internet: *http://www.transcript-verlag.de*

Bitte fordern Sie unser Gesamtverzeichnis und andere Broschüren an unter: *info@transcript-verlag.de*

# Inhalt

## Überlegungen zum Verhältnis von Depression und Gesellschaft unter Einbezug des gesellschaftlichen Diskurses



## Anhänge

## Vorwort: Zielsetzung und Aufbau der Studie

Depression wird heute als Massenkrankheit und als wesentliche Erscheinung moderner gesellschaftlicher Befindlichkeit klassifiziert, zugleich aber wird noch immer eine klare und eindeutige Begriffsbestimmung vermisst. Entsprechend bewegt sich auch die Ursachenforschung noch immer weitgehend im Dunkeln: Die Depression wird von der Psychopathologie zwar als einheitlicher, dem Alltagsleben entstammender Sammelbegriff benutzt, aber man findet weder eine eindeutige Begriffsbestimmung noch eine schlüssige Erklärung der zahlreichen damit umschriebenen Phänomene, bzw. die diversen psychologischen Schulen geben darüber unterschiedlich Auskunft. Ganz offensichtlich jedoch gibt es diese seelische Krankheit, und zwar sehr häufig, vielfach in massiver Ausprägung und mit oft weitreichenden Folgen bis hin zum Suizid. Darum haben sich im Alltag und wissenschaftlich weltweit deskriptive Diagnoseraster[1] durchgesetzt, die, bewusst auf der Erscheinungsebene verharrend, typische pathologische Symptome katalogisieren und zum Zweck der Syndrombeschreibung korrelieren. Diese müssen theoretisch und im praktischen Umgang zwangsläufig von »normalen« bzw. natürlichen Reaktionsweisen von Menschen auf Ereignisse unterschieden werden – Angst, Unsicherheit, Selbstzweifel, niedergeschlagene Stimmung etc. – und sind zugleich auch daraufhin zu überprüfen, ob sie nicht als Signale für ganz andere psychische oder medizinische

---

**1** | Repräsentativ sind ICD-10 und DSM-IV. Die International Classification of Diseases and Related Health Problems (ICD) ist eine von der Weltgesundheitsorganisation (WHO) herausgegebene internationale Klassifikation der Krankheiten und verwandter Gesundheitsprobleme, die aktuelle Ausgabe ist die zehnte (daher ICD-10). Die deutsche Übersetzung der ICD wird vom Deutschen Institut für medizinische Dokumentation und Information (DIMDI) besorgt und herausgegeben. – DSM-IV ist die aktuelle vierte Ausgabe des Diagnostic and Statistical Manual of Mental Disorders (Diagnostisches und Statistisches Handbuch Psychischer Störungen). Dieses Klassifikationssystem wurde von der American Psychiatric Association (Amerikanische Psychiatrische Vereinigung) zunächst in den USA herausgegeben. Seither gab es auch Ausgaben in anderen Ländern, seit 1996 z.B. existiert die deutsche Publikation des DSM-4 (DSM-IV). Es handelt sich bei DSM-IV im Gegensatz zum ICD-10 um ein nationales US-Klassifikationssystem.

Befunde zu interpretieren sind. Unterscheidungsmerkmale für die affektive Störung Depression im Vergleich zu Befindlichkeiten von Gesunden sind vor allem Art, Dauer, Intensität und Zahl der Symptome (vgl. Hautzinger/de Jong-Meyer 1994, S. 177).

Solche Abgrenzungen drücken das wissenschaftliche und diagnostische Dilemma aus, eine Krankheit als existent zu behandeln, aber letztlich nicht genau sagen zu können, worin sie besteht, obwohl schon der gemeinsame Titel »Depression«, wenn auch undeklariert, von einer Krankheit ausgeht. Viele Mediziner erkennen daher depressive Störungen zunächst nicht, da ihnen von Klienten zur Kenntnis gegebene einzelne – psychische und somatische – Symptome noch keine eindeutige Zuordnung erlauben und oft eher auf andere Beschwerden hinzudeuten scheinen.

Zur »heimlichen« Übereinstimmung von Psychologen, medizinischen und psychologischen Therapeuten in der Annahme, mit der affektiven Störung Depression ein einheitliches und begrifflich fassbares Krankheitsbild vorliegen zu haben, ohne dies bislang einlösen zu können, schlägt nun der Franzose Alain Ehrenberg mit seiner Schrift »Das erschöpfte Selbst, Depression und Gesellschaft in der Gegenwart«[2] einen gemeinsamen (für ihn soziologischen) Erklärungsrahmen vor, der bisher in der Psychologie vermisst wird.

Die vorliegende Arbeit geht in folgenden Etappen vor:

- Sie gibt zunächst eine vorläufige Begriffsbestimmung zu dieser Krankheit,
- stellt dann aktuelle Befunde zum Massenphänomen Depression in den heutigen Industriegesellschaften vor,
- expliziert anschließend repräsentative Ursachenerklärungen, um bisherige grundlegende wissenschaftliche Sichtweisen zur Depression zu verdeutlichen,
- ordnet diesen in einer ausführlicheren Darstellung Ehrenbergs Studie zu, die der Depression erstmals einen schlüssigen gesellschaftlichen Erklärungskontext zu vermitteln versucht,
- und überprüft diese Begriffs- und Ursachenhypothese anhand eigener Fallanalysen aus der über zwei Jahrzehnte ausgeübten psychotherapeutischen Praxis mit depressiven Klienten;
- im letzten Schritt werden die gefundenen Resultate mit dem gegenwärtigen wissenschaftlichen Diskurs zur Depressionserklärung korreliert und in klärender Absicht diskutiert.

---

**2** | Ehrenberg 2004, in Frankreich 1998 unter dem Originaltitel »La Fatigue d'être soi« erschienen. Alain Ehrenberg ist Soziologe am Centre National de la Recherche Scientifique (CNRS) in Paris und leitet dort die Forschungsgruppe »Psychotropes, Politique, Société« (Psychopharmaka, Politik, Gesellschaft).

# Einleitung

## Depression als modernes gesellschaftliches Massenphänomen

Nicht nur in Psychologie, Allgemeinmedizin und Gesellschaftswissenschaft, sondern auch in den Medien und im Alltagsbewusstsein ist heutzutage anerkannt, dass psychische Labilität und seelische Krankheiten im Umfeld von »Depression« mit darauf fußenden Verhaltensstörungen und somatischen Erkrankungen gesellschaftlich sehr verbreitet sind und fast schon zur Normalität gehören. Der Gang zum Psychiater oder Arzt wegen psychischer Leiden steht im Unterschied zu vergangenen Jahrzehnten unter Bürgern deutlich weniger in Verruf, wenngleich die Abstempelung als psychischer »Fall« in der beruflichen und privaten Umgebung nach wie vor vielfach gefürchtet wird. Zeitungen, Publikumszeitschriften und Fernsehsendungen sind mittlerweile voll von Beschreibungen zu störenden psychologischen Befindlichkeiten als »Verhaltensstörungen« und von Ratschlägen zu ihrer Behebung. Gleichwohl sind Stigmatisierung und Diskriminierung der von psychischen Leiden Betroffenen insbesondere in der Arbeitswelt noch an der Tagesordnung – als Mittel der Disqualifizierung und Ausgrenzung.

Ärzte und Psychotherapeuten verzeichnen heute einen vermehrten Zugang von Klientinnen und Klienten, die seelische Leiden behandelt wissen wollen. Allgemeinmediziner stoßen außerdem zunehmend auf somatische Befunde, die – wie etwa Kopfschmerzen, Magenbeschwerden, Schwindelschübe, Verschlechterungen des gesundheitlichen Allgemeinzustandes etc. – vielfach auf psychische Krankheiten hindeuten, sofern die Diagnostizierenden für eine solche Beurteilung geschult und erfahren sind. Angststörungen und depressive Störungen, die auf vergangene oder gegenwärtige Probleme mit dem sozialen Umfeld schließen lassen, finden sich immer häufiger unter den Diagnosen. Der Weltgesundheitsbericht 2001 der WHO weist darauf hin, dass gegenwärtig Depressionen im Gesundheitswesen der Staaten eine immer gewichtigere Rolle spielen:

»Psychische Störungen zählen in Europa und in anderen Teilen der Welt zu den führenden Ursachen von Krankheit und Behinderung. In der Europäischen Region der WHO leiden beispielsweise jedes Jahr schätzungsweise 33,4 Millionen

Menschen an einer schweren Depression (das sind 58 von 1.000 Erwachsenen). Weltweit sind depressive Störungen die vierthäufigste Ursache von Krankheit und Behinderung. Im Jahr 2020 werden sie wohl leider den zweiten Platz einnehmen.
Die Selbstmordraten schwanken in Europa zwischen 11 und 36 pro 100.000 Einwohnern, wobei die höchsten Ziffern in Europa auch weltweit die höchsten Raten sind.«[1]

Die Europäische Kommission berichtet 2004 in einer Studie über Depressionen:

»Depressive Störungen sind die bei weitem häufigsten psychischen Störungen innerhalb der Bevölkerung. Die Punktprävalenz depressiver Störungen wird bei Zugrundelegung der diagnostischen Kriterien gemäß ICD-10 und DSM-IV auf 2 bis 10 % geschätzt. Um die Größenordnung des Problems zu verdeutlichen: es wird davon ausgegangen, dass in jedem Jahr etwa 33,4 Millionen Menschen im Zuständigkeitsbereich des WHO-Regionalbüros für Europa unter schweren Depressionen leiden [...].
Eine Depression kann ein sehr schwerwiegender und in manchen Fällen lebensbedrohlicher Zustand sein und die Lebensqualität stärker beeinträchtigen als chronische körperliche Beschwerden wie Herz-/Kreislauferkrankungen, Diabetes mellitus oder Muskel-Skelett-Erkrankungen. Außerdem gehen Depressionen häufig mit einer hohen Selbstmordgefährdung einher. Etwa 15 % der Klienten mit schweren Depressionen begehen Selbstmord, bei 56 % kommt es zu Selbstmordversuchen, und die Mehrzahl der Betroffenen hat in depressiven Episoden Selbstmordgedanken.«[2]

Solche Befunde machen deutlich, dass es notwendig ist, dem Phänomen zunehmender Depressionsfälle auf den Grund zu gehen, das gerade in ökonomisch entwickelten Staaten wie denen der Europäischen Union, Japan und den USA festgestellt wird. Sie verweisen offenbar darauf, dass gesellschaftliche Faktoren bei der Entstehung eine wichtige Rolle spielen. Welche diese sind und welchen Einfluss sie auf die individuelle Genese dieser Krankheit ausüben, soll in dieser Studie im Kontext mit Ehrenbergs Deutungsvorschlag diskutiert werden.

1 | WHO 2001, S. 1.
2 | Europäische Kommission 2004, S. 17.

# 1. Bestandsaufnahme: Zunehmende psychische und Verhaltensstörungen im Umfeld depressiver Befindlichkeiten

## 1.1 Vorläufige Begriffsbestimmung: Depression als Krankheit

Eine depressive Stimmung ähnlich der Melancholie ist zunächst eine übliche und gelegentlich bei fast jedem auftretende negative Befindlichkeit von Menschen, die mit einem solchen emotionalen Zustand auf bestimmte niederschmetternde Ereignisse oder auf eine aktuell entstandene bedrückende persönliche Situation reagieren; sie nehmen diese subjektive Betroffenheit gewöhnlich zum Anlass, für sich eine neue Standortbestimmung zu suchen und praktische Schlussfolgerungen zu ziehen, um mit der entstandenen Lage umzugehen oder sie zu überwinden. Dies geschieht in Reflexion des jeweils gegebenen sozialen Kontextes. Darüber, was eine solche depressive Stimmung von der Krankheit bzw. der »affektiven Störung« Depression unterscheidet, wird in der Fachwelt nach wie vor gestritten:

»Gefühle der Traurigkeit, der Niedergeschlagenheit, der Verstimmtheit, der Hoffnungslosigkeit, der Sinnlosigkeit, häufig begleitet von Ängstlichkeit und Unruhe gelten als zentrale Beschwerden und Auffälligkeiten. Diese Gefühlszustände kennen jedoch alle Menschen. Sie sind, wenn sie eine bestimmte Dauer und/oder Intensität nicht überschreiten, ›normale‹, ›gesunde‹ Reaktionen auf die Erfahrungen von z.B. Verlusten, Misserfolgen, Enttäuschungen, Belastungen, Zeiten der Ziellosigkeit, der Einsamkeit oder der Erschöpfung. Wann die Grenze zwischen diesen normalen Reaktionen und den als klinisch auffällig betrachteten Symptomen überschritten wird, gehört zu den noch ungelösten Fragen der Depressionsforschung.«[1]

---

1 | Hautzinger/de Jong-Meyer 1994, S. 177.

Lexikalisch wird die Depression als Krankheit z.B. im Psychologischen Wörterbuch (Dorsch) folgendermaßen bestimmt – auch hier mit Hinweis auf die Strittigkeit dessen, wann sie als pathologisch zu bezeichnen ist:

»**Depression** [lat. *depressus* herabgedrückt], komplexer Begr. für vielfältige Symptomatik. (1) emotional: gedrückte, traurige Verstimmung (2) kognitiv: negatives Selbstkonzept, -vorwürfe und -beschuldigungen, Grübeln, Konzentrationsverlust (3) motorisch: Veränderung im Aktivitätsniveau (retardierend vs. agitiert) (4) motivational: Interesse- und Antriebsverlust, Entschlussunfähigkeit (5) vegetativ: Schlaflosigkeit, Appetit- und Libidoverlust.
Keine einheitliche Definition, jedoch verschiedene Subklassifikationen nach unterschiedlichen Variablen [...].
Kontinuität vs. Diskontinuität von ›normalem‹ zu pathologischem Phänomen viel diskutiert, nicht gelöst [...].«[2]

Depressionen erfassen den ganzen Menschen in dem Sinne, dass sie das Denken, das Gefühl, die Stimmung (Emotionen), den Antrieb (Motivationen), das Handeln und die körperliche Befindlichkeit (Somatik) negativ tangieren. Als ernste Erkrankung zählen sie epidemiologisch zu den affektiven Störungen (ICD-10: F30-39), weil sie die Betroffenen lebenspraktisch aus der Bahn der alltäglichen privaten und beruflichen Abläufe werfen. Als zentrale und zunächst nicht vorübergehende Beschwerden werden im ICD-10 genannt:

Als Hauptsymptome gelten
- Niedergeschlagenheit (gedrückte Stimmung, ungleich Trauer)
- Freudlosigkeit
- mögliche Folgen: Interessenverlust, Antriebsmangel, verminderte Aktivität.

Als Zusatzsymptome gelten
- verminderte Konzentration und Aufmerksamkeit
- vermindertes Selbstwertgefühl und Selbstvertrauen
- Schuld- und Minderwertigkeitsgefühle
- düstere und pessimistische Zukunftssicht
- Suizidgedanken oder -handlungen
- Schlafstörungen, erhöhte Müdigkeit
- Selbstverletzungen
- Entscheidungsunfähigkeit.[3]

An somatischen Syndromen werden aufgeführt
- Interessenverlust, Verlust der Freude an sonst angenehmen Tätigkeiten
- mangelnde emotionale Reagibilität auf sonst freudige Ereignisse

2 | Dorsch 1994.

3 | Zur Symptomatik vgl. auch Baumann/Perrez (Hg.) 1998.

- frühmorgendliches Erwachen
- morgendliches Stimmungstief
- psychische und körperliche Hemmung oder Agitiertheit
- deutlicher Appetitverlust
- Gewichtsverlust
- deutlicher Libidoverlust.

Vier dieser somatischen Merkmale (Symptome) sollen gemäß ICD-10 vorhanden sein, damit ein somatisches Syndrom diagnostiziert wird.

Eine Komorbidität der Depressionen mit Angst- und Panikerkrankungen, außerdem mit Alkohol-, Medikamenten- und Drogenabhängigkeit ist häufig.

Der ICD-10 unterscheidet vier Kategorien von depressiven Episoden (F32) von jeweils mehr als zwei Wochen: leichte, mittelgradige und schwere Episoden, Letztere ohne und mit psychotischen Symptomen, ferner rezidivierende – wiederholte – depressive Störungen leichter, mittelgradiger und schwerer Ausprägung, Letztere ohne und mit psychotischen Symptomen (F33). Als psychotische Symptome im Rahmen der schweren Episoden werden genannt: Halluzinationen, Wahnideen, psychomotorische Hemmung oder ein Stupor (völlige Teilnahms- und Reglosigkeit): alltägliche soziale Aktivitäten sind unmöglich, Suizid und mangelnde Nahrungs- und Flüssigkeitsaufnahme drohen. Die Differenzierung der Klassifizierung nach Schweregraden ist in der Praxis nicht eindeutig. Als Kriterien gelten für »leicht«: 2 Hauptsymptome + 2 Zusatzsymptome, für »mittelgradig«: 2 Hauptsymptome + 3-4 Zusatzsymptome, für »schwer«: 3 Hauptsymptome + 4 Zusatzsymptome, für »mit somatischem Syndrom«: Vorhandensein von mindestens 4 »somatischen« Symptomen, für »schwer, mit psychotischen Symptomen«: zusätzliches Vorhandensein von Wahnideen (Versündigung, Verarmung) und/oder Halluzinationen (wie anklagende Stimmen, Verwesungsgeruch) und/oder depressiver Stupor.[4] In F32 und F33 wird ein somatisches Syndrom mit der 5. Stelle gekennzeichnet: F32.00 = ohne somatisches Syndrom, F32.01 = mit somatischem Syndrom (d.h. mit 4 somatischen Symptomen); entsprechend gilt: F33.00 ohne, F33.01 mit, F33.10 ohne, F33.11 mit.

Die Abgrenzung der Depression von den übrigen Affektstörungen, zu deren »Familie« sie gezählt wird, ist vielfach schwierig und ebenfalls strittig. Über Affekt fasst der Dorsch zusammen:

»**Affekt** [lat. *affectus* Stimmung, Leidenschaft, Begierde], der Begriff wird sehr unterschiedlich definiert: Meist versteht man darunter ein intensives, relativ kurz dauerndes xx Gefühl. In der weitesten Bedeutung wird jede emotionale Regung als affektiver Prozess bezeichnet. Die äußeren Begleiterscheinungen bestehen oft in starken Ausdrucksbewegungen. A. sind mit Organempfindungen

**4** | Zur Ausführung der diagnostischen Kriterien vgl. auch das AWMF-Leitlinienregister Nr. 51/023: Psychotherapie der Depression.

verknüpft. Man definiert deshalb den A. auch als peripher-nervöse Bewegung bei zentral-nervöser Erregung.
Das A.system ist ein Verarbeitungssystem, das parallel mit dem kognitiven System funktioniert, aber mit völlig anderen Merkmalen und Regeln [...].
LERSCH sieht in den A. Erregungsformen des Lebensgefühls, die in umgekehrtem Verhältnis zur Festigkeit des noetisch-willensmäßigen Oberbaus der Persönlichkeit stehen (→ Charakteraufbau). Zugleich ruht in den A. meist instinktive Zielstrebigkeit. Beispiele: Jubel, Zorn, Wut, Hass, Ekstase, Hoffnung, Sorge, Schreck, Begeisterung, Freude, Leid, Angst, Ärger, Scham, Kummer, Trauer [...].«[5]

Entsprechend heißt es dort über Affektstörungen:

»**Affektstörungen**, Sammelbegr. für die von der Norm abweichenden Veränderungen in der Ansprechbarkeit und Äußerung der Affekte, vor allem deren Steigerung und Herabsetzung sowie deren ›Auseinanderfallen‹ (Affektdissoziation), sei es innerhalb des Affektablaufs oder zwischen den Affekten, Vorstellungen und Denkinhalten. A. sind nach BLEULER Störungen der affektiven Synthonie, d.h. der Übereinstimmung und des Ausgewogenseins der Affekte [...].«[6]

Von Affektstörungen ist also dann die Rede, wenn die Affekte normabweichend zueinander und/oder im Verhältnis zu den Vorstellungen und Denkinhalten nicht mehr im Einklang stehen. Die Selbststeuerung des Subjekts ist gestört. Der Betroffene hat z.B. bei der Depression einen emotional dominierten Orientierungsverlust im Verhältnis zu seiner Realität, der sein Verhalten beeinträchtigt.

Die Einteilung der affektiven Störungen im ICD-10 erfolgt hauptsächlich aus praktischen Erwägungen zur einfachen Identifizierung im Interesse einer zügigen Behandelbarkeit, wobei die Differenzierung nach Schweregraden wiederum nicht eindeutig und praktisch problematisch ist.

»Einzelne Episoden werden von bipolaren oder anderen wiederholt aufgetretenen episodischen Störungen unterschieden, da bei einem wesentlichen Teil der Klienten nur eine Episode der Erkrankung auftritt. Der Schweregrad wurde wegen der Konsequenzen für die Behandlung und die unterschiedlichen Ebenen des Versorgungsbedarfs in den Vordergrund gestellt. Das hier als ›somatisch‹ bezeichnete Syndrom könnte ebenso ›melancholisch‹, ›vital‹, ›biologisch‹ oder ›endogenomorph‹ genannt werden; die wissenschaftliche Absicherung dieses Syndroms ist in jedem Fall etwas fragwürdig. Die klinische Unterscheidung in verschiedene Schweregrade ist schwierig [...].«[7]

5 | Dorsch 1994, S. 9f.
6 | Ebd., S. 11.
7 | WHO 1993, S. 131.

Die Untergliederungen sind – abgesehen von den schon erwähnten depressiven Störungen in F32 und F33 – folgende:

- Die ***einzelne manische Episode*** (F30): Unter Manie wird eine der Situation unangemessene gehobene Stimmung plus gesteigerte körperliche bzw. psychische Aktivität verstanden – mit den Unterformen a) *anhaltende und auffallende Hypomanie* (F30.0), d.h. leichtere Ausprägung der Manie, b) *Manie ohne psychotische Symptome* (F30.1) mit Überaktivität, Rededrang und vermindertem Schlafbedürfnis, Verlust sozialer Hemmungen, häufig starker Ablenkbarkeit, überhöhter Selbsteinschätzung, maßlosem Optimismus, oft mit Wahrnehmungsstörungen verbunden, c) *Manie mit psychotischen Symptomen* (F30.2), d.h. mit Übergängen zu Wahn, Aggression, vernachlässigter Nahrungsaufnahme und Hygiene, Verwahrlosung; ein Problem ist hier die Abgrenzung zur Schizophrenie (F20).
- Die ***bipolare affektive Störung*** (F31): Hier geht es um wiederholte Episoden von Störungen mit deutlichen Stimmungs- und Aktivitätsabweichungen sowohl in Form realitätsferner Hochstimmung (Manie oder Hypomanie) als auch eines verminderten Antriebs und verringerter Aktivität (Depression). Unter diese Rubrik bipolare Störung fallen auch Krankheiten, die früher manisch-depressive Psychosen genannt wurden. Unterklassifikationen sind a) *bipolare affektive Störung, gegenwärtig hypomanische Episode* (F31.0), d.h. bekannt ist mindestens eine weitere frühere Episode im Sinne von hypomanisch, manisch, depressiv oder gemischt, b) *bipolare affektive Störung, gegenwärtig manische Episode ohne psychotische Symptome* (F31.1), c) *bipolare affektive Störung, gegenwärtig manische Episode mit psychotischen Symptomen* (F31.2), d) *bipolare affektive Störung, gegenwärtig leichte oder mittelgradige depressive Episode* (F31.3) ohne oder mit somatischem Syndrom (F31.30; F31.31), e) *bipolare affektive Störung, gegenwärtig schwere depressive Episode ohne psychotische Symptome* (F31.4), f) *bipolare affektive Störung, gegenwärtig schwere depressive Episode mit psychotischen Symptomen* (F31.5), g) *bipolare affektive Störung, gegenwärtig gemischte Episode* (F31.6), h) *bipolare affektive Störung, gegenwärtig remittiert*, d.h. mehrere frühere affektive Episoden sind bekannt, der Klient leidet aber seit Monaten unter keiner deutlichen Stimmungs- und Aktivitätsstörung (F31.7), i) *sonstige bipolare affektive Störungen* wie Kurzzyklen (F31.8), k) *nicht näher bezeichnete bipolare affektive Störung* (F31.9).
- ***Anhaltende affektive Störungen*** (F34) sind dauerhafte, in der Regel fluktuierende Stimmungsstörungen, die oft jahrelang andauern und bei denen einzelne Episoden kaum ausmachbar sind. Ihre manchmal fast das ganze Erwachsenenleben bestimmende Wirkung macht ihre besondere Belastung aus. Gelegentlich werden sie überlagert von einzelnen manischen oder depressiven Episoden. Als Untergruppen werden aufgeführt: a) *Zyklothymie* (F34.0), eine dauerhafte instabile Stimmung mit zahlreichen Phasen leichter Depression und leicht gehobener Stimmungslage, die meist chronisch verläuft; ihre Diagnose ist schwierig, da

sie ein wenig dramatisches Erscheinungsbild hat, b) *Dysthymie* (F34.1), eine chronische depressive Verstimmung unterhalb der Schwelle einer leichten oder mittelgradigen rezidivierenden depressiven Störung, wobei ihr Anfangsstadium die Kriterien einer leichten depressiven Episode erfüllt haben kann; sie beginnen meist im frühen Erwachsenenalter und dauern mindestens zwei Jahre, gelegentlich lebenslang, c) *sonstige anhaltende affektive Störungen* (F34.8), eine klinisch bedeutende Restklasse, bei der die dauerhaften affektiven Störungen nicht schwer genug oder anhaltend genug sind, um die Kriterien der zuvor unter F34 genannten Kategorien zu erfüllen, d) *nicht näher bezeichnete anhaltende affektive Störungen* (F34.9).
- Die Rubrik der ***sonstigen affektiven Störungen*** (F38) erfasst a) *sonstige einzelne affektive Störungen* (F38.0), nämlich gemischte affektive Episoden (F38.00) von mindestens zwei Wochen Dauer mit einer Mischung oder mit einem oft schnellen, meist in Stunden stattfindenden Wechsel von hypomanischen, manischen oder depressiven Episoden, b) *sonstige rezidivierende affektive Störungen* (38.1) mit rezidivierenden kurzen depressiven Störungen (F38.10) leichter, mittelgradiger oder schwerer Art, die im letzten Jahr einmal monatlich, jeweils kürzer als zwei Wochen mit vollständiger Erholung, vorkamen; die Klienten sind die überwiegende Zeit nicht depressiv, c) *sonstige näher bezeichnete affektive Störungen* (F38.8), die die Kriterien der vorgenannten Kategorien von F30 bis F38.1 nicht erfüllen.
- ***Nicht näher bezeichnete affektive Störungen*** (F39) sind Fällen vorbehalten, auf die andere Kategorien nicht passen.

***Angststörungen***, die ebenfalls den Depressionen nahe stehen, werden im ICD-10 unter neurotischen Störungen eingeordnet (F4).

Im ICD-10 bzw. DSM-IV nicht erfasst, aber in der Diagnostik vielfach festgestellt werden **unterschwellige depressive Störungen**, die die etablierten Kriterien nicht erfüllen; sie erreichen entweder das Zeit- oder das Quantitätsminimum nicht, sind aber sehr häufig, führen zu merklichen gesundheitlichen Beeinträchtigungen, vermindern Lebensqualität und Arbeitsfähigkeit, erreichen Behandlungsbedürftigkeit und sind bei der Prävention bedeutsam, da sie das Risiko einer vollen psychiatrischen Störung erhöhen.[8] Solche subklinischen, **minoren Depressionen** sind vielfach Vorstufe einer **Major Depression** und erhöhen die Suizidanfälligkeit. Der Begriff der unterschwelligen Depression wird unterschiedlich definiert, die Mindestzahl der geforderten Symptome liegt zwischen einem und sechs.

Depressive Störungen kommen in allen Lebensphasen vor.[9] Höheres Lebensalter ist keine Phase besonderer Anfälligkeit, auch wenn Spät- und Altersdepressionen als eigene Phänomene besprochen werden.[10] Es wird eine große

**8** | Vgl. hierzu die Ausführungen bei Braun 2002, S. 6ff.

**9** | Über Depressionen im Kindesalter vgl. von Klitzing 2006.

**10** | Vgl. Hautzinger/de Jong-Meyer 1998.

Variabilität im individuellen Verlauf der Krankheit verzeichnet, 20-30 % der affektiven Störungen sind singulär, 70-80 % rezidivierend. Bei unipolaren depressiven Störungen treten im Durchschnitt vier bis sechs Episoden auf, bei bipolaren Störungen acht bis zehn Episoden. Die Phasen dauern bei rezidivierenden Störungen ca. fünf Monate, bei bipolaren Störungen ca. vier Monate. Die Zyklen erstrecken sich bei unipolaren Depressionen im Durchschnitt auf fünf Jahre, bei bipolaren Störungen auf ca. zwei bis drei Jahre.[11]

## 1.2 Befunde zur aktuellen Krankheitsverbreitung

Depressionen machen nach allen einschlägigen Untersuchungen[12] heute den Löwenanteil an psychischen Störungen in den entwickelten Industrienationen aus. Und: psychische Störungen gehören zu den führenden Ursachen von Krankheit und Behinderung in Europa. Der größte Teil der durch Behinderung verlorenen Jahre in Gesundheit geht auf depressive Störungen zurück.

»In der Europäischen Region der WHO leiden beispielsweise jedes Jahr schätzungsweise 33,4 Millionen Menschen an einer schweren Depression [...] Jeder vierte Europäer wird irgendwann in seinem Leben einmal von psychischen Störungen betroffen sein.«[13]

Alkoholmissbrauch und Alkoholabhängigkeit, die vielfach im Zusammenhang mit depressiven Störungen auftreten, haben in Europa enorme Ausmaße erreicht:

»Schätzungsweise 41 Millionen Erwachsene trinken zuviel oder sind alkoholabhängig, wobei der Anteil der betroffenen Männer wesentlich höher ist als der der Frauen. 66 % dieser Menschen erhalten keine Therapie. Etwa ein bis zwei Drittel der alkoholabhängigen Männer sind wegen nicht erkannter oder nicht behandelter depressiver Störungen Trinker. Die volkswirtschaftlichen Kosten des übermäßigen Alkoholkonsums und Alkoholismus sind in einigen europäischen Gesellschaften mit etwa 3 % des Bruttosozialprodukts (BSP) veranschlagt worden.«[14]

Nicht nur Erwachsene sind von diesen Entwicklungen betroffen. Mehr als 10 % aller Kinder leiden an mindestens einer psychischen Störung oder Verhaltensstörung, wie von der WHO hervorgehoben wird, und bis zu 25 % der Kinder haben psychische Probleme oder Verhaltensauffälligkeiten ohne Krankheitsbefund. Nach einer europäischen Studie sind 57 % der Kinder

**11** | Vgl. Braun 2002, S. 10f., siehe auch Hautzinger/de Jong-Meyer 1998.

**12** | Zur Epidemiologie der Depression vgl. auch Wittchen/Jacobi 2006.

**13** | WHO 2001, S. 1.

**14** | WHO 2001, S. 5f.

und Jugendlichen, die an einer psychischen Störung leiden, nicht behandelt worden. Depressionen und andere psychische Störungen der Kindheit haben oft langfristige Auswirkungen bis weit ins Erwachsenenalter, z.B. gesundheitlich (Verhaltensstörungen, weitere Krankheiten u.a.) oder durch entgangene Bildungschancen, aber auch Auswirkungen auf gesellschaftliche Kosten, etwa für Aufwendungen des Gesundheitswesens, der Sozialfürsorge und der Strafjustizbehörden.[15]

Auf die sozialen und wirtschaftlichen Konsequenzen von Depressionen für die Gesellschaften[16] weist die Generaldirektion Gesundheit & Verbraucherschutz der Europäischen Kommission in ihrer bereits erwähnten Depressionsstudie hin:

»Depressionen haben zahlreiche soziale und wirtschaftliche Folgen:
- Verlust von Menschenleben
- Erhöhtes Risiko körperlicher Gesundheitsprobleme
- Gesamtkosten für die Volkswirtschaft in Höhe von mindestens 1 % des BIP in allen Ländern
- 60 % bis 80 % der Gesamtkosten von Depressionen entfallen auf den Verlust an Arbeitsproduktivität
- Finanzielle Not der Menschen und ihrer Familien
- Depressionen sind eine der Hauptursachen für Erwerbsunfähigkeit und Vorruhestand.«[17]

Der EU-Broschüre »Maßnahmen gegen Depressionen« zufolge sind Arbeitsplatzverlust, Absentismus und Arbeitsausfälle wegen Krankheit, Minderung der Arbeitsleistung, Verlust an Freizeitmöglichkeiten und vorzeitige Sterblichkeit für 60 bis 80 % der Gesamtkosten von Depressionen verantwortlich. Frauen bleiben bei Depressionen häufiger der Arbeit fern als Männer, dafür ist die Dauer der Abwesenheit bei weiblichen Beschäftigten kürzer als bei männlichen. In Deutschland sollen nach Schätzungen im Jahr 2002 18 Millionen Arbeitstage aufgrund von depressiven Störungen verloren gegangen sein.

Die Deutschen Angestellten-Krankenkasse (DAK)[18] veröffentlicht in ihrem »Gesundheitsreport 2005«, dessen ausdrücklicher Berichtsschwerpunkt Angststörungen und depressive Störungen sind, eine genauere Analyse der Auswirkungen affektiver Störungen auf die Arbeitsunfähigkeiten für ihren Versichertenbereich[19] in Deutschland. Danach waren unter den psychischen

15 | Europäische Kommission 2004, S. 23.

16 | Zu den volkswirtschaftlichen Konsequenzen von Depressionen vgl. auch die Untersuchung von Stamm/Salize 2006.

17 | Europäische Kommission 2004, S. 22.

18 | Zur Analyse weiterer Daten von Krankenkassen und ihrer Aussagekraft vgl. auch Grobe/Bramesfeld/Schwartz 2006.

19 | Die DAK ist als Angestelltenkasse nach der AOK die zweitgrößte gesetzliche Krankenkasse in Deutschland. Wegen ihres Klientels ist davon auszugehen,

Erkrankungen, die Arbeitsunfähigkeiten nach sich zogen, 41 % affektive Störungen (ICD-10: F30 bis F39), 41 % neurotische Störungen (F40-F48), 6 % Schizophrenie und wahnhafte Störungen (F20-F29), 7 % psychische Störungen durch psychotrope Substanzen und 5 % übrige psychische Störungen.[20] Die Arbeitsunfähigkeiten erfassen nicht alle psychischen Erkrankungen, da viele Betroffene, die sich wegen einer affektiven Störung beim Arzt oder beim Psychotherapeuten in Behandlung begeben, vor allem ihren längeren Ausfall am Arbeitsplatz wegen Angst vor dessen Verlust scheuen. Unter den affektiven Störungen, die 2004 zur Arbeitsunfähigkeit führten, machen die Depressionen (F32/F33) 94 % aus; unter allen psychischen Diagnosen haben Depressionen einen Anteil von 39 %; 1 % aller erwerbstätigen DAK-Mitglieder hatten im Berichtsjahr mindestens eine Arbeitsunfähigkeit wegen Depressionen (Männer: 0,7 %, Frauen: 1,3 %). Während die meisten Angststörungen, die in der Bevölkerung verbreiteter sind als Depressionen[21], relativ wenige Arbeitsausfälle bewirkten, schlagen sich die typischen Symptome einer Depression deutlich häufiger als Arbeitsunfähigkeit nieder.[22] Die Erkrankungsraten sind laut bundesweitem Zusatzsurvey in der Gesamtbevölkerung natürlich andere: Innerhalb eines Jahres leiden ca. 8,3 % der Bevölkerung unter einer depressiven Störung (Frauen: 11,2 %, Männer: 5,4 %), von einer Angststörung hingegen sind in der Bevölkerung jährlich 14,5 % betroffen.[23]

Aufschlussreich sind auch noch die Trendangaben in der DAK-Studie: Die Zahl der Ausfalltage aufgrund psychischer Erkrankungen stieg im Zeitraum von 2000 bis 2004

- bei depressiven Störungen um 42 % (Männer: 43 %, Frauen: 41 %), die Zahl der Erkrankungen um 30 % (Männer: 39 %, Frauen: 24 %),
- bei Angststörungen um 27 % (Frauen: 36 %, Männer: 19 %), die Erkrankungszahlen um 17 % (Männer: 14 %, Frauen: 20 %),
- die Zahl der psychischen Störungen insgesamt mit Ausfalltagen stieg im gleichen Zeitraum geringer, nämlich um 19 %, die Erkrankungsfälle wuchsen um 21 % an.[24]

Alte Menschen[25] sind besonders von schweren Depressionen betroffen:

»Depressionen sind der Hauptgrund für Selbstmorde bei älteren Menschen. In mehr als 90 % aller Länder ist die Selbstmordrate in den höheren Altersgruppen

dass insbesondere einfache Beschäftigte in Produktionsbetrieben eher bei der AOK organisiert sind, was vermutlich die Repräsentativität der Untersuchungsdaten für die arbeitende Gesamtbevölkerung etwas relativiert.

**20** | DAK-Gesundheitsreport 2005, S. 60.

**21** | Vgl. Wittchen et al. 1999.

**22** | DAK-Gesundheitsreport 2005, S. 62f.

**23** | Vgl. Wittchen et al. 2000.

**24** | DAK-Gesundheitsreport 2005, S. 64.

**25** | Zur Analyse von Depressionen im Alter vgl. Stoppe 2006.

(über 75 Jahre) am höchsten. Die Gesundheitskosten für ältere Menschen mit Depressionen können um 50 % höher ausfallen als für ältere Menschen, die nicht unter Depressionen leiden. Die Einweisung in ein Pflegeheim erfolgt häufig früher und es ist häufiger eine kostspielige professionelle Hilfe erforderlich.«[26]

Deutliche Einschränkungen für Angehörige verursachen depressiv erkrankte Personen ebenfalls, auch wenn dies in der Literatur naturgemäß nicht kostenmäßig beziffert werden kann: Familienmitglieder können ihre familiären Aufgaben und beruflichen Tätigkeiten wegen des Betreuungsbedarfs Depressiver oft nur mehr eingeschränkt erfüllen, werden durch das permanente Stimmungstief des psychisch Kranken ebenfalls mental in Mitleidenschaft gezogen und nicht selten selbst depressiv, die Partnerbeziehung und der Familienzusammenhalt leiden, der Arbeitsplatz nicht nur der erkrankten Person, sondern auch betreuender bzw. den psychischen und Verhaltensstörungen ausgesetzter Angehöriger kann in Gefahr geraten, Kinder, deren Eltern depressiv sind, werden in ihrer Entwicklung beeinträchtigt und leiden selbst gesundheitlich, ihre Schul- und Ausbildung kann in Gefahr geraten und sie können langfristig Schaden nehmen, z.B. später in ihrem Sozialverhalten reduziert sein, Suizide von Depressiven wirken sich vielfach verstörend auf Partner und andere Angehörige aus.

Schließlich ziehen depressive Erkrankungen nicht selten weitere gesundheitliche Folgen für die Betroffenen nach sich: Psychische und nichtpsychische Komorbiditäten der verschiedensten Art und eine vorzeitige Mortalität werden immer wieder festgestellt. So ist das Risiko einer kardiovaskulären Erkrankung Depressiver viermal höher als normal.[27]

Im WHO-Weltgesundheitsbericht 2001 wird unter Verweis auf wissenschaftliche Daten bezüglich wirksamer Behandlungsmöglichkeiten selbst bei den vielfach chronischen und langwierigen psychischen Störungen moniert, dass

»viele europäische Länder [...] weniger als 3 % ihres Gesundheitsbudgets für die psychische Gesundheitsversorgung aus[geben], obwohl die Konsequenzen der psychischen Gesundheitsprobleme leicht ein Drittel bis die Hälfte aller Ausgaben für die Gesundheitsversorgung ausmachen können. Hinzu kommt, dass die Belastung auch noch ungleich verteilt ist. Die Armen laufen häufig ein größeres Risiko, an psychischen Störungen zu erkranken, und sie haben weniger Zugang zu Behandlungsmöglichkeiten.«[28]

So gingen die Selbstmordraten in den nordischen Ländern nach dortigen Studien um 20-30 % zurück, nachdem die niedergelassenen Allgemeinmediziner darin geschult worden waren, Depressionen zu diagnostizieren und erfolgreich zu behandeln. Die WHO hebt dabei die Vorteile einer wohn-

**26** | Europäische Kommission 2004, S. 25.

**27** | Vgl. Europäische Kommission 2004, S. 25.

**28** | WHO 2001, S. 1f.

ortsnahen Versorgung Betroffener hervor, da eine stationäre psychiatrische Krankenhausbetreuung wie in einigen osteuropäischen Staaten oft zu Verlusten an Sozialkompetenz, zu Abhängigkeit und, bei fehlender Anschlussbetreuung am Ort, zu verringerten Erfolgen bei der sozialen Wiedereingliederung führt.

## 2. Öffentlicher Diskurs über Erklärungsgründe gesellschaftlicher Depressionstrends

Die Ätiologie der Depression ist noch strittig[1], aber nach überwiegender Ansicht in der wissenschaftlichen Literatur multifaktorieller Natur, dabei spielen offenkundig psychologische, biologische und soziale Faktoren eine Rolle.[2] Aber sind diese Faktoren Ursachen? Erklären sie Depression, oder haben sie nur etwas mit ihr »zu tun«, und was? Psychologische Auslöser können Lebensereignisse sein, müssen es aber nicht, z.B. der Verlust eines nahestehenden Menschen, auch familiäre (elterliche Gewalt etc.), schulische (Stress, Ausgrenzung durch Selektion) oder bedrückende berufliche Bedingungen (wie Stress, Arbeitslosigkeit), es werden von Autoren auch biologische Dispositionen, Veränderungen oder Auslöser ins Feld geführt. Immer ist in einer depressiven Episode die das Selbstbewusstsein und den Gefühlshaushalt steuernde Geistestätigkeit aus dem Tritt geraten, das Selbstbild und das Selbstkonzept im Verhältnis zur Wirklichkeit, zu der sie sich definieren, verzerrt, vielfach ist auch die Hirnsteuerung der Bewegungsabläufe dysfunktional geworden. Was aber führt zu diesem augenscheinlichen Kontrollverlust über das eigene Denken, Fühlen und Handeln?

Im Alltagsverständnis wie in der psychologischen Theorie gibt es eine Vielzahl von Meinungen und Erklärungsversuchen für die Entstehung der Depression, selbst für ein und denselben Fall, die sich jeweils auf innere (geistige, psychische oder biologische) Faktoren und Umgebungsfaktoren richten.[3] In der Fachliteratur ist es Konsens, dass die meisten Depressionen nicht einmal zutreffend diagnostiziert werden, zumal auch Betroffene sich oft schwer tun, bei sich eine solche Krankheit für möglich zu halten.[4] Allgemeinmediziner kurieren vielfach aus mangelnder Erfahrung oder wegen

---

**1** | Es ist »erkennbar, dass es ›die‹ wissenschaftlich Erklärung depressiver Erkrankungen nicht gibt, sondern sich psychoanalytische, verhaltenstherapeutische, neurobiologische, genetische und sozialpsychologische Modelle der Depression [...] voneinander abheben« (Leuzinger-Bohleber 2005, S. 29).

**2** | Vgl. z.B. Europäische Kommission 2004, S. 19.

**3** | Vgl. hierzu etwa: Hegerl/Althaus/Reiners 2006, S. 57-115.

**4** | »Besonders depressive Klienten oder Klienten mit einer Angststörung befehlendem Training nur an somatischen Symptomen, aber können sich ausgebildete Psychotherapeuten immer sicher sein, mehr als nur Symptombehandlung zu leisten? Spätestens im validierenden praktischen Umgang mit der Krankheit in Form von Überzeugungsarbeit durch Nahestehende, Psychotherapie durch Psychologen oder Pharmakotherapie durch Mediziner und Psychotherapeuten zeigt sich in der Regel, wie schwer sich solche Ätiologien verifizieren lassen. Die bescheidenen Erfolgsquoten der Behandlung sind durchaus verbesserungsbedürftig, und vielen kurzfristigen Erfolgen – die häufig auch nur das ohnehin anstehende Ende einer Störungsepisode markieren können – stehen zahlreiche Rückfälle gegenüber.

Hegerl et al. verweisen bei Betrachtung der wissenschaftlichen Erklärungsversuche für Depression auf die unterschiedlichen Schwerpunktsetzungen einzelner »Schulen«, die, wie die Autoren hervorheben, gelegentlich auch im Widerspruch zueinander stehen:

- »Während die einen vor allem Geschehnisse in der frühen Kindheit als entscheidend ansehen, betonen andere die gegenwärtigen Belastungen und Stress.
- Manche postulieren als Ursache einen Mangel an Liebe und Wertschätzung, während andere übermäßige Verwöhnung als möglichen Grund ansehen.
- Manche sehen die Wurzeln für Depression vor allem in der langfristigen Familiengeschichte und richten die Aufmerksamkeit auf die Vorfahren. Andere konzentrieren sich stärker auf gegenwärtige Beziehungen und sehen den Einzelnen nur als Symptomträger innerhalb eines insgesamt gestörten Familiensystems.
- Viele glauben, die Leistungsgesellschaft überfordere die Menschen und erzeuge die Depression, und sehen damit auch eine kulturelle Abhängigkeit. Andere heben vor allem die zunehmende Vereinzelung der Menschen hervor, die – anders als früher – nicht mehr in der Familie oder Dorfgemeinschaft zusammenleben, sondern stark auf sich allein gestellt sind.
- Während manche bei der Entstehung der Depression vor allem Ursachen im Individuum selbst sehen, betonen andere stärker die äußeren Umstände und die Rolle der Mitmenschen.«[5]

In der wissenschaftlichen Debatte werden heute psychologische, psychosoziale und körperliche Faktoren als Ursachen der Depression erörtert. Hier sind vor allem das psychodynamische Erklärungsmodell der psychoanalytischen Richtungen, die lerntheoretische Deutung sowie die verhaltenstherapeutische Orientierung nach ihrer »kognitiven Wende« als bedeutsam hervorzuheben; daneben spielt, was die körperliche Seite betrifft, mit den

schreiben primär – v.a. beim Hausarzt – somatische Beschwerden [...].« (DAK-Gesundheitsreport 2005, S. 71)

**5** | Hegerl et al. 2006, S. 61.

Fortschritten der Hirnforschung auch noch das neurobiologische Ursachenmodell eine Rolle. Ob Letzterem eine ausschließende eigene Bedeutung zukommt, scheint allerdings offen; theoretisch nachvollziehbar ist, dass die Unterscheidung zwischen Körper und Geist nur, wie es Hegerl et al. bildlich ausdrücken, zwei Seiten derselben Medaille ansprechen, d.h. das Gehirn ist der physiologische Ort der seelischen und geistigen Orientierung für den Menschen.

## 2.1 Neurobiologische Erklärungsansätze

Das Gehirn als individuelles Zentrum der Steuerung der Körperfunktionen und der Organisierung wie Abstimmung von Wahrnehmen, Denken, Fühlen und Handeln vollzieht, wie die Neurologie heute weiß, dieses Zusammenspiel über ca. 100 Milliarden Nervenzellen (Neuronen), die andauernd Tag und Nacht miteinander kommunizieren, untereinander in Wechselbeziehung stehen, sich verändern, auch absterben, sich erneuern oder vermehren. Die Regulierung der Körperfunktionen und die Verarbeitung des Bezugs des Einzelnen zur Welt im Gehirn geschehen in einem äußerst komplexen Prozess, von dem noch immer nur wenig bekannt ist. Gleichwohl weiß der Mensch durch Selbstwahrnehmung von seiner natürlichen Ausstattung und setzt sie gewöhnlich realistisch, umsichtig und planvoll ein, um seine Bedürfnisse zu befriedigen und seine Ziele zu erreichen, was je nach Bedingungen und Möglichkeiten mal mehr, mal weniger gelingt. Im einen Fall ist er dann zufrieden, erfreut o.Ä., im anderen unzufrieden, enttäuscht usw.

Wo im Gehirn die Krankheit Depression ihren »Ort« hat, ist unklar. Nur Bruchstückhaftes ist über den Zusammenhang von Hirnabläufen und dieser Störung bekannt, z.B. dass jeder zweite Klient durch Schlafentzug in der zweiten Nachthälfte eine kurzfristige Abschwächung der Depression erlebt. Auch scheinen natürliche Gegebenheiten Depressionen zu begünstigen (aber nicht zu erklären), wie Hirnentwicklungsdefizite, genetische Ausstattung, erhöhte Vulnerabilität etc. Aus der neurochemischen Depressionsforschung ist bekannt, dass sich im Zusammenhang mit der Entstehung von Depressionen bestimmte Botenstoffe (ca. 100.000 Neurotransmitter, von denen heute etwa 100 verschiedene Arten bekannt sind) im Gehirn, wie Noradrenalin, Serotonin und Dopamin, quantitativ verringern, unklar ist allerdings, ob ursächlich oder in der Folge. Antidepressiva machen sich diese Kenntnis zu nutze, indem sie z.B. die Serotoninwirkung verstärken – und zeitigen bei den einen Depressiven Erfolge, bei den anderen nicht. Produziert wird diese Sorte Neuronen von Nervenzellen im Hirnstamm, den Raphe-Kernen.

Bekannt sind ferner Wechselwirkungen zwischen depressiven Störungen und dem Hormonsystem. Bei Depressiven sind oft Überaktivität und eine veränderte Reaktionsbereitschaft der Stresshormonachse dargestellt worden; so fand sich ein erhöhter Cortisolspiegel in Blut und Nervenwasser, was sich aber nach Reduktion der depressiven Symptome korrigiert. Auch ein erhöhter CRH-Spiegel – das Eiweiß Corticotropin-Releasing-Hormon, das ACTH (Adrenocorticotropin) freisetzt, das wiederum die Freisetzung von Cortisol bewirkt – fand sich bei depressiven Klienten. Hier ist die Diskussion über Ursache oder Folge noch im Gang.

Hegerl et al. erwähnen außerdem, dass depressive Klienten im Vergleich zu Gesunden laut neueren Studien einen kleineren Hippocampus aufweisen. Durch Stress könnten die Neuronen in diesem Organ geschrumpft oder abgestorben sein und die Neuroplastizität sowie die Neubildung von Neuronen (Neurogenese), die bei Gesunden bis ins hohe Alter belegt ist, dadurch behindert sein, was wiederum den ständigen Prozess des Um-, Auf- und Abbaus im Gehirn stören und somit Depressionen begünstigen könnte: Ein Hinweis dafür wäre womöglich die Schwierigkeit depressiv Erkrankter, sich auf neue Lebenssituationen einzustellen und mit ihnen zu leben, was sonst zu »normalem« Verhalten gehört.

Dass Antidepressiva mehr als nur – wenigstens in spezifischen Fällen – vorübergehend lindernde Wirkung haben, wurde noch nicht belegt. Eine Psychotherapie ersetzen sie insoweit nicht, können aber diese sinnvoll eröffnen oder begleiten. Darum konzentriert sich nach wie vor die Ursachenforschung vorrangig auf psychosoziale und innerpsychische Faktoren.

## 2.2 Das psychodynamische Erklärungsmodell

Die Psychoanalyse führt seit ihrem Begründer Sigmund Freud psychische Erkrankungen auf unbewusste innere Konflikte zurück, die auf die frühe Kindheit zurückgehen und wesentlich durch das »Es« (die Triebe, vor allem die Libido) sowie das primär von der Moral dominierte »Über-Ich« bestimmt werden. Die Triebbefriedigung kollidiert danach immer wieder mit den moralischen Ge- und Verboten, die das Individuum in sich aufgenommen hat (Gewissen, Ich-Ideal), und zwar umso mehr, je rigider die elterliche Erziehung diese Kontrollinstanz etabliert hat. Die Vermittlung zwischen diesen beiden konkurrierenden Seiten gelingt daher dem bewussten Ich vielfach nicht mehr. Die Folge sind aktivierte Abwehrmechanismen wie »Verdrängungen« von lustbestimmten und wegen des Konflikts aggressionsbehafteten Wünschen und Bedürfnissen aus dem bewussten Leben, wenn diese die Zuwendung wichtiger Bezugspersonen in Gefahr bringen.

Als psychische Ursachen für die Depression werden heute von psychoanalytisch orientierten Psychologen wie Winnicott und Kohut insbesondere »dysfunktionale« Familien genannt. Nach ihrer Ansicht sind die Eltern mit der Erziehungsarbeit überfordert. Sie erwarten von den Kindern, problemlos zu »funktionieren«, um die fragile familiäre Struktur nicht zu gefährden. Besonders Kinder, die auf solch eine Überforderung mit der bedingungslosen Anpassung an die familiären Bedürfnisse reagieren, sind später wegen ihrer »primären narzisstischen Wunde« depressionsgefährdet. Ihr handlungsleitendes Motiv ist vielfach das ständige Erfüllen von Erwartungen.

Die so entstandenen Handlungsschemata können lange auf einer latenten Ebene bleiben und etwa durch narzisstische Größenphantasien oder ein Helfersyndrom kompensiert werden. Erst wenn die depressive Überforderung ein nicht mehr erträgliches Maß erreicht, wird aus der latenten eine manifeste Depression.

Psychoanalytisch-tiefenpsychologisch orientierte Ansätze6 unterscheiden zwischen der endogenen Depression, die »von innen heraus« ohne erkennbare Ursache auftritt und bei der auch eine genetische Mitverursachung angenommen wird, der neurotischen Depression (auch »Erschöpfungsdepression« genannt), Analytikern zufolge verursacht durch infantile depressive Disposition aus länger andauernden belastenden Erfahrungen in der Lebensgeschichte – wie früher Verlust des Beziehungsobjekts (etwa in oraler narzisstischer Fixierung auf die Mutter), Beeinträchtigung durch die Eltern in früher Kindheit (infantile Ich-Hilflosigkeit) – und der depressiven Reaktion etwa aus narzisstischer, früher angelegter Kränkung (auch: reaktive Depression) als dysfunktionale Antwort auf ein eher zeitnahes sehr belastendes Ereignis.

Mit der Annahme eines primär moralisch bestimmten Über-Ich und der Formulierung der Möglichkeit einer depressiven Reaktion auf Umfeldeinflüsse enthält der psychodynamische Ansatz ein Fenster zur Sozialpsychologie. Insoweit reflektiert er auch die psychosoziale Dimension von Depressionen (vgl. unten die psychosozialen Ansätze).

Die psychodynamische Therapie versucht, die Klienten aus ihren angenommenen neurotischen Mustern zu befreien, indem sie die aktuell berichteten Probleme und Konflikte aus der Sublimierung früherer Lebenserfahrungen zu erklären versucht, um dadurch neue Handlungsmöglichkeiten zu eröffnen.

## 2.3 Der lerntheoretische Erklärungsansatz

Für die Lerntheorie seit Pawlow und Skinner haben die vorhergehenden Bedingungen des Verhaltens als Stimuli oder Reize wie auch die nachfolgenden Konsequenzen wie Lob und Verstärkung (Erfolg, z.B. Belohnung, oder Misserfolg, etwa Strafe) erheblichen Einfluss auf das Lernen bei Tieren und Menschen. Die einen Reiz-Reaktions-Schemata sind angeboren, wie die Speichelsekretion beim Essen, die anderen erlernt. Volksweisheitliches Beispiel: »Gebranntes Kind scheut das Feuer«. Bleiben positive Resultate aus oder werden negative erlebt, dann wird – sagt diese Theorie – das an den Tag gelegte Verhalten wieder abgelegt.

Nach Seligman (1974)[7] erklärt sich die Depression, weil Gedanken, Gefühle und Handeln weitgehend erlernt seien, aus »erlernter Hilflosigkeit«, d.h. als Resultat subjektiv erlebter, d.h. gefühlter unbeeinflussbarer Rea-

6 | Vgl. hierzu u.a. Wolfersdorf 1995, S. 330ff.

7 | Seligman 1974.

lität, auf die der Klient hilflos reagiert: Misserfolg wird generalisiert. Die Erfahrung von Elementen einer vermeintlich unkontrollierbaren Umwelt, festgemacht an aversiven Ereignissen, führt zu Attributionen auf die eigene Person; der Betreffende geht in pessimistischer Erwartung davon aus, dass auch zukünftige Situationen nicht bewältigt werden können. Emotionale, kognitive, motivationale und vegetative Veränderungen im Sinne depressiver Symptome können bei diesem Konstrukt die Folge sein. Die Wechselbeziehung zwischen Hilflosigkeit und Depression gilt dabei allerdings als unklar.[8]

Einen ähnlichen Ansatz im Sinne einer lerntheoretischen Verortung vertritt die Depressionstheorie von Lewinsohn (1974)[9]: Sie führt die Krankheit auf einen Verlust positiver Verstärker (z.B. Partner- oder Arbeitsplatzverlust) zurück, der Klient befindet sich in einer Löschungssituation. Die Reduktion der gewohnten *positiven Verstärker* löst eine *Aktivitätsreduktion* aus, was eine weitere Minderung von *positiven Verstärkern* zur Folge hat. Entsprechend sollen Depressive verhaltenstherapeutisch neue positive Verstärkungen erfahren: Tätigkeitsfelder mit angenehmer Wirkung und mit Zuwachs an sozialer Kompetenz sind aufzubauen.

Verhaltenstherapeutische Maßnahmen unter Bezug auf diese Erklärungsmodelle trainieren in Richtung eines Rückgängigmachens von Verstärkermangel, sozialem Rückzug, Selbstentwertung und belastenden Außenfaktoren sowie der Stärkung positiver und aktivierender Momente im Verhalten.

## 2.4 Der kognitive Erklärungsansatz

Nach breiter Kritik an der insbesondere aus Tierversuchen abgeleiteten Lerntheorie als zu mechanistisch und automatistisch war in der Psychologie eine »kognitive Revolution« (Beck) zu verzeichnen. In der Tradition dieser Kritik kann sich auch das kognitive Erklärungsmuster ansiedeln.

Im Depressionsmodell nach Aaron T. Beck (1974)[10] ist eine kognitive Fehlhandlung der Grund für eine depressive Störung, die zu einer negativen »kognitiven Triade« führt – einem negativen Selbstkonzept, einer negativen Sicht der Welt und einer negativen Zukunftsperspektive. Ein dysfunktionales, im Verhältnis zur Realität inadäquates Denken erzeugt fehlerhafte Schlussfolgerungen: Belastende oder traumatische Einzelerlebnisse werden auf der Grundlage eines unlogischen, moralisch absolutistischen Gedankengangs bei überhöhten Selbstansprüchen falsch generalisiert; sie erscheinen plausibel und verfestigen sich zu stabilen passivierenden Schemata, die einem unfreiwilligen, sich verstetigenden Automatismus unterliegen und darüber zu einer depressiven Störung führen. Nach dieser Hypothese erzeu-

---

**8** | Neu formuliert bei Abramson/Seligman/Teasdale 1978.

**9** | Lewinsohn 1974.

**10** | Beck 1974.

gen falsche Kognitionen die dysfunktionalen Emotionen und Affekte von depressiv Erkrankten.

Das kognitive Konzept von Beck und seinem Team, die zunächst dem psychodynamischen Modell anhingen, entsprang einer kritischen Evaluation der psychoanalytischen Depressionstheorie in der therapeutischen Praxis und in begleitenden Studien. Im Gegensatz zum psychoanalytisch unterstellten Bedürfnis des Klienten, zu leiden, stellten die Autoren, wie sie schildern, überwiegend das Gegenteil fest. Nicht den Emotionen entspringt, sagen sie, die Verhaltensstörung bei den Depressiven, sondern den automatisierten fehlerhaften kognitiven Konstrukten. Dies ist zugleich auch eine Kritik der als zu mechanistisch empfundenen Lerntheorie aus den 50er Jahren des vorigen Jahrhunderts – der Mensch ist nicht ein beliebiges Konditionierungsobjekt wie ein Hund.

»Die weitere Forschungsarbeit [...] bestätigte die Beobachtung, dass der Depressive seine Erfahrungen systematisch verzerrt. Nach unseren Ergebnissen hatte der depressive Klient eine umfassend negative Ansicht von sich selbst, seiner Umgebung und seiner Zukunft [...] Als ich immer mehr Beweise für die beherrschende Rolle der negativen kognitiven Verzerrungen erhielt, bemühte ich mich gleichzeitig um die Behebung der depressiven Symptome und entwickelte daher Techniken zur Korrektur der Verzerrungen durch die Anwendung logischer Regeln der Beweisführung sowie Techniken zur Anpassung der Informationsverarbeitungsprozesse an die Realität.«[11]

Beck und seine Mitarbeiter konnten in der Folge belegen, dass eine im kognitiven Bereich ansetzende Therapie deutliche Behandlungserfolge nach sich zieht, insbesondere in Verbindung mit verhaltenstherapeutischen Trainings. So ist heute die kognitive Verhaltenstherapie eine der wenigen von Krankenkassen in Deutschland anerkannten Therapieformen.

## 2.5 Psychosoziale Erklärungsansätze

Viele Autoren schreiben den oben geschilderten Ursachenmodellen für Depression jeweils eine gewisse Plausibilität zu, vermissen aber nicht zuletzt die soziale Dimension, etwa eine Erklärung dafür, warum Depression offenbar heute in Europa, den USA, Japan und neuerdings z.B. in Russland und China nahezu eine Volkskrankheit geworden ist, warum sich die Krankheit z.B. in den Schulen und Betrieben häuft. Hier liegt es nahe, aktuelle gesellschaftliche Faktoren ins Spiel zu bringen wie Stress, der inzwischen oft als Hauptursache für Depression bezeichnet wird.

Die DAK hat als Krankenkasse zur Erhellung der Hintergründe für steigende Arbeitsunfähigkeitsquoten aufgrund psychischer Erkrankungen eine schriftliche Expertenbefragung unter Wissenschaftlern, Psychothe-

11 | Beck/Rush/Shaw/Emery 1999, S. 7.

rapeuten, Kostenträgervertretern und Unternehmern durchgeführt in der Absicht, ein umfassendes Spektrum an Erklärungsmodellen zu gewinnen. Knapp zwei Drittel der angeschriebenen Fachleute, d.h. 22 Personen aus unterschiedlichen Disziplinen und Forschungsrichtungen[12], antworteten auf die vorgegebenen Hypothesen oder benannten eigene Gründe. Die Auswertung ergab, dass eine Kombination mehrerer Faktoren als ursächlich für die Entwicklung erklärt wird.

- Die größte Relevanz wird der Aussage zugeschrieben, dass psychische Erkrankungen in der Bevölkerung zum einen in den letzten Jahren zugenommen haben, zum anderen aber auch die »Entdeckungsrate« wegen besserer diagnostischer Kompetenzen gestiegen ist.
- Der Behauptung, Inzidenz bzw. Prävalenz psychischer Erkrankungen in der erwerbstätigen Bevölkerung nehme zu, wird von zwölf Experten sehr große bzw. große Bedeutung beigemessen, acht wiesen ihr mittlere Bedeutung zu und nur zwei sprachen ihr geringe bzw. keine Relevanz zu.[13]

Die DAK-Studie weist in diesem Zusammenhang darauf hin, dass in der Literatur zwar der Anstieg psychischer Erkrankungen kontrovers diskutiert wird – z.B. registriert eine Untersuchung aus Großbritannien ein Stagnieren der Fälle in privaten Haushalten[14] – aber für den Bereich der Depressionen wird ein Anwachsen der Fälle in der Bevölkerung vielfach verzeichnet, z.B. von Wittchen und Perkonigg 1996, die über zehn Jahre eine Verdopplung der Depressionsfälle bei Kindern und Jugendlichen feststellten.[15]

Über die vorgeschlagenen Hypothesen hinaus haben die Experten eigene Erklärungsmodelle für vermehrte Arbeitsausfalltage vorgeschlagen:

»Für einen Anstieg der Prävalenz psychischer Erkrankungen wurden insbesondere allgemein steigende Belastungen bei gleichzeitigem Wegfall sozialer Strukturen, mit denen diese Mehrbelastungen aufgefangen werden können, verantwortlich gemacht.

- Ein Teil der Experten führte die steigende Zahl psychischer Erkrankungen auf eine Zunahme der Arbeitsbelastungen (Stress, Konkurrenzdruck) und der Arbeitsanforderungen (Qualität, Eigenverantwortung) zurück.
- Auch die Angst vor Arbeitslosigkeit nehme zu. In Zeiten erhöhten Arbeitsdrucks und steigender Zukunftsangst würden Fehlzeiten und Psychotherapien als Entlastung und Unterstützung in Anspruch genommen.

---

**12** | Vgl. die Auflistung der Experten im DAK-Gesundheitsreport 2005, S. 136.

**13** | Vgl. DAK-Gesundheitsreport 2005, S. 67.

**14** | Singleton/Bumpstead/O'Brien/Lee/Meltzer 2001, S. 67.

**15** | Wittchen/Perkonigg 1996.

[...] Auf der anderen Seite fehlten durch einen Wandel der sozialen Umwelt und zwischenmenschlicher Beziehungen zunehmend soziale Strukturen, mit denen die Arbeitsbelastungen und Zukunftsängste aufgefangen werden können. Der Trend ginge hin zu einer größeren Vereinzelung (hohe Scheidungsrate, hohe Anzahl von Single-Haushalten, geringe Geburtenrate, geringere soziale Unterstützung und Vernetzung in der Gesellschaft).«[16]

Es wird außerdem von Experten darauf aufmerksam gemacht, dass psychische Störungen mittlerweile eher erkannt werden als in früheren Zeiten, und dass vergleichsweise weniger psychische Störungen unentdeckt bleiben: Klienten äußern von sich aus häufiger Symptome für affektive Störungen, weil die Bereitschaft zu einer diesbezüglichen Diagnose größer geworden ist, zudem die Stigmatisierung und Tabuisierung psychischer Erkrankungen abgenommen haben; ferner sind die diagnostischen Kompetenzen bezüglich psychischer Störungen bei Allgemein- und Hausärzten gestiegen. Durch die Medienberichterstattung, die daraus Modethemen konstruiert hat, hat außerdem, so diese Fachleute, die Akzeptanz insbesondere für Angst und Depressionen in der Bevölkerung zugenommen, man sei sensibilisierter und aufgeklärter geworden. Ärzte und Therapeuten würden durch größere Aufmerksamkeit und verbesserte Diagnostik inzwischen auch leichtere Krankheitsformen diagnostizieren, Symptome wie Erschöpfung und Burn-out würden eher als Krankheit definiert, und körperliche Symptome würden eher mit psychischen in Zusammenhang gebracht.[17]

Trotz solcher vermuteten Verbesserungen wird in Veröffentlichungen nach wie vor die zu geringe Entdeckungsrate in diesem Bereich moniert. Dem Bundesgesundheitssurvey 1998/99 zufolge hatten nur 36 % der unter affektiven Störungen Leidenden Kontakt zu professionellen Diensten, und eine adäquate Therapie erhielten nur ca. 10 %.[18] Ähnlich urteilt auch der Sachverständigenrat für die Konzertierte Aktion im Gesundheitswesen, der konstatiert, unter Depressiven würde nur ein Drittel auch als solche diagnostiziert und mehr als die Hälfte nicht nach heutigen Erkenntnissen behandelt; besonders Depressionen junger Männer blieben vielfach unentdeckt.[19] Peter Rücker vom Westfälischen Institut für Kinder- und Jugendpsychiatrie und -psychotherapie erläutert typisches Ablenkungsverhalten Betroffener in den Praxen:

»Besonders depressive Klienten oder Klienten mit einer Angststörung beschreiben primär – v.a. beim Hausarzt – somatische Beschwerden [...].«[20]

**16** | DAK-Gesundheitsreport 2005, S. 68.

**17** | Ebd., S. 70.

**18** | Wittchen/Jakobi 2001, S. 4.

**19** | Vgl. Sachverständigenrat für die Konzertierte Aktion im Gesundheitswesen, Gutachten 2000/2001, Kapitel 13.

**20** | Zit. in: DAK-Gesundheitsreport 2005, S. 71.

Zur inadäquaten Behandlung von Kranken mit affektiven Störungen trägt nach der Expertenbefragung neben unzutreffender Diagnose auch die nicht erfolgende oder die nicht zeitgerechte Überweisung von Hausärzten an Fachärzte bei.

Hält man den Trend eines Anstiegs der psychischen Erkrankungen, vor allem von Depressionen und Angststörungen, in der Arbeitswelt für gegeben, was sich ja aus der DAK-Studie ergibt, stellt sich natürlich die Frage, warum dieser stattfindet. Ihr geht die Studie nach, sie unterteilt dabei die krankheitsrelevanten Ergebnisse in die Kategorien »Arbeitsbelastungen« und »Ressourcen«. An wachsenden negativen Arbeitsbelastungen werden von den interviewten Fachleuten u.a. hervorgehoben:

- lebensverändernde Überforderungen und Zeitbelastungen
- erhöhte Einforderung von Konzentration
- verstärkte Emotionsarbeit
- häufigerer Aufgaben- und Zuständigkeitswechsel
- Verlängerung der Lebensarbeitszeit
- höhere Arbeitsintensität und weniger Kapazitätspuffer
- zunehmender, für viele ältere Arbeitnehmer nicht akzeptabler oder unerfüllbarer Arbeitsdruck
- Reduktion persönlicher Arbeitskontakte, weniger Kollegenrückhalt
- steigendes psychosoziales Konfliktpotential durch mehr psychomentale und höhere Flexibilität einfordernde Beanspruchung
- größere Fehlertransparenz, lebenslanger Lerndruck, hohe Informationsdichte, schnelle Reaktionszeiten, Bildung interkultureller virtueller Teams
- Erosion des Normalarbeitsverhältnisses und Entstehung diskontinuierlicher Erwerbskarrieren
- Entgrenzung und Subjektivierung der Arbeit (mehr Selbststeuerung und Problemlösung gefordert) mit Reduzierung des Privatlebens.

Das Erleben geringer Beeinflussbarkeit der belastenden Arbeitsbedingungen, der schwindenden Berechenbarkeit und der mangelnden sozialen Unterstützung in wechselnder Umgebung, die geringe Bedeutsamkeit des eigenen Tuns, die mangelnde Anerkennung, die niedrige Bezahlung und die wenigen Chancen des beruflichen Weiterkommens und viele Kombinationen solcher Faktoren werden außerdem als Auslöser für psychische Krankheiten angeführt. Einige der erwähnten Faktoren werden allerdings von einigen Befragten als nicht durchgängig negativ bewertet, sie könnten durchaus auch als positive individuelle Möglichkeiten wahrgenommen werden.[21]

Exemplarisch sind Expertenerklärungen wie die von Iver Hand, Professor der Klinik und Polyklinik für Psychiatrie und Psychotherapie am Universitätsklinikum Hamburg-Eppendorf:

---

**21** | Zu dieser Aufzählung vgl. DAK-Gesundheitsreport 2005, S. 71-82.

»Aus meiner Sicht sind die Angst um den Arbeitsplatz, die massiv zunehmende Arbeitsbelastung, der Verlust der Mitarbeitersolidarität sowie die Angst, unter steigendem Leistungsdruck zu versagen oder krank zu werden, die wichtigsten arbeitsbedingten Faktoren für die Genese psychischer Erkrankungen.«

Und Stefan Leidig von der Externen Mitarbeiterunterstützung emu-Systeme, Mannheim, ergänzt:

»Vor dem Hintergrund zunehmender psychomentaler Belastungen in der (Arbeits)Welt werden Ängste und Hilflosigkeitserleben in bisher nicht gekannter Intensität spürbar, da (bei hervorragender körpermedizinischer primärer bis tertiärer Prävention) die (berufliche und gesellschaftliche) Existenz bedroht scheint. – Man scheitert im Zustand körperlicher Gesundheit.«[22]

Ein eigenes Kapitel widmet die DAK-Studie den Erfahrungen und Sichtweisen in der Bevölkerung zu den psychischen Erkrankungen und kann dazu die Ergebnisse einer eigenen Bevölkerungsbefragung – repräsentative Stichprobe von mehr als 1.000 Erwerbstätigen – von 2005 darlegen. Der Fokus der Befragung lag auf der Wahrnehmung psychischer Erkrankungen in der Bevölkerung, der Einstellung zum medizinischen und/oder psychotherapeutischen Versorgungssystem und auf den Erfahrungen mit psychischen Erkrankungen am Arbeitsplatz. Zu den Resultaten gehörten,

- dass 85,4 % die Aussage teilten, heute würden mehr Menschen an psychischen Erkrankungen leiden als noch vor einigen Jahren,
- dass 86 % zustimmten, heute würden psychische Störungen eher als Krankheit akzeptiert,
- dass 81 % meinten, die Medien würden eine wichtige Rolle spielen für die erhöhte Aufmerksamkeit in Bezug auf psychische Erkrankungen, aber nur 41 % glaubten, Allgemeinärzte würden sich stärker psychischen Problemen widmen als früher,
- dass 83 % meinten, es handele sich nicht um eine Modeerscheinung, solchen Leiden würde zu wenig Aufmerksamkeit gewidmet,
- dass eine relative Mehrheit von 35,5 % davon ausgeht, zwischen 6 % und 15 % der Bevölkerung würden im Laufe ihres Lebens an einer behandlungsbedürftigen Angststörung leiden,
- dass 27 % glauben, die Lebenszeitprävalenz liege bei bis zu 30 %,
- 16,5 % schätzen die Zahl auf über 30 %, und
- dass nur ein Fünftel (21 %) der Befragten von einer Lebenszeitprävalenz von weniger als 5 % ausgeht.

Männer zeigen deutlich weniger Angststörungen als Frauen, die davon mehr betroffen sind. Die Fälle von Depressionen werden im Verhältnis zu Angststörungen in der Bevölkerung signifikant höher eingeschätzt: Lediglich 9 %

22 | Beide Zitate aus: DAK-Gesundheitsreport 2005, S. 72.

vermuten eine Lebenszeitprävalenz von weniger als 5 %, 27,5 % vermuten eine Zahl zwischen 6 % und 15 %, 32,7 % gehen von bis zu 30 % aus, 31,2 % schätzt die Lebenszeitprävalenz sogar auf über 30 %. Da diese laut Studien realiter bei ca. 20 % liegt, wird das Depressionsphänomen deutlich zu hoch angesetzt, und zwar von Frauen wieder höher als von Männern, deren Betroffenheit nach Untersuchungen geringer ist. Von den Befragten waren selbst schon einmal 14,6 % in einer Behandlung wegen psychischer Probleme, davon knapp 21 % der Frauen und 10 % der Männer. Dies entspricht auch den realen Betroffenheitsquoten der Geschlechter in Untersuchungen. Hemmschwellen, sich wegen psychischer Erkrankungen behandeln zu lassen, bestehen dabei noch merklich: ein Viertel der Kranken lässt mehr als ein Jahr verstreichen, bis sie in Behandlung gehen, 5 % warten damit länger als fünf Jahre.

Zu psychischen Erkrankungen am Arbeitsplatz ergab sich folgendes Bild: 85 % stimmten der Aussage zu, es sei gut und wichtig, auf das psychische Befinden zu achten, aber noch 23 % meinten, es sei übertriebene Schonhaltung, wegen psychischer Probleme der Arbeit fern zu bleiben; 26 % gaben an, psychische Erkrankungen würden oft als Vorwand für Blaumacherei missbraucht. Eine relative Mehrheit von 36 % lehnt die Schonhaltungsbehauptung ab. Das Verständnis von Vorgesetzten für Fehlen wegen psychischer Probleme wird von 30 % der Befragten bezweifelt. Immerhin 56 % haben große Bedenken, selbst wegen psychischer Erkrankungen der Arbeit fernzubleiben. Ein Rest von Tabuisierung affektiver Störungen ist in der Befragung also deutlich erkennbar, die Simulationsvermutung ist weithin präsent, Männer haben die größeren Hemmungen, professionelle Hilfe in Anspruch zu nehmen.[23]

Die Fülle der oben beschriebenen gesellschaftlichen Bezüge von Depressionen lässt mehr Fragen für eine wissenschaftliche Gesamtschau offen, als dass sie die Ursachendiskussion unter Einbezug der sozialen Dimension einer Lösung näher bringt. Die DAK-Untersuchung hat aber wichtige Elemente für eine noch fehlende Gesamtschau geliefert, die daher unten noch näher erörtert werden sollen.

Aus diesem Grund widmet sich der folgende Abschnitt dem neuen gesellschaftswissenschaftlichen Erklärungsversuch für Depression, den der Franzose Alain Ehrenberg mit seiner Studie »Das erschöpfte Selbst – Depression und Gesellschaft in der Gegenwart« dem wissenschaftlichen Publikum und zugleich einer interessierten Öffentlichkeit vorgelegt hat. Die breite und meist zustimmende Resonanz auf seine Schrift zeigt zugleich, wie groß der Bedarf des breiten Publikums für eine solche gesellschaftliche Verortung des Phänomens Depression heute ist. Ehrenbergs Analyse soll im Anschluss an ihre Darstellung mit eigenen Praxisbefunden und den bereits vorgestellten Positionen konfrontiert werden.

23 | Zur Bevölkerungsbefragung vgl. DAK-Gesundheitsreport 2005, S. 83ff.

# Ehrenbergs neuer Erklärungsversuch für Depression

# 1. Der sozialpsychologische Befund vom »erschöpften Selbst«

Alain Ehrenberg untersucht in seinem Werk »Das erschöpfte Selbst« die historische Genese der heutigen Massenkrankheit Depression im Zusammenhang mit der gesellschaftlichen Veränderung der Individualität, ihrer öffentlichen Verarbeitung in den Medien und ihrer begrifflichen Reflexion in Psychologie, Psychotherapie und Psychiatrie. Sein Analysematerial sind Fach- und Publikumszeitschriften. Er unternimmt damit den verdienstvollen Versuch, den verbreiteten pathologischen Befund »Depression« mit seinen vielfältigen Verästelungen und seinen unklaren bis fehlenden Ursachenangaben in einen erhellenden sozialen Erklärungskontext zu stellen. Er schlägt nach Heiner Keupp damit

»eine wichtige Brücke zwischen sozialwissenschaftlicher Gegenwartsdeutung und der Zunahme diagnostizierter Depressionen [...] Solche Deutungsmuster kommen am ehesten aus der Soziologie oder den Kulturwissenschaften. Die Psychologie und die Psychotherapieschulen üben sich hingegen eher in Enthaltsamkeit. Man könnte generell von einer weitverbreiteten Gesellschaftsvergessenheit der Psychotherapieszene sprechen.«[1]

Die Gesellschaftsvergessenheit der Psychologie könnte einer der Gründe sein, warum die Depressionsdiagnostik so auffallend im Deskriptiven verharrt und warum die Psychotherapie bei depressiven Störungen mit so vielen oberflächlichen und so wenig überzeugenden endgültigen Heilerfolgen zu kämpfen hat.

Ehrenbergs Schrift hatte weit über Fachkreise hinaus Aufsehen und Interesse erregt, zumal noch immer ein wissenschaftliches Standardwerk zur Depression vermisst wird.

»Anders als die Schizophrenie, die Hysterie, die Psychose oder die Neurasthenie hat die Depression bisher noch kein wissenschaftliches Standardwerk hervorgebracht, das die öffentliche Diskussion prägen konnte. Erst recht kein Sozialwis-

1 | Keupp 2005.

senschaftliches... Im wilden Sammelsurium von Beiträgen zum Thema [...] ist diese Studie zur Depression eine beunruhigende Stimme der Aufklärung.«[2]

Die Studie wurde in Frankreich zum Bestseller und wird auch in Deutschland zunehmend beachtet, da sie ein soziologisches Erklärungsmodell für die heute vielfältigen Formen der grassierenden affektiven Zustände wie Angst und Erschöpfung, psychomotorische Verlangsamung, Unzulänglichkeits- und Minderwertigkeitsgefühl sowie des Leidens daran anbietet. Elisabeth von Thadden sagt dazu: »Je länger man liest, desto sicherer ist man, dass die Medizin auf gesellschaftspolitische Umbrüche keine Antworten gibt. Selbst wenn sie es tut.« (Ebd.) Eine Aufgabe, die Ehrenberg in Angriff nehmen will.

## 1.1 Das methodische Vorgehen des Autors

Um sein Vorhaben umzusetzen, Konturen des zeitgenössischen Individuums nachzuzeichnen, will Ehrenberg, wie er in der Einleitung schreibt, eine Studie über die Geschichte des psychiatrischen Begriffs der Depression vorlegen. Er knüpft damit an seine Vorarbeit von 1991 an, die den Einfluss der neuen Ideale ökonomischer Konkurrenz und des sportlichen Wettkampfs auf die Identitätsfindung des Individuums beschreibt, und an seine Schrift von 1995, die die Wirkung dieser Entwicklung auf das neue Bewusstsein von psychischen Leiden untersucht. Die Depression ist für ihn ein Seismograph für die Schwierigkeiten des modernen Menschen, mit der neuen individuellen Emanzipation in der Gesellschaft zurecht zu kommen, und dabei erscheint es dem Autor unerheblich, ob dieses Leiden nur für Lebenskummer oder für eine echte Krankheit steht:

»Die Besonderheit der Depression liegt darin, dass sie die Unfähigkeit zu leben als solche zeigt, dass sie sich durch Schwermut, Asthenie (Erschöpfung), Gehemmtheit oder eine Apathie ausdrückt, die von Psychiatern auch ›psychomotorische Verlangsamung‹ genannt wird: Der Depressive, den eine Zeit ohne Zukunft erfasst hat, hat keine Energie und verharrt im Zustand des ›Nichts-ist-Möglich‹. Müde und leer, unruhig und heftig, kurz gesagt, neurotisch, wiegen wir in unseren Körpern das Gewicht der Souveränität. Das ist die entscheidende Verschiebung der schweren Aufgabe, sich richtig zu verhalten, die nach Freud das Schicksal der Zivilisierten ist.« (S. 9f.)[3]

Ehrenberg macht kein Geheimnis daraus, seinen psychologischen begrifflichen Bezugsrahmen in französischer Tradition aus der Psychoanalyse vor allem Sigmund Freuds und Pierre Janets zu beziehen.

---

**2** | Von Thadden 2004.

**3** | Soweit nicht anders angegeben, sind sämtliche Zitate entnommen aus: Ehrenberg 2004.

»Freud und Janet haben die alte Nervosität modernisiert, indem sie den Begriff des Psychischen geprägt haben. Sie haben die Idee gesellschaftsfähig gemacht, dass der Geist krank sein kann, ohne dass es dafür einer organischen Ursache bedürfte, und sie haben die Psychotherapie ›erfunden‹, indem sie die alte Hypnose der Scharlatane in die Medizin integriert haben. Die Gegensätze ihrer Position sind bekannt, aber ich werde einen davon herausheben, der es erlaubt, die Metamorphosen der Depression zu deuten, indem man sie mit denen der Individualität verknüpft. Für Freud ist der Kern der Neurose ein Konflikt, für Janet ein Defizit. Und während es bei Freud unzweifelhaft ein Subjekt gibt, da der Klient als Handelnder betrachtet wird, ist das für Janets Theorie des Defizits weit weniger klar.« (S. 12)

Die historische, insbesondere geistesgeschichtliche Depressionsstudie Ehrenbergs, die sich den Veränderungen des Individuums in der zweiten Hälfte des 20. Jahrhunderts widmet, wählt die psychologischen Begrifflichkeiten »Defizit« und »Konflikt« zum Interpretationsraster für eine Geschichte der Depression, da diese nach seinem Verständnis mit der geistigen Entwicklung der Gesellschaft und der seelischen Krankheiten ihrer Mitglieder zusammenhängt. Er geht in drei Schritten vor. Im ersten Teil schildert er den fachbegrifflichen Ausgangspunkt für die zeitgenössische Depression: die »Allianz zwischen Defizit und Konflikt« als psychiatrischen Behandlungsrahmen (vor allem in Frankreich) für die Krankheit des Geistes bis in die 60er Jahre. Der zweite Teil expliziert mit dem Ende dieser Allianz den Niedergang der Neurose im Kontext der Emanzipation der 70er Jahre: Die Depression wird als die Krankheit des Wechsels, des Versuchs der Selbstfindung der Persönlichkeit, die innere Unsicherheit als Preis der »Befreiung« identifiziert. Der dritte Abschnitt des Buchs schließlich beschreibt die Wandlung der Depressionssymptomatik vom psychischen Leiden zur Handlungsstörung, während in der Gesellschaft die persönliche Initiative zum Maß der Selbstbehauptung wird. Der Begriff der Heilung gerät in die Krise, mit den Antidepressiva eröffnet sich stattdessen die Alternative Droge (wie Rauschgift, Alkohol) oder Medikament, Depression und Sucht werden die beiden »Schattenseiten des Individuums« (S. 13).

In der Absicht der politischen Aufklärung will Ehrenberg im Vollzug der Darstellung die Widersprüche des wissenschaftlichen wie populären Bilds der Depression herausarbeiten. Die körperliche Nichtlokalisierbarkeit der Krankheit veranlasst die positivistischen Naturwissenschaften üblicherweise, wie der Autor moniert, Depression auf physiologische Fehlfunktionen zu reduzieren (»Medikalisierung von Unwohlsein«), und die Sozialwissenschaften, ihre biologische Seite nicht ernst zu nehmen und sie auf soziale Dimensionen zu reduzieren (»Psychologisierung von sozialen Beziehungen«). Was die Aufgabe erschwert, ist, »die soziale Rolle des Begriffs des Psychischen in unserer Gesellschaft zu bestimmen« (S. 14).

»Die Methode besteht in diesem Buch also darin zu verstehen, wie Psychiater Probleme formulieren und welche Lösungen sie durch ihre Kontroversen entwickeln. Eine der Besonderheiten der Depression liegt darin, dass kein großer Name und kein Schlüsselwerk mit ihr verbunden ist [...] Es galt also, einen Gegenstand mit vielfältigen pharmakologischen, klinischen, epidemiologischen, nosographischen und neurobiologischen Aspekten zu handhaben. Zu vielen der hier untersuchten Themen gibt es keine historiografischen Arbeiten.« (S. 15)

Ehrenbergs Studie basiert auf der Analyse psychiatrischer Werke seit den 30er Jahren aus Frankreich, Großbritannien und den USA, ferner einer weiterbildenden Zeitschrift für Allgemeinmediziner (*La Revue du practicien*) ab 1958, d.h. seit den ersten Berichten über Antidepressiva, zweier Frauenzeitschriften von 1955 bis in die 1980er Jahre (*Elle* und *Marie-Claire*) und schließlich der Wochenzeitschrift *L'Express* ab den 1960er Jahren. Er begründet diese Zusammenschau von wissenschaftlicher, therapieorientierter und populärer Literatur mit seiner Absicht, die Verbindung der Denkmodelle von seelischer Krankheit des Individuums in Wissenschaft und Publikum freizulegen:

»So konnte ich Beziehungen zwischen drei Ebenen herstellen: den psychiatrieinternen Debatten, der Art des Expertentums, das die Psychiatrie der Allgemeinmedizin zur Verfügung stellt, und der Probleme, denen diese begegnet, und der Art und Weise, in der die breite Masse mit einer *Grammatik des inneren Lebens* bekannt gemacht wurde. Diese Untersuchung behandelt also nicht die Praxis der Depressionsbehandlung, sondern die Konzeptionen, die Reflexionsweisen und die Krankheitsmodelle der Psychiatrie.« (Ebd.)

## 1.2 Historischer Wandel der Grundstimmung in der Gesellschaft

Ehrenberg fragt, inwieweit der vage Sammelbegriff Depression heute die Veränderungen der Individualität im Kontext gesellschaftlichen Wandels charakterisiert. Das Wort spricht nach seinem Urteil sowohl psychische Phänomene als auch normative Veränderungen in der bürgerlichen Lebensweise an, was sich im Wandel des wissenschaftlichen wie populären Verständnisses dieser Krankheit manifestiert.

Mit dem Zeitalter der Aufklärung, als eines der Vernunft wahrgenommen, beginnt ein Säkularisierungsprozess, der die moderne Gesellschaft einläutet, sagt Ehrenberg: Als Gleiches unter Gleichen lernt das Individuum, öffentlich Gebrauch von seiner privaten Vernunft zu machen (Entstehung von Öffentlichkeit) und zugleich ein privates Leben unabhängig von äußeren Autoritäten wie Kirche und Feudalstaat zum Programm zu erheben. Die Eigenbefindlichkeit des Subjekts in der Spannweite vom Glücksgefühl bis zum Lebenskummer gerät damit ins Blickfeld des sich konstituierenden Bürgers. Über die Fiktion des *contrat social* (Rousseau) erhält die Subjektivität gesellschaftliche Transparenz. Die Melancholie als exzentrisches Bündnis von Überschwang und Niedergeschlagenheit wird zum Markenzeichen der künstlerischen Genialität, des übersteigerten abendländischen Selbstbewusstseins (S. 30f.).

Im 19. Jahrhundert findet in Verbindung mit der Wahrnehmung von psychischer und materieller Not der arbeitenden Massen, als auch Irrenhäuser entstehen, eine »Verwandlung der Krankheit der ›großen Seele‹ und des Genies zu einem gefühlsmäßigen Elend« (S. 34) statt, die Unterscheidung von Affekt (Stimmung) und Vernunft (Repräsentation) wird in der Psychiatrie Usus, die erhabene Melancholie macht ihren Abstieg zu einer geistigen Zerrüttung, einem Irresein. In Rezeption der darwinistischen Biologie entwirft Freud das aus dem Animalischen wirkende Unwillkürliche, das »Unbewusste«, das auch unkontrolliert auf die Vernunft Einfluss nimmt. Ihm tritt im Ich eine gesellschaftliche Seite gegenüber, Moral und Gewissen des Über-Ich. Nervöse Störungen werden denkbar, die nicht aus Degenerationen, aus natürlichen Defekten, sondern aus dem gesellschaftlichen Leben entstehen, etwa durch Überarbeitung: funktionale Störungen. Kultur und Medizin »zeichnen ein neues Bild des Menschen, das zugleich instinktiver und reflektierter ist« (S. 41). Die Geistesstörung Neurasthenie z.B. wird mit dem Wechsel zum 20. Jahrhundert zur Modekrankheit, die als Erschöpfung behandelt werden kann.

Für Freud ist das »Schuldgefühl« das »hauptsächliche Problem bei der Entwicklung der Zivilisation«, so machen nach Freud Arbeit und Aufregung allein nicht neurotisch, während Janet die Neurose nur als Erkrankung der Funktionen, als gescheiterte Anpassung an gegebene Umstände beschreibt. (S. 45) Für ihn ist die Therapie eine »mentale Desinfektion«, die Hypnose etwa eine Technik des Vergessens.

»Als sich die Depression nach dem Zweiten Weltkrieg deutlich von der Melancholie löste, spielten sich deren Wendepunkte zwischen den zwei Versionen der schweren Aufgabe, sich korrekt zu verhalten, ab: zwischen der *Angst*, die mir zeigt, dass ich ein Verbot überschreite und mich spalte, also einer Krankheit der Schuld, einer Konfliktkrankheit einerseits, und der *Erschöpfung*, die mich entleert und mich handlungsunfähig macht, also einer Krankheit der Verantwortlichkeit, einer Krankheit der Unzulänglichkeit andererseits.« (S. 53)

Freuds und Janets Sichtweisen treffen nach 1945 auf eine neue Ära des Subjekts, die Zeit des emanzipierten Individuums:

»Sich befreien macht nervös, befreit sein depressiv. Die Angst, man selbst zu sein, versteckt sich hinter der Erschöpfung, man selbst zu sein.« (Ebd.)

## 1.3 Autoritäre Gesellschaft: Individuelle Verarbeitungsformen des seelischen Konflikts zwischen Bedürfnissen und Zwängen

Bis in die 1960er Jahre sind psychische Leiden, abgesehen vom Wahnsinn, kein besonderes öffentliches Thema und ringen auch in der Medizin um Anerkennung; sie werden eher nach Gutdünken behandelt und in der Nähe der Simulation eingeordnet. Das Innenleben des Individuums ist durch ein Korsett von Moral und Vorschriften diszipliniert. Die einfachen Leute sind in ihrer Lebensführung auf Fabrik und Hof festgelegt, Isolation und Abstieg drohen dem Arbeiter, der sich das Recht der Gegenwehr vorbehält, nur die Bourgeoisie eröffnet andere Horizonte:

»Die Person wird durch ein normatives Netz aus gesellschaftlichen Pflichten und Verboten gefesselt. Die Institutionen (Familie, Schule, Unternehmen) haben Autorität über ihre Mitglieder: Disziplin, Gehorsam, Unterwerfung sind die Garanten für das gute Funktionieren der Gesellschaftsordnung. Die Körper müssen fügsam sein [...], die Familien achtbar und die Ambitionen bescheiden. In einer solchen Konstellation unterwirft man sich der Disziplin oder man revoltiert, man beachtet die Verbote oder man überschreitet sie und verursacht einen Skandal, wenn man die Überschreitung nicht zu kaschieren versteht.« (S. 61)

Das Innenleben der Person wird gemäß Freud vom Konflikt zwischen Es und Über-Ich, zwischen Bedürfnissen und Pflicht geprägt, aus dem das Schuldgefühl erwächst. Das Innere bleibt angesichts der öffentlichen Gehorsamsregeln Privatsache, die sich als Geheimnis der Person oder der Familie betätigt. Selbst ein Ort der Hierarchie, innerhalb derer der Mann als Oberhaupt fungiert, ist die Familie Austragungsstätte von Konflikten ihrer Angehörigen.

»In einem solchen institutionellen und geistigen Kontext kann man die psychische Störung nur für eine echte Krankheit halten [...] Der Begriff des Unwohlseins hat in dieser Konfiguration keinen Sinn [...]
Zwei große Kategorien wurden in dieser Epoche definiert: die manisch-depressive Psychose und die [...] Gruppe der Schizophrenien [...]
Die manisch-depressive Psychose ist eine Pathologie des ›persönlichen Elans‹, eines Elans, ohne den man nicht leben kann. Die Schizophrenie ist eine Pathologie der Distanz gegenüber der Welt, eine Distanz, ohne die sich keine Persönlichkeit bilden kann.« (S. 63, 66, 67)

Die Psychoanalyse sorgte dafür, den Klienten zu individualisieren, ihn aus seiner eigenen Lebensgeschichte zu begreifen. Die Melancholie zeigt den Verfall der Lebenskraft an, ein Gefühl der Hoffnungslosigkeit und Schuld mit Todeswunsch; in ihr triumphiert das moralische Bewusstsein, sie ist eine Krankheit am Gesetz, das als Strafe wahrgenommen wird. (S. 75) Angststörung, Depression und Asthenie sind in der Psychiatrie nach 1945 noch unter die Melancholie subsumiert.

Die »Vergesellschaftung der undefinierbaren Krankheit« Depression (S. 83) geschieht im Zusammenhang mit der Entdeckung von Antidepressiva und Anxiolytika. Publikumszeitschriften verkünden in den 50er Jahren ständig, Depression sei weder eine Geisteskrankheit noch eingebildet, sie sei ernst zu nehmen und könne jedermann treffen. Für Allgemeinmediziner wird sie nach 1965 zum Alltag.

»[Die Depression] wurde gesellschaftsfähig, und das psychische Leben trat aus seinem Schattendasein. Der Wahnsinn ist zugleich mysteriös und spektakulär, die Depression ist diskret und subtil: Sie macht sich bemerkbar, aber nur ganz leise, denn die Depressiven bleiben bei Verstand. In der Psychiatrie wird unterschiedslos das Wort ›Depression‹ im Singular und im Plural sowie der Ausdruck ›depressive Zustände‹ verwendet. Die Depressiven gleichen sich nur dem Anschein nach, denn die Krankheit [...] befindet sich an der Schnittstelle verschiedener Krankheitskategorien. Woran sollte man die unterschiedlichen Ausprägungen erkennen? Wie sie unterscheiden, um die richtige Behandlung zu wählen?« (S. 83f.)

Seit den 1960er Jahren wird die Schwierigkeit, die Depression und ihre diversen Erscheinungsformen zu definieren und zu klassifizieren, benannt und hat sich bis heute erhalten. Laplane[4] nennt sie 1963 den gemeinsamen Nenner für die meisten psychischen Leiden. Ihr Charakter ist umstritten, die Grenzen zu anderen Befunden bleiben unklar. Heute ist nach van Praag[5] (1990) das früher festgestellte »diagnostische Chaos« nur kodifiziert und damit versteckt. (Ehrenberg S. 86)

Alain Ehrenberg eröffnet nun seine Analyse der Depression mit der These, sie sei die einzige psychische Störung, die derart heterogen und universell ist, und Letzteres teile sie mit der Angststörung:

»Die Depression und die Angst gehören in den Bereich der Affekte, der Emotionen, die dem menschlichen Wesen inhärent sind, dem, was Freud das ›Ichgefühl‹ nennt. Sie sind Teil unserer normalen Konstitution und erst dann pathologisch, wenn sie eine gewisse Intensität erreichen. Das unterscheidet sie von der Hysterie oder der Schizophrenie, bei denen man solche Abwägungen nicht benötigt.« (S. 88)

## 1.4 Die Last der Freiheit: Depression als gesellschaftliches Resultat von Selbstinszenierung, Eigenverantwortung und Erfolgszwang

Ehrenberg sieht den »Untergang der Neurose« über zwei klassifikatorische Strategien ins Werk gesetzt, die Diagnose transparenter zu machen. Die erste wird von Psychiatern mit psychoanalytischer Orientierung vertreten, die die depressive Persönlichkeit im Blickfeld haben: Weder Psychose noch Neurose passen zum depressiven Syndrom, daher wird es »Borderline-Störung« genannt. Während Neurotiker einen inneren Konflikt austragen, indem sie ihn aus dem Unbewussten nach außen wenden, ist die depressive Persönlichkeit nicht in der Lage, den Konflikt manifest werden zu lassen.

4 | Laplane 1963, zitiert nach Ehrenberg 2004.

5 | Van Praag 1990, zitiert nach Ehrenberg 2004.

Sie lässt sich vom Gefühl der Unzulänglichkeit übermannen – »der innere Bruch verwandelt sich in einen gähnenden Abgrund« (S. 120). Die zweite Strategie kommt ohne Persönlichkeitsbegriff und ohne psychiatrische Kompetenz aus; sie will die Semiologie wegen des ungeklärten Ursachenstreits von der ätiologischen Fragestellung lösen und die Diagnosekriterien durch genaue Syndrombeschreibung standardisieren – mit DSM-III wird in den USA die »zweite Revolution« der Psychiatrie vollzogen (S. 121). Damit gewinnt das Defizit- gegenüber dem Konfliktmodell die Oberhand, der Klient wird Objekt seiner Krankheit und verliert die Rolle des Akteurs, er kann von seinem Leiden befreit werden, statt dass er sich befreien muss.

Parallel zu diesem Konzeptwandel im wissenschaftlich-psychologischen Verständnis der Depression geschieht nach Ehrenberg in der Gesellschaft eine normative Veränderung. In den 1960er Jahren werden langsam die traditionellen Eingrenzungen des individuellen Verhaltens obsolet, man reklamiert für sich in seinem Tun zunehmend das Recht, sein Leben selbst zu konzipieren.

»Die Beziehungen zwischen dem Öffentlichen und Privaten verändern sich grundlegend: Ersteres erscheint als Verlängerung von Letzterem. An die Stelle von Disziplin und Gehorsam treten die Unabhängigkeit von gesellschaftlichen Beschränkungen und das Verlassen auf sich selbst; an die Stelle der Endlichkeit und des Schicksals, mit dem man sich abfinden muss, die Vorstellung, dass alles möglich ist; an die Stelle der alten bürgerlichen Schuld und des Kampfs um die Befreiung vom väterlichen Gesetz (Ödipus) die Angst, nicht auf der Höhe zu sein, und die Leere und Ohnmacht, die daraus resultieren (Narziss). Das Bild des Subjekts wird dadurch stark modifiziert: Fortan geht es darum, sich selbst ähnlicher zu sein. Ab dem Zeitpunkt, da *alles möglich ist*, entstehen durch die Krankheiten der Unzulänglichkeit Risse im Inneren der Person, die sie daran erinnern, dass *nicht alles erlaubt ist*.« (S. 121f.)

Menschen mit persönlichen Problemen suchen vermehrt ärztlichen Beistand, und die Psychotherapie verspricht wirksame Behandlungslösungen nach dem Defizitmodell, die das Gefühl der Unzulänglichkeit kompensieren. Um 1970 wird die Depression international zur häufigsten Krankheit erklärt, auch die Publikumsmedien widmen sich vermehrt diesem Thema, das vom Gefühl des Unwohlseins bis zum Todeswillen reicht, also eine noch größere Spannweite hat als die Neurasthenie im 19. Jahrhundert. Depressive Leere und Suchtverhalten prägen das klinische Bild. Woher rührt diese neue negative Befindlichkeit? Entsprechen denn nicht tatsächlich die ihr vorausgehenden Freiheitsgefühle und die darauf aufbauenden größeren Erwartungen an die individuelle Zukunft zunehmend den realen Entwicklungen und Möglichkeiten in der Gesellschaft? Warum treffen psychische Freiheit und unsichere Identität aufeinander?

Die französische Gesellschaft macht in dieser Zeit, so Ehrenberg, eine große Transformation durch. Sie »verlässt die Welt der Honoratioren, der Bauern und der Unbeweglichkeit der Klassenschicksale« (S. 125) und revidiert mit Wirtschaftswachstum, besserer sozialer Absicherung, Öffnung des höheren Bildungswesens für die Arbeiterschaft, mit neuen Wegen sozialen Aufstiegs, dem Aufbrechen der Familienstruktur, mit besseren Wohnungen etc. die Vorstellung des Einzelnen von seinem Verhältnis zur Gesellschaft. Bessere materielle Lebensumstände machen Wohlstand auch für die Normalbevölkerung zu einer erreichbaren Wirklichkeit. Die Armen werden besser eingebunden, der Gehorsam gegenüber moralischen und religiösen Normen nimmt ab und macht neuem Selbstbewusstsein Platz. Die Opposition des Individuums zur Gesellschaft verfällt und damit zugleich die Vorstellung, es müsse durch Disziplinierung gesellschaftsfähig gemacht werden.

Inneren Problemen wird in den Medien mehr Raum gewährt, Leser werden von Schuldgefühlen befreit. Dieses Innenleben funktioniert in einem sozialen Rahmen, wie die psychologisierte öffentliche Sprache belegt. Die Wertewelt vervielfältigt sich und wird heterogener.

»Der souveräne Mensch, der sich selbst ähnlich ist und dessen Kommen Nietzsche verkündete, steht im Begriff, en masse Wirklichkeit zu werden. Es gibt nichts über ihm, das ihm sagen könnte, wer er zu sein hat, denn er gibt vor, nur sich selbst zu gehören.« (S. 135)

»Die Verbreitung von Therapien, die von gesellschaftlichen Zwängen befreien wollen, ist der Ausdruck dieser Entwicklung [...] Die großen Erben Freuds, insbesondere Jung und Reich, propagierten eine Therapie der Befreiung.« (S. 136)

Es zeigt sich, sagt Ehrenberg: Depression ist keine Krankheit der Armut, der Krise, sondern der Veränderung, des Überflusses. Die nach 1945 Geborenen haben nicht nur die beste Gesundheit in der neueren Geschichte, sondern auch die vergleichsweise besten materiellen Konditionen, und sie sind zugleich die von Depression am meisten Bedrohten. Über die Themen Angst, Schlaflosigkeit und Überarbeitung findet diese Krankheit ihren Weg in die Medien, die Psyche wird sozialisiert, die mediale Lebensberatung psychologisiert, eine Grammatik des Inneren für die Masse verfügbar. Psychisches Leiden löst sich vom Wahnsinn, ist keine Geisteskrankheit mehr, kann jeden treffen. Die psychische Störung wird gesellschaftlich legitimiert. Die neuen Therapien ordnen die Begriffe Normalität und Pathologie neu. Sie übersetzen die neue, heterogenere Wertewelt, in der Schuld und Disziplin eine geringere Rolle spielen und die Regeln der Lebensführung weitgehend dem Individuum überlassen werden, ins Klinische. Die neue Art von Klienten macht den Psychoanalytikern ab den 70er Jahren zu schaffen: Dieser Typ kennt keine Konflikte, die Betroffenen fühlen sich leer. Die Therapeuten treffen auf schlechte Stimmung, erwarten aber etwas anderes; sie müssen erst ihr Interesse an den neuen affektiven Störungen entdecken, das aber konzeptionell bei Freud etwa in »Trauer und Melancholie« als Spaltung im Ich – beim Melancholiker »setzt ein Teil des Ich systematisch den anderen Teil herab« – bereits angelegt ist (Ehrenberg, S. 145):

»Der Kranke befindet sich noch im Stadium der symbiotischen Beziehung mit der Mutter. Wenn die Neurose eine *Krankheit der Identifikation* ist, dann ist die Borderline-Störung eine *Krankheit der Identität*, weil das Subjekt keine Objektbeziehungen aufbauen konnte. Es hat größere Schwierigkeiten damit, sich zu identifizieren. Es ist, so könnte man sagen, der hilflose Herr seiner selbst – daher rührt wohl auch sein ›Kleinheitswahn‹ […] Wir wollen Götter sein, da wir aber Menschen sind, bezahlen wir dafür mit Pathologien.« (S. 146f.)

In der Psychoanalyse wird der Griff zu den Drogen bei den Klienten als eine Form der Selbstmedikation der Depression – wie die Gruppentherapie – verstanden, ein pathologisches Konsumverhalten. Der Begriff der psychischen Abhängigkeit kommt ab Mitte der 60er Jahre auf, da bei einigen Drogen wie Cannabis die physische Abhängigkeit bestritten wird. Man nennt den Drogenkonsum einen Verlust der Selbstkontrolle. Alkoholismus, in den 70er Jahren als vorwiegend männliches Problem registriert, wird zur wichtigsten Manifestation der männlichen Depression: »Frauen entwickeln Symptome und Männer Verhaltensweisen.« (S. 164) Die neuen Therapien der Depression sind vom Optimismus getragen, über die Kunst des Reparierens dem Ich nach dem Defizit-Modell zu neuem Potential zu verhelfen. (S. 157)

Zwei Drittel der Depressionen werden von Allgemeinmedizinern diagnostiziert, die zu fast 90 % Medikamente dagegen verschreiben und kaum Gesprächstermine vereinbaren. Das Verhalten vieler Depressiver korrespondiert mit dem der Hausärzte: Erstere klagen kaum über psychische Leiden und eher über körperliche Beschwerden wie Kopf-, Magen-, Nacken- und Unterleibsschmerzen, Letztere konzentrieren sich eher auf die Symptomatik als auf die Nosologie und wollen eher das kurzfristige Wohlbefinden fördern als eine langfristige Heilung angehen. Das entspricht auch ihrer sonstigen Gepflogenheit – ist doch an Spezialisten erst zu überweisen, wenn die kurzfristige Behandlung keine Erfolge zeitigt. (S. 167) Dem kommen, neben den Klientenerwartungen, zugleich die neuen stimulierenden Antidepressiva und die Selektiven Serotonin-Wiederaufnahmehemmer (SSRI) entgegen, deren Verschreibung sprunghaft ansteigt. Das Verfahren wird auch durch das deskriptive Klassifikationswesen unterstützt, dessen Reduktionismus die Ursachenfrage praktisch überflüssig macht. Aber wenn man nicht weiß, worüber man angesichts der Symptome begrifflich spricht, können dann Medikamente als Heilmittel angesprochen werden, oder sind sie vielmehr Drogen, die die Persönlichkeit verändern? (S. 190ff.)

Neben der Änderung der Geisteshaltung erfährt das gesellschaftliche Normensystem nach Ehrenberg eine zweite bei der Bestimmung der Individualität: die Änderung der individuellen Handlung:

»Zu den Evangelien der persönlichen Entfaltung kommen die Forderungen nach persönlicher Initiative. Die Frage nach der *Identität* und nach dem *Handeln* hängen auf folgende Weise zusammen: In normativer Hinsicht ergänzt die persönliche Initiative die psychische Befreiung; in pathologischer Hinsicht verbindet sich die Schwierigkeit, eine Handlung zu beginnen, mit der Unsicherheit der Identität. Der Rückgang der Regulierung durch die Disziplin macht den individuellen Akteur zum Verantwortlichen für sein Handeln. Gleichzeitig geht das psychiatrische Denken immer mehr davon aus, dass die grundlegende Störung psychomotorisch ist: Das fehlerhafte Handeln entthront das gestörte Gemüt. Einen Fehler in Hinsicht auf die Norm zu machen, besteht nun weniger darin, ungehorsam als vielmehr unfähig zum Handeln zu sein. Darin liegt eine andere Auffassung von Individualität.« (S. 197f.)

Die Störung der Stimmung tritt hinter die Störung des Handelns zurück; die Handlungsfähigkeit therapeutisch wiederherstellen soll nun auch die Stimmung normalisieren. Grundlegend für die Depression wird die Hemmung, der Mangel an Initiative, die psychomotorische Verlangsamung. Die Depression ist mit Widlöcher jetzt ein »Handlungsstil«, eine Reaktion im Gesamtverhalten, Antidepressiva daher nicht mehr Stimmungsaufheller, sondern Hemmungslöser. (S. 201) Zwangsstörungen ersetzen die Zwangsneurose. Die geistige Disposition des Gehemmten ist Erschöpfung, Schlaflosigkeit, Blockadegefühle.

Mit diesem Handlungsstil kommt auch ins Blickfeld, dass Depressionen oft einen deutlichen Bezug zu praktischen Problemen wie Krise, Einsamkeit, geringes Einkommen und Arbeitslosigkeit haben, mit Folgeerscheinungen wie schlechtem Gesundheitszustand und vielen Krankheiten, Angst, Alkoholismus, Drogensucht, Selbstmord.

Die geistige Orientierung des Zeitgeistes, die der depressiven Störung vorausgeht, hat seine normativen Handlungsprinzipien auf den wirtschaftlichen Erfolg und hier auf das unternehmerische Vorbild ausgerichtet, nachdem linke Alternativkonzepte – reformistische und revolutionäre Utopien (Gesellschaft als Solidargemeinschaft, Erneuerung durch Kapitalismuskritik) – gescheitert sind. (S. 220) Privates Handeln übernimmt Aufgaben der Politik, Identitätsfindung wird ersetzt durch die persönliche Initiative, die für soziale Erfolge zuständig ist.

»In den Unternehmen weichen die disziplinarischen Modelle des Personalmanagements [...] zugunsten von Normen, die autonomes Verhalten der Angestellten und Arbeiter fordern. Partizipatives Management, Qualitätszirkel und dergleichen sind die neuen Formen, Autorität auszuüben und jedem Beschäftigten Unternehmensgeist beizubringen. Die neuen Modelle zur Regulation und Beherrschung der Arbeitskraft beruhen weniger auf mechanischem Gehorsam als auf Initiative: Verantwortung, die Fähigkeit, Projekte zu entwickeln, Motivation, Flexibilität – das ist die neue Liturgie des Managements.« (S. 220)

Die »Ingenieure für menschliche Beziehungen« zielen im Betrieb auf autonome Mitarbeit: Jetzt soll weniger der Körper als die Emotion und die geistige Potenz mobilisiert werden. Das Schulwesen vollzieht parallel dazu einen Wandel, der die Auslese nicht mehr vor der Schule entscheidet, sondern sie während der gesamten Schullaufbahn stattfinden lässt, was die Anforderungen erhöht und den Schülern die Verantwortung für Fortkommen und Scheitern aufbürdet. (S. 221) Dieser Prozess geht einher mit einer veränderten Rolle der Familie, deren Einfluss schwindet mit der hierarchischen Differenz; ihre Funktion der Sozialisation geht seit den 60er Jahren auf die Schule über. So setzten sich über Arbeitswelt, Schule und Familie neue Werte durch.

Seit den 1990er Jahren beginnt sozial ein neuer Trend: in der Gesellschaft wächst die soziale Unsicherheit, die Beschäftigungskrise trifft zunächst Unqualifizierte, dann erwischt sie auch die höheren Ränge in der sozialen Hierarchie, Karrieren lösen sich in nichts auf, womit sich die kollektive Psychologie wandelt – die Unsicherheit der persönlichen Identität erhöht sich:

»Der Stil der Ungleichheiten verändert sich, was nicht ohne Konsequenzen für die kollektive Psychologie bleibt: Zu den Ungleichheiten zwischen sozialen Gruppen kommen die innerhalb der Gruppen hinzu [...], der Anstieg der Ungleichheiten durch Prüfungserfolg und soziale Herkunft kann die Frustration und die Verletzungen der Selbstliebe nur erhöhen [...]. Der Wert, den sich eine Person selbst gibt, wird durch diesen Stil von Ungleichheit unsicher.« (S. 221)

»Jeder muss sich beständig an eine Welt anpassen, die eben ihre Beständigkeit verliert [...]. Die Klarheit des sozialen und politischen Spiels hat sich verloren. Diese institutionellen Transformationen vermitteln den Eindruck, dass jeder, auch der Einfachste und Zerbrechlichste, die Aufgabe, *alles zu wählen* und *alles zu entscheiden*, auf sich nehmen muss.« (S. 222)

Was zunächst im Kontext der Fortschrittserwartung als Befreiung begrüßt wurde, wird nun zunehmend für den Bürger zur mentalen Belastung, die Hoffnung auf eine bessere Zukunft weicht gegenüber der Furcht, zu scheitern oder zu versagen. Wir verändern uns, aber sehen nicht mehr, dass es zum Besseren sein könnte. Man will Leistung bringen, aber fühlt sich gehemmt. Eine Disposition, die seitens der Klienten sowohl nach pharmakologischer (z.B. Prozac) wie psychologischer Hilfestellung verlangt.

Bei allen symptomatischen Erfolgen der Psychopharmakologie und der psychologischen Psychotherapie zieht Ehrenberg unter Bezugnahme auf Untersuchungen in Sachen Depression ein ernüchterndes Resümee:

»Über die Zahlenverhältnisse herrscht Konsens: Die meisten Klienten finden ihr früheres [psychisches; Anm. d. Verf.] Gleichgewicht nicht wieder, eine Minderheit wird nur partiell geheilt und eine große Mehrheit erlebt Rückfälle oder die Depression wird chronisch. Daher werden die Antidepressiva länger verordnet [...], doch kann man sich fragen, ob es nicht zahlreiche Fälle gibt, in denen sie die Chronizität erhalten, indem sie die Konfrontation mit etwaigen Konflikten, aus denen die Depression hervorgeht, übergehen. Aber nicht nur die Dauer der Therapien verlängert sich, auch die Zahl der Klienten, die nach der depressiven Episode Antidepressiva in kleinen Dosen einnehmen, steigt. Das rührt daher, dass die Symptome nach dem Ende der Behandlung wiederkehren. Die Störungen neigen also dazu, chronisch zu werden. Die Verringerung der Symptome durch Antidepressiva scheint nicht dasselbe zu sein wie eine Heilung.« (S. 233)

Zudem leiden viele Klienten an Entzugserscheinungen, es entsteht also partiell Abhängigkeit, Langzeittherapien können sich negativ auf Gedächtnis und kognitive Funktionen auswirken, und die Selbstmordrate ist offenbar größer als bei Verabreichung von Placebos. Die Psychiater des Defizitansatzes ersetzen wegen der Chronifizierung das Ziel der Heilung durch das der Lebensqualität. Die Spezies der »kranken Gesunden« entsteht. (S. 239) Weil das Thema des Konflikts verschwunden ist, werden die Klienten der Droge angepasst, eine Schwäche der Theorie in der zeitgenössischen Psychiatrie wird deutlich. (S. 243)

Die konfliktorientierte Psychoanalyse will heilen, indem sie die Persönlichkeit in den Mittelpunkt stellt:

»Die Idee der Heilung strebt nicht an, den Klienten in einen Zustand vor der Krankheit zurückzuversetzen, sondern dass Arzt, Psychotherapeut oder Medikament nicht mehr nötig sind. Doch dieser Moment ist natürlich schwer zu bestimmen und setzt praktische Vernunft voraus, einen Kompromiss, an dem sich das Subjekt mit Hilfe seines Therapeuten beteiligt.« (S. 243)

Ehrenberg nennt dies eine Art Heilpädagogik, die die Beziehungsfähigkeit wiederherstellt, ohne die Illusion der Rückkehr zu erzeugen; sie ermöglicht, Macht über sich selbst zurückzugewinnen, neue Entscheidungsfreiheit zu erreichen. Die bisherige Reduzierung der psychoanalytischen Blickrichtung auf das Unbewusste ist dabei zu überwinden. Sie muss die »Relativierung der (hysterischen, phobischen, obsessionellen) Abwehr-Neuropsychosen in ihrer Klientel« (S. 246) zur Kenntnis nehmen: Der pathologische Mensch ist heute eher traumatisiert als neurotisch oder psychotisch. Man kann nicht so tun, als gäbe es nur den Konflikt, wie viele Formen der Verzweiflung zeigen.

»Die Depression ist für die Unzulänglichkeit, was der Wahnsinn für die Vernunft und die Neurose für den Konflikt ist [...]. Mit dem Evangelium der persönlichen Entfaltung in der einen Hand und dem Kult der Leistungsfähigkeit in der anderen verschwindet der Konflikt nicht, doch er verliert seine Eindeutigkeit und ist kein sicherer Führer mehr [...]. Die Depression [...] umfasst heute viele persönliche Schwierigkeiten, die alle schmerzlichen Bereiche des Lebens betreffen. Sie folgt der Lebensgeschichte und gibt den meisten Störungen der Stimmung oder des Handelns einen Gattungsnamen.« (S. 248)

Früher kümmerte sich nach der Freudschen Konzeption ein Außen um den Menschen mit seinen Konflikten, das höher stand als er selbst: Er war dem Gesetz und einer strengen Hierarchie unterworfen – Gesetz als Bedingung der Freiheit und zugleich als soziale Kontrolle. Es sorgt für Ordnung im Individuum und in der Gesellschaft. Verbot und Gehorsam erzeugen Hemmung und Unterwerfung. Der Neurotiker leidet unter einem zu strengen Über-Ich und dem zivilisatorischen Scheitern. In einer Gesellschaft mit den gültigen Normen von Leistung und Aktivität wird Hemmung zur Funktionsstörung, eine Unzulänglichkeit.

»Wenn die Melancholie eine Eigentümlichkeit des außergewöhnlichen Menschen war, dann ist die Depression Ausdruck einer *Popularisierung des Außergewöhnlichen* [...]. Die Depression ist somit Melancholie plus Gleichheit, die Krankheit par excellence des demokratischen Menschen. *Sie ist die unerbittliche Kehrseite des Menschen, der sein eigener Herr ist.* Nicht desjenigen, der schlecht gehandelt hat, sondern desjenigen, der nicht handeln kann. Die Depression kann nicht in Begriffen des Rechts gedacht werden, sondern nur in denen der *Fähigkeit* [...]. Es steht weniger unter dem Zwang der Entsagung (erlaubt – verboten), als dem der Grenze (möglich – unmöglich).« (S. 261f.)

»Wenn alles möglich ist, ist dann alles normal und alles erlaubt? Diese Fragen sind insofern politisch, als sie die grundlegenden Prinzipien der Gesellschaft betreffen, das heißt den Horizont einer gemeinsamen Welt. Aus der Schwierigkeit, sie zu beantworten, resultiert unsere Angst vor der Abhängigkeit. Das souveräne Individuum ist zugleich depressiv und abhängig.« (S. 263)

Das Leiden bei sozialen Fragen ist persönlich, man muss damit zurecht kommen oder die Unterstützung von Fachleuten suchen. Kämpfe zwischen sozialen Gruppen sind durch individuelle Konkurrenz ersetzt, Globalisierung und Individualisierung gehen zusammen. Der Einzelne richtet seinen Groll gegen sich selbst (S. 267), dieser »wird auf einen Sündenbock projiziert und löst sich durch die Suche nach Identitäten kommunitären Typs auf« (S. 268). Kollektiv soll individuelles Handeln erleichtert werden – ein neuer Zwang. Eine neue Art staatlicher sozialer Intervention unterstützt Versicherte beim Neuaufbau der Individualität, des Selbstbewusstseins, der Würde, der Fähigkeiten. Das gesellschaftliche Eingehen auf die psychischen Probleme nimmt die Form individueller Betreuung an, die lange dauern kann.

Die Institutionalisierung der Person innerhalb eines halben Jahrhunderts hat sich somit geändert. Die erste Welle der Emanzipation war die Revolte des privaten Menschen gegen den Zwang zu gemeinsamen Zielen und betraf die persönliche Entfaltung. Die zweite, noch andauernde Welle ist die der persönlichen Initiative, der »Unterwerfung unter die Normen der Leistungsfähigkeit«, die den Einzelnen gesellschaftsfähig macht:

»Ende der 1960er Jahre war Emanzipation die Parole der Jugend: Alles ist möglich. Die Bewegung war antiinstitutionell [...]. 30 Jahre später droht sich die entgegengesetzte Parole durchzusetzen: Nichts ist möglich. Ein Gefühl, an der Gegenwart zu zerschellen, bemächtigt sich der Gemüter [...]. Es ist die Geschichte der Depression, die uns geholfen hat, diese gesellschaftliche und geistige Kehrtwende zu verstehen [...]. Diese Geschichte ist am Ende sehr einfach. Die Emanzipation hat uns vielleicht von den Dramen der Schuld und des Gehorsams befreit, sie hat uns aber ganz sicher diejenigen der Verantwortung und des Handelns gebracht. So hat die depressive Erschöpfung die neurotische Angst überflügelt.« (S. 272f.)

Ehrenberg kommt damit zum Schluss seiner Ausführungen. Er wollte mit seiner Untersuchung die »rituell beschworene Krise des Subjekts« (S. 277) nicht wiederholen, sondern zu den äußeren, den gesellschaftlichen Veränderungen in Beziehung setzen und damit einen »geistigen Knotenpunkt« sichtbar machen.

»Die Depression erinnert sehr konkret daran, dass sich selbst zu besitzen nicht gleichbedeutend ist mit grenzenlosen Möglichkeiten [...]. Im Zeitalter der unbegrenzten Möglichkeiten symbolisiert die Depression das Unbeherrschbare. Wir können unsere geistige und körperliche Natur manipulieren, wir können unsere Grenzen mit verschiedenen Mitteln zurückdrängen, aber diese Manipulation befreit uns von nichts. Die Zwänge und die Freiheiten verändern sich, aber das ›Irreduzible‹ wird nicht weniger. Es verändert sich lediglich – nicht mehr und nicht weniger –, und diese Veränderung ist es, zu deren Erhellung der Autor dieses Buches beitragen möchte.« (S. 277)

»Das ist die Formel des souveränen Individuums: psychische Befreiung und persönliche Initiative, Unsicherheit der Identität und Unfähigkeit zu handeln [...]. Depression und Sucht sind die Namen, die dem Unbeherrschbaren gegeben werden, wenn es nicht mehr darum geht, seine Freiheit zu erkämpfen, sondern darum, man selbst zu werden und die Initiative zu ergreifen. Sie erinnern uns daran, dass das Unbekannte ein konstitutiver Teil der Person ist, heute wie gestern. Das Unbekannte kann sich verändern, aber wohl kaum verschwinden – darum verlässt man nie den Bereich des Menschlichen. Das ist die Lehre der Depression.« (S. 278)

Worauf es ihm zentral ankommt, formuliert der Autor in seiner Einleitung: es ist die soziale Verankerung der Depression. Weil sich die Lebensweise in der modernen Demokratie von Hierarchie und äußerer Ordnung mit Verboten und Gehorsamseinforderung fort in Richtung Eigenverantwortung bewegt hat, gelten nun Normen wie Eigeninitiative und Fähigkeit als Nachweis der Gesellschaftlichkeit des Einzelnen. Zu den neuen Regulationsmechanismen kann man sich nicht nach Belieben stellen, sondern sie sind allgemeingültig,

»bei Strafe des Ausschlusses aus der Gemeinschaft. Sie manifestieren den ›allgemeinen Geist‹ unserer Gesellschaften, sie sind die *Institutionen des Selbst.*« (S. 9)

So kann das Folgende – von Ehrenberg einführend vorgestellt – hier als ein zentrales Resümee des Werks gelten:

»Die Depression zeigt uns die aktuelle Erfahrung der Person, denn sie ist die Krankheit einer Gesellschaft, deren Verhaltensnorm nicht mehr auf Schuld und Disziplin gründet, sondern auf Verantwortung und Initiative. Gestern verlangten die sozialen Regeln Konformismen im Denken, wenn nicht Automatismen im Verhalten; heute fordern sie Initiative und mentale Fähigkeiten. Die Depression ist eher eine Krankheit der Unzulänglichkeit als ein schuldhaftes Fehlverhalten, sie gehört mehr ins Reich der Dysfunktion als in das des Gesetzes: Der Depressive ist ein Mensch mit einem Defekt.« (Ebd.)

Es gibt weiterhin soziale Beschränkungen, aber ihre Veränderungen werden in der Depression augenscheinlich. Individuell ist es wegen dieses Bezugs »unwichtig, ob die Depression Lebenskummer oder eine echte Krankheit bezeichnet«, sie »zeigt [...] die Unfähigkeit zu leben als solche« (ebd.).

Der Individualismus der Demokratie beruht nach Ehrenberg auf einem doppelten Ideal: aus sich heraus Subjekt zu sein und dies zugleich in einer Gesellschaft zu bewerkstelligen, die ihren Sinn ebenfalls aus sich selbst bezieht – mit diesem Dualismus muss der Mensch fertig werden:

»Wir werden weder von einer Religion geführt, noch unterstehen wir einem Souverän, der für alle entscheidet. Religion und Souverän wurden durch zwei andere Begriffe ersetzt, den der Psyche und den des Konflikts.« (S. 10)

Da ist sie wieder, die von Freud als mitkonstitutiv für die Psyche eingeführte Konfliktkategorie, die im Lauf der Argumentation im Buch von der Entwicklung verdrängt worden zu sein schien. Sie lebt, wie der Autor uns nahe legt, in demokratischen Gesellschaften fort im unendlichen »Streit über den Geist«: Einander widersprechende Positionen werden durch die »Institutionalisierung des Konflikts« (S. 11) frei miteinander konfrontiert und münden in akzeptable Kompromisse, die das Mögliche und das Erlaubte vereinbar machen – die »Bedingung der Demokratie«:

»Im politischen wie im privaten Leben ist der Konflikt der normative Kern der demokratischen Kultur [...]. Der Erfolg der Depression beruht auf dem *verlorenen Bezug auf den Konflikt,* auf dem der Begriff des Subjekts basiert, wie ihn uns das Ende des 19. Jahrhunderts hinterlassen hat [...].« (Ebd.)

In Ehrenbergs Studie waren daher hier rückblickend »Konflikt« und »Defizit« nicht nur Kategorien, die den Streit zwischen zwei psychoanalytischen Schulen (Freud – Janet) symbolisierten, sondern zugleich »Interpretationsraster für die Geschichte der Depression« (S. 12). In der Gesellschaft begründet der verlorene Konfliktbezug die Vermassung der Depression und die benachbarten Leiden Sucht und Abhängigkeit. Sucht ist ein individuelles Mittel, gegen die Depression anzugehen, sie »*schleift die Konflikte* durch zwanghaftes Verhalten ab« (ebd.), womit die Selbstkontrolle unmöglich wird – der Drogenabhängige hat sein Selbst verloren und ist ein »Anti-Subjekt« (S. 11).

»Wenn die Depression die Geschichte eines unauffindbaren Subjekts ist, dann ist die Sucht die Sehnsucht des verlorenen Subjekts.« (Ebd.)

Depression ist kein Resultat von Unglück, sondern ein Leiden des Wechsels, in dem das Subjekt sich selbst zu konstituieren versucht – innere Unsicherheit als Preis für die Befreiung. Damit kommt Ehrenberg zur hier festgehaltenen letzten Schlussfolgerung:

»Wenn die Neurose das Drama der Schuld ist, so ist die Depression die Tragödie der Unzulänglichkeit. Sie ist der vertraute Schatten des führungslosen Menschen, der das Projekt, er selbst zu werden, müde ist und der versucht ist, sich bis zum Zwanghaften Produkten oder Verhaltensweisen zu unterwerfen.« (S. 12)

## 1.5 Zusammenfassung und Problemstellung

### 1.5.1 Thesenzuspitzung und Diskussion

Nach dieser immanenten, noch ohne eigene Positionierung vorgenommenen Textinterpretation soll nun versucht werden, Ehrenbergs Ausführungen über die Depression und ihre gesellschaftliche Einbettung zusammenzufassen, auszuwerten und durch Herausarbeitung von typisierenden Fragestellungen für eine Überprüfung an Praxisfällen zu konkretisieren.

Mit der Einbettung der Depression in die zeitgenössische »Krise des Individuums«, die Ehrenberg aus dem Zusammenhang zwischen der Psyche des Einzelnen und der gesellschaftlichen Entwicklung des letzten halben Jahrhunderts ableitet und als eine der individuellen Emanzipation im sozialen Kontext dingfest macht, verleiht er ihr eine soziale Dimension, die der Krankheit ihr zufälliges, in zahlreiche unverbundene Symptome zersplittertes Erscheinungsbild, das sie in der aktuellen medizinischen und psychotherapeutischen Psychotherapie zugewiesen bekommen hat, nimmt. Sie lässt auch nachvollziehbar werden, warum heutzutage Angst und Depression vielfach in einem Atemzug genannt werden.[6] Als Krankheit der Individualität auf Grundlage eines gesellschaftlichen demokratischen Freiheitsideals, das seinen Gehalt aus sozialen Veränderungen in Richtung zu mehr Selbstverantwortung bezieht, signalisiert es die Schwierigkeiten vieler Bürger, mit ihrem neuen Handlungsspielraum, aber auch mit den mit diesen einhergehenden Verpflichtungen zu mehr Eigeninitiative zurechtzukommen: ihr Selbstkonzept scheitert.

Damit ist zugleich auch eine Erklärung für den Aufstieg der Depression zur Massenkrankheit in den letzten Jahrzehnten vorgeschlagen. Depression wird zum typischen demokratischen Phänomen über alle sozialen Ränge hinweg. Und es ist eine Begründung dafür gegeben, warum die Depressi-

6 | Vgl. etwa die Titelgeschichte »Lebensgefühl Angst« in der Zeitschrift »Der Spiegel«, Hamburg, Nr. 35/2006.

on in einer Spannweite auftritt, die von einer scheinbar harmlosen »Verstimmung« bis zur existenzbedrohenden »affektiven Störung« mit Suizidneigung reicht, aus der Klienten kaum aus eigener Kraft herausfinden: Je grundsätzlicher das persönliche Versagenssyndrom ausgeprägt ist, desto verzweifelter wird das Subjekt, das sich selbst als handlungsunfähig wahrnimmt. Und dass die Krankheit primär in den heutigen Industriestaaten auftritt, erhält ebenfalls Plausibilität. Die »Krankheit der Verantwortlichkeit« findet in den Gesellschaften fruchtbaren Boden, in denen die demokratische Emanzipation weit fortgeschritten ist. Denn es ist nicht unmittelbar die individuelle materielle Not, die depressiv macht, sondern das »Gefühl« des grundlegenden individuellen Versagens und deshalb Nicht-Handeln-Könnens in einer Welt, die nach gesellschaftlich vorgegebener, aber auch individuell vielfach geteilter Sicht alle Möglichkeiten des Fortkommens bereithält. Die Unterwerfung unter einen äußeren Souverän, seit der Aufklärung auf dem Rückzug, ist für Ehrenberg mittlerweile durch die Last der individuellen Souveränität ersetzt:

»Wir werden weder von einer Religion geführt, noch unterstehen wir einem Souverän, der für alle entscheidet. Religion und Souverän wurden durch zwei andere Begriffe ersetzt, den der Psyche und den des Konflikts.« (S. 10)

Wenn Ehrenberg in solchen Äußerungen auf die Freiheit der Bürger von religiöser und politischer Bevormundung abhebt, die durch Psyche und Konflikt ersetzt würden, bewegt er sich auf der Ebene des dominierenden gesellschaftlichen und wissenschaftlichen Diskurses in Frankreich, den er in seiner Arbeit rekapituliert. Die vorherrschende Euphorie über individuelle Handlungsspielräume entstammt einem im sozialen und im individuellen Bewusstsein eingeschriebenen Freiheitskonzept, das mit dem verbreiteten negativen Selbstkonzept kontrastiert. Hierin sieht Ehrenberg ein konstitutives Element für Depression.

Damit stellt er auch klar, dass Depression nicht unmittelbar aus materieller Armut erwächst: Den meisten Bürgern in Westeuropa ging es, worauf der Autor verweist, vor dem Zweiten Weltkrieg materiell deutlich schlechter, ebenso wie dies noch heute für das Gros der Bevölkerungen in Afrika und anderen Weltregionen zutrifft, doch macht materielle Not vielleicht hungrig, anfällig und krank, aber nicht per se depressiv.

Es ist das »Schicksal der Zivilisierten«, wie Ehrenberg Freud zitiert, die schwere Aufgabe zu lösen, sich richtig zu verhalten, und heutzutage lastet nach seiner Lesart das »Gewicht der Souveränität« auf Körper und Geist: die »Unfähigkeit zu leben« wird von der Depression repräsentiert, die sich in Erschöpfung und Gehemmtheit bis ins Psychomotorische hinein ausdrückt (S. 9f.): »Sich befreien macht nervös, befreit sein depressiv.« (S. 53) Ehrenberg legt mit solchen Formulierungen nahe, dass die Entstehung von Entscheidungsfreiheit in der Gesellschaft der Grund für Depressionen ist. Das kann für sich genommen allerdings nicht sein: Wer befreit ist in dem Sinne, dass er tun kann, wonach ihm zumute ist, ja seine Zukunft selbst gestalten, weil ihm (gesellschaftlich) keine Hindernisse in den Weg gestellt sind, der hätte darin keinerlei Veranlassung, handlungsunfähig und depressiv zu werden. Es sei denn, der Mensch wäre, gleichsam von Natur aus, zum rationalen Umgang mit Denk- und Handlungsfreiheit gar nicht in der Lage. Warum gäbe es dann Herrschaft bzw. den politischen und ökonomischen Zwang, sich staatlichen bzw. wirtschaftlichen/betrieblichen Entscheidungen zu beugen, wenn der Mensch zu Eigenständigkeit, d.h. zur Aufgabe von Gefügigkeit gar nicht fähig wäre? Ehrenbergs Aussagen in dieser Hinsicht sind durchaus missverständlich: »Wir wollen Götter sein, da wir aber Menschen sind, bezahlen wir dafür mit Pathologien« (S. 146f.). Oder auch:

»Der souveräne Mensch, der sich selbst ähnlich ist und dessen Kommen Nietzsche verkündete, steht im Begriff, en masse Wirklichkeit zu werden. Es gibt nichts über ihm, das ihm sagen könnte, wer er zu sein hat, denn er gibt vor, nur sich selbst zu gehören.« (S. 135)

»Die Depression ist [...] *die unerbittliche Kehrseite des Menschen, der sein eigener Herr ist.* Nicht desjenigen, der schlecht gehandelt hat, sondern desjenigen, der nicht handeln kann. Die Depression kann nicht in Begriffen des Rechts gedacht werden, sondern nur in denen der *Fähigkeit* [...]. Es steht weniger unter dem Zwang der Entsagung (erlaubt – verboten), als dem der Grenze (möglich – unmöglich).« (S. 261f.)

Allerdings hält er selbst der Behauptung, keine Autorität sei mehr da, die die Identität fremdbestimmt, Hinweise auf gesellschaftliche Bedrängnisse entgegen. So weiß er von der Euphorie des Freiheitsideals zu Zeiten der Jugend- und Studentenbewegung, als vielfach aber klar war, dass die dazugehörige Realität erst zu schaffen ist. Z.B. benennt die Formulierung »*denn er gibt vor,* nur sich selbst zu gehören« die Subjektivität des Freiheitsideals. Allerdings verankert sich für Ehrenberg die sozial etablierte Weltsicht dominant im Individuum und konstituiert so dessen Wirklichkeit, wiewohl nur vorgestellt. Die Realität der Gesellschaft enthält für ihn hinreichend wichtige Fortschritte, auf die niemand verzichten will, auch wenn die Freiheitsideologie krank macht. Die Forderung nach einer vermeintlich heilsamen Rückkehr zur autoritären Gesellschaft, die man in der Tat seiner Analyse entnehmen könnte, wehrt Ehrenberg ab:

»[...] haben wir mit dieser neuen Freiheit nicht auch etwas gewonnen? Offensichtlich haben wir es eher mit der Verwirrung zwischen mehreren Orientierungen als mit Orientierungsverlust zu tun [...]. Ist das vergrößerte Angebot an Orientierungen nicht überhaupt eine Voraussetzung, ohne die diese Freiheit gar nicht existieren könnte? Statt mit dem Niedergang des öffentlichen Lebens haben wir es mit einer Transformation der politischen Bezüge und des öffentlichen Handelns zu tun, die im Kontext des Massenindividualismus und der Öffnung der nationalen Gesellschaften angesiedelt werden muss. Wollen wir zurück in den disziplinierenden Kerker der alten Gesellschaftsordnung? Wie sollten wir das wollen können? Es ist Zeit, das Problem der Emanzipation mit einem Minimum an historischem und praktischem Sinn anzugehen, statt in Selbstmitleid zu vergehen.« (S. 7f.)

Der Autor interpretiert den gesellschaftlichen Diskurs und findet die Depression als typisches und krankmachendes Moment der politisch-sozialen Emanzipation in ihm vor. Er deutet dies so: Mit wachsender Verantwortung im Kontext gesellschaftlicher Normen und Erwartungen wächst die Unsicherheit gleichsam als anthropologisch konstituierter Zweifel des Menschen an seiner eigenen Freiheits- und Handlungsfähigkeit, wie Ehrenberg in einer 2006 erschienenen Zusammenfassung seiner Thesen erläutert:

»Die Depression, die charakteristisch für die menschliche Art ist, [...] geht heute ein in ein Spektrum der normativen Erwartungen an das Vermögen des Individuums zu Selbstbestimmtheit und Autonomie. Sie ist ein Public-Health-Thema, weil sie soziale und medizinische Fragen aufwirft, die sich auf Probleme beziehen, die durch die Ausweitung der Autonomie auf alle Lebensbereiche entstehen.«[7]

»Ausweitung der Autonomie auf alle Lebensbereiche« – daraus folgen für ihn die Probleme, die in Depression münden. Doch sagt der Autor an anderem gedanklichen Ort seines Buchs, dass die erreichte Freiheit im Verhältnis zum gesellschaftlichen Umfeld eine bedingte ist; dass nämlich im normativen Regelwerk der Gesellschaft, aus dem der Einzelne sein Freiheitskonzept, ja sogar sein Ich-Bewusstsein bezieht, das »Unbeherrschbare« als Barriere verwahrt ist und die »Zwänge« in anderer Form bestehen geblieben sind:

»Im Zeitalter der unbegrenzten Möglichkeiten symbolisiert die Depression das Unbeherrschbare. Wir können unsere geistige und körperliche Natur manipulieren, wir können unsere Grenzen mit verschiedenen Mitteln zurückdrängen, aber diese Manipulation befreit uns von nichts. Die Zwänge und die Freiheiten verändern sich, aber das ›Irreduzible‹ wird nicht weniger.« (S. 277)

Das dunkle, unhistorisch-eherne »Unbeherrsch*bare*« (nicht nur das Unbewältigte), das »Irreduzible«, das die Depression repräsentieren soll, ist also quasi anthropologischer, endgültiger Art und deutet nach dem Willen des Autors sowohl auf Grenzen im Subjekt wie außerhalb von ihm hin, die es per se nicht beseitigen kann, weil die Subjekthaftigkeit natürlich und sozial konstituiert ist. Auch die gesellschaftlichen Barrieren bleiben als Voraussetzungen gegeben, denn die Gesellschaft duldet kein Abweichen: Normen und Handlungsregeln sind zu achten, sie müssen von allen Individuen als allgemeingültig anerkannt sein

7 | Ehrenberg 2006, S. 135f.

»bei Strafe des Ausschlusses aus der Gemeinschaft. Sie manifestieren den ›allgemeinen Geist‹ unserer Gesellschaften, sie sind die *Institutionen des Selbst«* (S. 9).

In Form des »allgemeinen Geistes« unserer Gesellschaften ist merklich eine Autorität am Werk, wenn auch weniger sichtbar. Der gesellschaftliche Geist »institutionalisiert« die Individualität. Das ist sehr absolut formuliert, als wären eigene davon abweichende Gedanken ausgeschlossen. Warum aber gibt es dann z.B., wenn derzeit auch nur in geringem Maße, in der Demokratie Streit über die Weltsicht, über Leitkultur, über Gesellschaftsentwürfe? Gibt es keinen Unterschied zwischen vorherrschendem Welt- und Ichkonzept und abweichendem Denken? Bemüht sich nicht gerade die offizielle Moral um dessen Eingrenzung?

Die Freiheit ist relativ, d.h. gesellschaftlich eingefriedet, so sieht es auch Ehrenberg: Die »unbegrenzten« Möglichkeiten sind durch die Grenzen des Erlaubten beschränkt (S. 121f.), also nur vermeintlich ohne Hindernisse. Die gesellschaftliche Institutionalisierung des Selbst macht krank. Aber warum generell? Wenn das individuelle Scheitern des »hilflosen Herrn seiner Selbst« dessen »Kleinheitswahn« (S. 146) erzeugt, dann entwickelt dieser aus der Annahme, Souverän seines Tuns zu sein, über sein Scheitern einen Kleinheitswahn, dann täuscht er sich entweder über seine Freiheit (Herr zu sein) oder über sich selbst und sein weitreichendes »Vermögen« (man konstatiert sein Fehlen): Die Einbildung, zu allem befähigt zu sein, kollidiert mit der Erfahrung, immer wieder einmal an seinem Vorhaben zu scheitern. Misserfolge schlagen sich beim Subjekt als »Krankheit der Unzulänglichkeit« nieder. Doch dieser Begriff wird von Ehrenberg nicht als subjektiver Schein entschlüsselt.

Ehrenberg übersieht mit seiner Interpretation offenbar: Depressive schreiben das entmutigende Ergebnis ihres Tuns bzw. ihres Erlebens fälschlicherweise ganz grundsätzlich (»Unzulänglichkeit«, »Defekt«), d.h. nicht nur wegen korrigierbaren Fehlverhaltens, sich selbst zu und beginnen deshalb *an sich* zu leiden. Das bürgerliche Individuum wird bei seiner Identitätssuche kraftlos und verzweifelt, mithin depressiv, weil es sich für realitätsuntüchtig erklärt, indem es den gedanklichen Fehlschluss zieht (siehe Aaron T. Beck), sich ein punktuelles Scheitern als prinzipielle Unfähigkeit bei »eigentlich« gegebener menschlicher sozialer Omnipotenz anzulasten. Mit seinem Bezug auf den Einfluss des sozialen Diskurses geht Ehrenberg einerseits über Beck hinaus, lässt aber andererseits die normative Prägung der Kognition von außen theoretisch unangetastet, wenngleich sie einen Wahn dokumentiert, und fällt so hinter Beck zurück, der die Fehlurteilshaftigkeit des Selbstbildes dingfest machen will.

Dabei beschreibt Ehrenberg in seinen historischen Exkursen durchaus reale Zustände, die der Vorstellung einer »schrankenlosen« Freiheit zuwiderlaufen, womit das Selbst- und Weltkonzept den vorgefundenen Umständen widerspricht. Soziale Ungleichheiten und Oben-Unten-Differenzen bestehen weiter, lediglich der »Stil der Ungleichheiten« verändert sich, und zwar durch zunehmende Hierarchisierung in Schule und Beruf – der Druck vermehrt sich. »Zu den Ungleichheiten zwischen sozialen Gruppen kommen die innerhalb der Gruppen hinzu« (S. 221), weswegen sich die eigene Positionsbestimmung der Person erschwert. Das erläuterte Nebeneinander von »Evangelien der persönlichen Entfaltung« und »Forderungen nach persönlicher Initiative« enthält zwar die Botschaft, frei zu sein, verbunden allerdings mit der anderen, für die eigene Lage und das eigene Fortkommen selbst verantwortlich zu sein, während in Wirklichkeit in Schule, Beruf, Ökonomie und Politik weiterhin andere entscheiden, also eigenem Bestreben entgegenwirken – so verschärfen sich in den Schulen Konkurrenz und Auslese, in den Betrieben hat sich zwar die »Liturgie des Managements« (S. 220) gewandelt, d.h. die Personalführung wurde pädagogisiert, aber ihre Leistungsansprüche und ihre Autorität sind geblieben, ja haben sich sogar erweitert. Politik und Arbeitgeber entscheiden nach wie vor gemäß ihren Prioritäten und ihrem Interesse über das Wohl und Wehe der Bürger bzw. der Beschäftigten, könnte man ergänzen. Die Politik lädt zunehmend die aus den politisch-wirtschaftlichen Entscheidungen entstehenden Folgen wie Scheitern in der Ausbildung, Arbeitslosigkeit und Krankheit auf die Privatpersonen ab und entlastet darüber das Sozialsystem, das bisher für soziale Absicherung stand.

Während der Aufschwungzeit ab 1970, führt Ehrenberg aus, hatten viele Menschen noch reale Anlässe für die Annahme, ihre persönlichen Möglichkeiten und Existenzmittel ließen sich sukzessive ausdehnen. Spätestens mit der aktuellen Globalisierung seit den 90er Jahren – Ende des Ostblocks, der Weltmarkt wird tatsächlich global – aber sehen die meisten ihre Fortkommenschancen sinken und ihren Lebensstandard schwinden. Der Kontrast zwischen Freiheitskonzept und mangelndem persönlichen Erfolg verallgemeinert sich heute, wird zur normalen Erfahrung:

»Ende der 1960er Jahre war Emanzipation die Parole der Jugend: Alles ist möglich. Die Bewegung war antiinstitutionell [...]. 30 Jahre später droht sich die entgegengesetzte Parole durchzusetzen: Nichts ist möglich. Ein Gefühl, an der Gegenwart zu zerschellen, bemächtigt sich der Gemüter [...]. Es ist die Geschichte der Depression, die uns geholfen hat, diese gesellschaftliche und geistige Kehrtwende zu verstehen [...]. Diese Geschichte ist am Ende sehr einfach. Die Emanzipation hat uns vielleicht von den Dramen der Schuld und des Gehorsams befreit, sie hat uns aber ganz sicher diejenigen der Verantwortung und des Handelns gebracht. So hat die depressive Erschöpfung die neurotische Angst überflügelt.« (S. 272f.)

Heute muss sich

»jeder [...] beständig an eine Welt anpassen, die eben ihre Beständigkeit verliert [...]. Die Klarheit des sozialen und politischen Spiels hat sich verloren. Diese institutionellen Transformationen vermitteln den Eindruck, dass jeder, auch der Einfachste und Zerbrechlichste, die Aufgabe, *alles zu wählen* und *alles zu entscheiden,* auf sich nehmen muss.« (S. 222)

Eine Emanzipationsparole der 60er Jahre kollidiert drei Jahrzehnte später mit dem entgegengesetzten Gefühl, einer Lebensmöglichkeiten entziehenden Realität ausgeliefert zu sein – und Ehrenberg nennt die Depressionsgeschichte hier »am Ende ganz einfach«: Die Verantwortung und der Handlungszwang sei in der Unklarheit eines »sozialen und politischen Spiels« befangen, in der eben alle Menschen wählen und entscheiden müssen, wie »einfach« und »zerbrechlich« sie auch sind. Die Bürger haben nun ein schwerwiegendes psychologisches Problem, eines mit sich selbst. Das im Gesellschaftlichen generierte Problem verwandelt das Individuum getreu den kognitiven Vorgaben in sein eigenes, entlastet damit gedanklich die verursachende soziale Sphäre und leidet deshalb nun an sich selbst als einem menschlichen Ausbund an Unvermögen. Der Autor vermeidet hier die Diagnose, eine subjektive Fehlinterpretation des Depressiven seiner individuellen Potenzen und seiner Position in der Welt würde das Versagenssyndrom erzeugen, die Depression gleichsam hervorrufen – hier sei an Becks kognitiven Ansatz erinnert –, weil er sie nicht teilt. Ein Entkommen des Einzelnen ist nicht ungestraft möglich, ja kann gar nicht gelingen, weil die Subjektivität sozial »institutionalisiert« ist. Man ist ein Gefangener dieser gesellschaftlichen Prägung. Die Entscheidungskompetenz wird zur Tortur, wo sich die Umstände der gedanklichen Erfassung und einer praktischen persönlichen Beeinflussung entziehen; man fühlt sich auf verlorenem Posten und nimmt die vermutete Ohnmacht als eigenes Unvermögen wahr.

Vom psychoanalytischen Blickwinkel aus tritt Ehrenberg auch als Kritiker des Gesellschaftlichen in diesem normierten Freiheitsethos auf, denn er vermisst die (psychoanalytisch seit jeher als therapeutisch angesehene) Dimension des Konflikts in der modernen Industriegesellschaft: Der Begriff des Subjekts lässt heute nach Ehrenberg einen Bezug zum Konflikt vermissen, der in demokratischen Gesellschaften im fortwährenden »Streit über den Geist« eigentlich verwahrt sein sollte: Die »Institutionalisierung des Konflikts« (S. 11) und sein Aufgehen in anerkannten Kompromissen würde das Mögliche und das Erlaubte konvergent werden lassen, was geradezu eine »Bedingung der Demokratie« ist, und das vermisst er heute. So möchte er politische Aufklärung leisten durch eine Politisierung des Freudschen Konfliktverständnisses. Depression wurde Massenphänomen, weil der Konfliktbezug in der demokratischen Kultur verloren gegangen ist, den diese eigentlich benötigt:

»Im politischen wie im privaten Leben ist der Konflikt der normative Kern der demokratischen Kultur [...]. Der Erfolg der Depression beruht auf dem *verlorenen Bezug auf den Konflikt*, auf dem der Begriff des Subjekts basiert, wie ihn uns das Ende des 19. Jahrhunderts hinterlassen hat [...].« (Ebd.)

Der Autor will, dass die geheimen Konflikte, die das Innere der Person nach wie vor zerreißen (wovon sie aber nichts weiß), nicht »abgeschliffen« werden etwa durch oberflächliche Therapien oder durch biologische Anpassungen mittels Antidepressiva oder Drogen. Wenn die »inneren Konflikte«, vermittelt durch das Über-Ich, aus dem Sozialen kommen, sollten sie als solche offengelegt werden, wenn das Individuum daraus »erlöst« werden soll. Er behandelt damit Konflikt als *individuelles und soziales Strukturelement*, nicht als Ausweis von innerer Zerrissenheit im Wollen oder von Differenzen des Egos mit äußeren Normen.

Meine Hypothese ist: Dass die für Depressive bestimmende und folgenreiche, weil so grundsätzliche Selbstversagensfeststellung ein falsch generalisierendes Urteil über die eigene Person (»Unfähigkeit«) enthält, kommt so bei Ehrenberg nicht zum Ausdruck. Hier geht die Becksche kognitive Therapieschule einen Schritt weiter, lässt dabei allerdings in ihrem therapeutischen Pragmatismus den sozialen Kontext für die Depressionskonstituierung außer Acht, den Ehrenberg gerade entwickelt. So macht die kognitive Orientierung des Beckschen Ansatzes eine Verkürzung, die dem Einzelnen einen (damit singulären) Denkfehler anlastet, obwohl er diesen einen »systematischen«, also nicht zufälligen nennt, der aber gesellschaftlich massenhaft vorkommt, weil er im herrschenden Diskurs bereits nahegelegt ist, zu dessen Auffinden die Ehrenbergsche Analyse des gesellschaftlichen Kontextes gerade befähigen könnte.

Depression wird gesellschaftsfähig mit einer normativen Veränderung in der Gesellschaft, die die traditionellen ethischen und politischen Eingrenzungen des individuellen Verhaltens aufhebt, indem dem Einzelnen das Recht zugebilligt wird, sein Leben selbst zu planen. Die Ausformulierung dieses Rechts schafft allerdings neue Schranken. Der Autor verweist mehrfach darauf, dass es hier um veränderte, sozial allgemeinverbindlich gewordene Normen, Vorstellungen, Subjektbilder geht, die ein *Konzept* von Freiheit des Individuums verallgemeinern, das neue Ansprüche an den Bürger stellt, aus denen seine »Angst, nicht auf der Höhe zu sein« (S. 121f.) resultiert. Ihm erscheint alles möglich, aber es hapert an der Umsetzung, was der Unzulänglichkeit des Subjekts angelastet wird. Als Bestandteil menschlicher Konstitution ist für Ehrenberg die Depression *sozial adäquat* (und nicht Signal einer im Denken zu verortenden unzureichenden Stellung zur Wirklichkeit), verweist aber auf das Fehlen des Konflikts im gesellschaftlichen Disput. Erst die Intensität, die handlungsunfähig macht, gibt ihr Krankheitscharakter. Heilen heißt insofern, die Handlungsfähigkeit wiederherstellen. In dieser Weise hilft die Therapie, psychisch die »Macht« über sich zurückgewinnen.

Wenn die »inneren Risse der Person« anzeigen, »dass nicht alles erlaubt ist« (ebd.), dann ist dem privatisierten, moralisch aber vergesellschafteten Individuum keine intellektuelle Fehlleistung in Form eines unzutreffend generalisierten Selbsturteils zuzuschreiben. Die Depression als Emotion, als Ichgefühl, ist vielmehr

> »[...] die Tragödie der Unzulänglichkeit. Sie ist der vertraute Schatten des führungslosen Menschen, der das Projekt, er selbst zu werden, müde ist und der versucht ist, sich bis zum Zwanghaften Produkten oder Verhaltensweisen zu unterwerfen.« (S. 12)

Der »führungslose Mensch«, der vergeblichen Selbstfindung überdrüssig, lässt sich ersatzweise und zwanghaft von Produkten und Verhaltensweisen (Vorgaben?) vereinnahmen. Man muss ihn darin zunächst verstehen und dann therapierend herausführen:

»Die Idee der Heilung strebt nicht an, den Klienten in einen Zustand vor der Krankheit zurückzuversetzen, sondern dass Arzt, Psychotherapeut oder Medikament nicht mehr nötig sind. Doch dieser Moment ist natürlich schwer zu bestimmen und setzt praktische Vernunft voraus, einen Kompromiss, an dem sich das Subjekt mit Hilfe seines Therapeuten beteiligt.« (S. 243)

Der Kompromiss besteht darin, dass dem Klienten die falschen Gedanken, die krank machen, nicht genommen werden, sondern eine Strategie des modus vivendi verfolgt wird. Eine soziale Psychotherapie wäre vonnöten, sagt Ehrenbergs politische Aufklärung über die Depression als geistigem Ausdruck der modernen demokratischen Gesellschaft. Nähere Ausführungen dazu unterlässt er, da er kein Buch über Depressionstherapie, sondern über Konzeptionen, Reflexionsweisen und Krankheitsmodelle (vgl. S. 15) geschrieben hat:

»Meine Methode besteht darin, die widersprüchlichen Argumente herauszuarbeiten, die das wissenschaftliche und populäre Bild der Depression geprägt haben. Die Absicht ist also Aufklärung im politischen Sinn. Sie zielt weniger auf eine wissenschaftliche Wahrheit als darauf, einen Beitrag zur öffentlichen Diskussion zu liefern, sie zielt weniger darauf zu verurteilen als darauf zu verstehen. Sozialkritik muss zugleich *realistisch* sein, indem sie wahrscheinliche Welten beschreibt, *präskriptiv*, indem sie bewohnbare Welten bewertet, und *politisch*, indem sie intellektuelle Methoden vorschlägt, die Handlungen ermöglichen.« (S. 13)

Der »Realismus« von Sozialkritik will Handeln wieder ermöglichen, ohne der Gesellschaft und ihren Individuen ihre Ideale und ihre Praxis streitig zu machen.

### 1.5.2 Fragestellungen zur Evaluation zentraler Ehrenberg-Thesen

Alain Ehrenberg unternimmt erfolgreich den Versuch, den wissenschaftlichen und öffentlichen Blick auf die psychische Krankheit Depression zu erweitern, indem er diesen *pathologischen emotionalen Zustand*, der bislang von Psychologie und Medizin begrifflich so unklar bestimmt wird, aber heute in demokratischen Industriestaaten immer häufiger festgestellt wird, als *Krise des individuellen Selbstkonzepts* begreift, die er in einen plausiblen gesellschaftlichen *Zusammenhang des öffentlichen Diskurses* stellt und so ein einheitliches begriffliches Verständnis schafft. Damit ist festgehalten, dass die Depression, obwohl als affektiver Zustand erscheinend, eine tragende *intellektuelle Dimension* aufweist, die nichts Geringeres als das *individuelle Selbstverständnis* darstellt, das sich einer gesellschaftlich verursachten Ideologie verdankt. Ehrenberg schafft hier allerdings das Problem, eine bewusste, gedanklich hergestellte Selbstidentifikation zu benennen, der er zugleich abspricht, dass die Ichbestimmung einen individuellen Eigenanteil enthält, da er sie einen Zwangszusammenhang des gesellschaftlichen Denk- und Handlungskodex einbindet, aus dem man nicht einmal kognitiv entfliehen kann. Dabei waren *die Gedanken* immer schon frei zumindest in dem Sinne, dass sie von keiner äußeren Autorität mit Erfolg vorgeschrieben werden können; sonst hätten nie gesellschaftlich neue und kontroverse Ideen entstehen, sich verbreiten und sich auf Dauer gegen das Vorschriftenwesen durchsetzen können (Aufklärung etc.).

Wegen dieser Form von sozialer Einbettung der Depression kann Ehrenberg zwar die weite Verbreitung der Depression begründen, aber nicht, warum *nicht alle* Individuen dieser selbstzerstörerischen Form der Freiheitskonzeption erliegen: Viele Bürger werden eben nicht depressiv, *obwohl* sie im Grundsatz meist das gesellschaftliche Emanzipationsideal als realitätskonstituierend teilen. Dafür gibt es, so meine These, mindestens eine Erklärung: Zahlreiche Menschen, wiewohl meist auch Anhänger vorherrschender Denkweisen, abstrahieren eben gedanklich nicht komplett von den realen Bedingungen der Handlungsfreiheit, nehmen also durchaus sozial vorgegebene Grenzen der Subjektverwirklichung wahr und vermeiden es so, sich selbst zum Generalschuldigen zu ernennen für das persönliche Scheitern im Verhältnis zur gewählten Zielsetzung. Anders gesagt: An Depression erkrankte Menschen sind über sich selbst verzweifelt (nicht nur »erschöpft«), weil sie über eine falsche Generalisierung von Erfahrungen sich selbst zum Grund für *alles künftige* Scheitern erklären und psychisch wie somatisch darunter leiden: sie »diagnostizieren« selbst, psychologisch sensibilisiert, ihre eigene *Lebensunfähigkeit* und werden darüber tatsächlich emotional erschöpft, psychomotorisch verlangsamt, sogar subjektiv handlungsunfähig und begehen nicht selten Selbstmord als Vollzug dieser Selbstverurteilung.

Über eine solche Argumentation ist zu begründen, warum die kognitiv orientierte Becksche Therapieschule in den USA positivistisch über das bloße therapeutische Testen zu dem praktisch erfolgreichen Therapiekonzept gelangt ist, Depression müsse – so affektiv und somatisch sie sich auch präsentiert – über die Korrektur *gedanklicher Fehlorientierungen im Selbstkonzept* geheilt werden. Die kognitive Therapie entstand laut der Beckschen Selbstauskunft über das Scheitern des eigenen zunächst psychoanalytischen Ansatzes in den Therapieversuchen. So sei ein »Konflikt« empirisch nicht auffindbar gewesen, was übrigens auch Ehrenberg zunächst konstatiert, um dann aber zum Schluss zu folgern, dieser müsse eben »verschüttet« gewesen sein.

Damit kann hier **die zentrale Evaluationsthese** zu Ehrenberg formuliert werden: Ursache der Depression ist ein gesellschaftlich vermitteltes gedankliches Konstrukt des Verhältnisses von Individuum und Gesellschaft, in dem in der Tat ein dem Deutungshorizont des öffentlichen Diskurses entnommenes gesellschaftliches Freiheitsideal (»alles ist möglich«) eine zentrale

Rolle spielt. Das Ideal wirkt nicht als getreues Spiegelbild einer realen Emanzipation von sozialen Zwängen, die eine krankmachende Last der freien Lebensentscheidung bringt, sondern als ein die Realität überhöhendes Trugbild (ideologisches Konstrukt), das dazu neigt, erfahrenes Ungemach oder erlebten Misserfolg nicht aus dieser oder aus unglücklichen Umständen zu erklären, auch nicht aus eigenen Versäumnissen oder Fehlern, die sich beheben lassen, sondern aus prinzipiellem eigenem Unvermögen, aus einer generellen Handlungsuntauglichkeit der eigenen Person (»mir ist nichts möglich«). Man hält sich angesichts herrschender Moral- und Leistungsmaßstäbe, die unerwünschte Handlungsresultate personifizieren, für freiheitsuntauglich, für einen Versager. Der Freispruch für die sozialen Umstände als Quelle des Ungemachs mündet konsequent in der Selbstbezichtigung sozial Unterlegener, aber durchaus auch Bessergestellter[8], und exekutiert damit ein Urteil diskursiver Subjektpositionierungen, über die der Einzelne nicht nur die gesetzten Zwänge (Politik, Gesetze, unausweichliche wirtschaftliche Vorgaben, Sachzwänge), sondern auch darüberstehende ethisch-moralische Normen als freiwillige Handlungsmaximen übernimmt. Dies veranlasst ihn, ein reales persönliches Scheitern zum Ausgangspunkt für eine generalisierende individuelle Schuldzuweisung zu nehmen oder als Ausdruck persönlicher Unzulänglichkeit zu interpretieren. Da werden selbst Schicksalsschläge zum Argument gegen das Selbst – man *ist* eben ein Pechvogel, der sich als der sozialen Realität nicht gewachsen erweist. Die depressive Erschöpfung signalisiert dann der Außenwelt, dass man *sich* »logischerweise« aufgibt, bis hin zum Suizid. Das affektive Leiden präsentiert sich über einen solchen gesellschaftlichen Diskursbezug als Resultat einer »falschen« gedanklichen Selbstverortung, die korrigierbar wäre. Heilung wäre dann wesentlich Überzeugungsarbeit.

Dieses Resümee nimmt die Leistung des französischen Soziologen, Depression aus dem modernen demokratischen gesellschaftlichen Kontext zu verstehen, positiv als grundsätzlich plausibel auf und klassifiziert damit sein Werk als eine wichtige Ergänzung des kognitiven Ansatzes der Beckschen Schule, die einen kognitiven Fehler der Depressiven als Grund für ihre Krankheit entdeckt hat und in der Therapie vergleichsweise erfolgreich verifiziert, die aber die gegenwärtige Häufung der Depression als »Volkskrankheit« nicht erklären kann. Eine durch falsche gedankliche Generalisierung zustande gekommene Selbstpositionierung im sozialen Kontext ist damit Auslöser der Depression, die damit nicht eine Krankheit unter vielen ist, sondern negativ »krönender« Abschluss einer Selbst- und Weltdiagnose in Form der resümierenden Selbstverurteilung bzw. Selbstaufgabe des realitätskonformen Bürgers. Diese Zentralthese soll im Folgenden durch Detaillierung konkretisiert werden, damit sie anhand der Analyse von Praxisfällen evaluierbar wird.

Die öffentlich vorherrschende und allseits transformierte Freiheitsvor-

8 | Bei Sigmund Freud und anderen Therapeuten seiner Zeit entstammten um Heilung nachsuchende Melancholiker vielfach besseren Gesellschaftskreisen.

stellung (das *Ideal* freier Daseinsgestaltung), die die in der Realität angelegten Handlungsspielräume übertreibt, wird individuell gemeinhin angeeignet, womit persönliches Scheitern dem Einzelnen zugeschrieben wird (»Versagertum«). So wird vom Individuum in der durch Idealisierung der Wirklichkeit zustande gekommenen Perspektive des »alles ist möglich« vielfach die eigene *mangelhafte, unfähige, versagende Personalität* »entdeckt«, für die »nichts möglich« ist; man gibt (sich) deswegen in seiner Lebensperspektive auf. Es beweist mit seinem unangemessenen, aber sozial durchgesetzten Identitätskonzept, dass sich das soziale Werte- und Normensystem über den gesellschaftlichen Diskurs im Grundsatz, jedoch individuell unterschiedlich in der Weltsicht, der Moral und dem Selbstkonzept der Individuen abbildet. Das Wie hängt von ihrer Selbstpositionierung[9] im geistigen und praktischen sozialen Kontext ab. Die Adaptionsinstanz ist der Intellekt und die Intentionalität des Einzelnen, die letztendlich über die Gültigkeit des machtbesetzten gesellschaftlichen Kodexes (vgl. etwa die Diskurstheorie Michel Foucaults) für das individuelle Denken und Handeln entscheidet. Deswegen werden viele Bürger an den kognitiven sozialen Vorgaben psychisch krank, weil sie der herrschenden Ideologie, der allgemeinverbindlichen kulturellen Etikette bzw. dem verallgemeinerten »common sense« zu wenig Widerstand entgegensetzen, andere hingegen nicht.

Meine therapietheoretische Konsequenz ist: In der Differenz der gesellschaftlich transportierten Ideologie zur politischen, wirtschaftlichen bzw. kulturellen Alltagswirklichkeit, die in Ungereimtheiten der ideologisch angepassten Selbstpositionierung innerhalb des sozialen Umfelds mündet – gedanklich fehlerhafte Verortung des Ich in der sozial strukturierten Welt – ist die kognitive Korrigierbarkeit des zeitgenössischen Freiheitsideals und damit des auf ihm basierenden depressiven Selbstkonzepts begründet. Der von Ehrenberg behaupteten unausweichlichen (anthropologischen) Institutionalisierung des Subjekts scheint mir damit der Boden entzogen, auch wenn die Eingebundenheit der individuellen Orientierung in den institutionalisierten sozialen Diskurs offensichtlich ist.

Die tatsächlich bestehende *soziale Dimension* der Krankheit Depression aber, die der französische Autor aufgefunden hat, d.h. die Beeinflussung und Vorprägung der Selbstpositionierung von Depressiven durch das soziale Normen-, Werte- und Moralsystem, übersieht der ansonsten praktikable und abstrakt zutreffende *kognitive* Ansatz von Aaron T. Beck, der daher mit seiner individualisierten Depressionserklärung (falsche Generalisierung negativer Erfahrungen im Selbstkonzept) zu kurz greift, weil er den Bezug zum gesellschaftlichen Denk- und Verhaltenskodex außer Acht lässt.

---

**9** | Vgl. weiter unten die Ausführungen zum diskurstheoretischen Ansatz der positioning theory.

**Einzelfragen zur Überprüfung Ehrenbergscher Thesen an meinen ausgewählten Praxisfällen:**

Folgende Fragestellungen sind in Rückkopplung zu den Ursachenbefunden Ehrenbergs an den Praxisfällen zu klären:

1. *Freiheits-/Ohnmachts-Gegensatz im Selbstkonzept:*
Findet sich das Gegensatzpaar Freiheitsideologie (»alles ist möglich«) versus Ohnmachtsbefund (»mir ist nichts möglich«) in den narrativen Selbstpositionierungen des Klienten unmittelbar oder mittelbar wieder? Darin würde sich die Diskrepanz zwischen der diskursgeleiteten Euphorisierung der Weltsicht und dem daran gemessenen Selbstbild widerspiegeln.

2. *Kognitiver Auslöser der Depression:*
Ist angesichts des affektiven depressiven Zustands des Klienten – von der existenziellen Niedergeschlagenheit, dem Deplatziertheitsgefühl über die Handlungsunfähigkeit bis zu den somatischen Beschwerden – der fehlerhafte kognitive Ausgangspunkt der Krankheit zu belegen (Begründung des negativen Selbstkonzepts durch ein fehlerhaftes Orientierungsmuster im Denken)?

3. *Erfahrung und moralischer Standpunkt im negativen Selbstkonzept:*
Welchen Ursprung hat das Deutungsfehlermuster – verdankt es sich einer zufälligen Missinterpretation von Realität oder einer systematischen Fehlorientierung? Sind lediglich übermächtige Erfahrungen des Klienten von ichbezogenen negativen Ereignissen in eine Belegfunktion für ein daraus entstehendes negatives Selbstkonzept geraten oder werden in den Realitätsfehlurteilen stets prinzipielle moralische Positionierungen (welchem von mir selbst gewollten Sollen folgt mein Tun?) manifest, weil sie bedeutungsmäßig vorausgehen?

4. *Bezug des Denkfehlermusters zum sozialen Denk- und Verhaltenskodex:*
Enthält das negative Identitätskonstrukt erkennbare Anhaltspunkte für Elemente einer gesellschaftlich dominierenden Moral und Freiheitskonzeption? Beispiel: Die sich dem Individuum als dominant präsentierende »Leistungsgesellschaft« könnte vom Individuum eine radikale Bewährung im vorgestellten Wettbewerb der »Besten« und »Leistungsfähigen« einfordern.

5. *Institutionalisiertheit gesellschaftlich vorgegebener Subjektpositionierungen:*
Ist der Bezug der subjektiven Positionierung zur sozialen Deutungshoheit »zwanghaft«? Können die Individuen bei der Konzipierung ihrer Identität wählen angesichts der intellektuell machtvollen Präsenz des herrschenden öffentlichen Standpunktfächers? An dieser Frage entscheidet sich auch die Korrigierbarkeit von Orientierungsfehlleistungen, die das Selbst schädigen.

Mit diesem Fragenkatalog, diskurstheoretisch angeleitet, besteht meines Erachtens ein nutzbares begriffliches Instrumentarium für eine nachträgliche qualitative inhaltsanalytische Untersuchung von Klientenfragebögen im Hinblick auf die Ätiologie von Depressionen.

Die Fragestellungen sollen durch eine hermeneutisch-interpretierende Analyse von ausführlichen Klientenfragebögen meiner an der kognitiven Verhaltenstherapie orientierten psychotherapeutischen Praxis aus den elf Jahren 1995 bis 2005 überprüft und verifiziert werden. Die Fragebögen sind als Auskunft über die psychopathologische Persönlichkeitsstruktur konzipiert und eingesetzt worden. Zu klären ist – wie aus den Fragestellungen deutlich wird – bei der Auswertung auch, ob etwa nicht auch nichtkognitive Ursachen der Depression erkennbar sind.

Die Stichprobenauswahl der dokumentarisch vorhandenen, von den Klienten in heimischem Abstand von der Therapiesituation ausgefüllten Fragebögen geschieht exemplarisch mit dem Ziel, möglichst repräsentative Kliententypen zu beschreiben. Daher sollen gleichermaßen

- Männer und Frauen
- Junge und Ältere (inkl. Senioren)
- Ausländer (abweichender kultureller Hintergrund?)
- berufstätige Personen mit niedrigerem oder höherem sozialen Status erfasst werden.

Besonderes Augenmerk wird dabei auf als prägend bzw. verstörend empfundene Erlebnisse der Klienten a) in Kindheit und Jugend (Familie/Schule/soziales Umfeld), b) in der Beziehung, c) im Beruf, d) im Seniorenalter gelegt und hier insbesondere auf die subjektive Bewertung der Ereignisse, die deshalb auch so authentisch wie möglich darzustellen ist: Warum erhalten die Vorkommnisse den kognitiv zugewiesenen Stellenwert?

Zur Bewertung meiner Klientenauswahl: Es ist nicht davon auszugehen, dass das Klientel meiner psychotherapeutischen Praxis repräsentativ für den depressiven Bevölkerungsdurchschnitt ist, da gewöhnlich die meisten, nämlich etwa 80 % der depressiven Klienten die Praxis von Allgemeinmedizinern besuchen (oft unter Äußerung lediglich somatischer Symptome) und dort auch ihre Therapie erfahren, d.h. in der Regel medikamentös »versorgt« werden ohne begleitende psychologische Psychotherapie. Auch sind in meiner Praxis besonders schwere Depressionsfälle weniger vertreten.

Die Klienten meiner Praxis rekrutieren sich aus folgenden Quellen:

- Empfehlung durch Allgemeinmediziner oder Fachärzte inkl. Psychiater aus der lokalen Umgebung (überwiegend)
- Überweisung durch Kliniken zur Nachsorge
- Empfehlung durch Koordinationsstellen der Kassenärztlichen Vereinigung
- Empfehlung durch psychotherapeutische Therapiekollegen
- Empfehlung durch andere Klienten
- Eigeninitiative der Klienten.

# 2. Konturen des zeitgenössischen Individuums an Beispielfällen der psychotherapeutischen Praxis

## 2.1 Die Fallanalyse mit Bezug auf den gesellschaftlichen Kontext

Im Unterschied zur zeitnahen Klientendiagnose zum Zweck der Festlegung einer angemessenen, nämlich auf die konkrete Person zugeschnittenen Therapie dienen die nachträglichen Fallanalysen in dieser Arbeit der vergleichenden Ursachenbestimmung von Depressionen bei den verschiedensten Kliententypen in der Absicht, nachvollziehbare Gemeinsamkeiten des Selbst- und Weltkonzepts im gesellschaftlichen Kontext festzustellen, um Ehrenbergs zentrale Thesen zu überprüfen.

### 2.1.1 Diskurstheoretische Interpretationsraster der *Positioning Theory*

Als soziales Interpretationsraster für die individuelle Fallanalyse, deren Kernthema die individuelle Subjektpositionierung vor dem Hintergrund gesellschaftlicher Normvorgaben ist, bieten sich Elemente des diskurstheoretischen Instrumentariums der *positioning theory* an. Sie knüpft an die gesellschaftstheoretisch begründete moderne Diskurstheorie des französischen Philosophen Michel Foucault an, der Diskurs nicht nur der Umgangssprache gemäß als Vortrag/strukturierte Diskussion auffasst, sondern den Begriff ausweitet auf das in der Sprache und in Institutionen aufscheinende kollektive Verständnis der sozialen Realität und des in ihr moralisch verbindlichen Regelwerks einer Epoche. Foucault verweist ausdrücklich auf gesellschaftliche, im etablierten Diskurs wirksame Mächte, die Kontrolle über Positionierungsprojekte ausüben, um abweichende Orientierungen zu disziplinieren, einzugrenzen und zu isolieren.[1]

1 | Z.B. in Foucault 1991 und Foucault 1971.

In der diskurstheoretischen Debatte wird an Foucaults Ansatz vielfach die Dominanz des wirkmächtigen sozialen Diskurses bei der Konstruktion individueller Identität bemängelt, die diesen mehr statisch als prozesshaft begreift und der Entscheidung des Einzelnen zu wenig Ermessensspielraum bei der Selbstpositionierung zubilligt.[2] Die Theorie der Positionierung lässt diesen Disput jedoch unentschieden und offeriert sich als empirisches Forschungsinstrument.

Das Konzept der »Positionierung« stammt aus der angelsächsischen diskursiven Psychologie (*positioning theory*) und untersucht als eigenständiger Forschungsansatz

»ganz allgemein die diskursiven Praktiken, mit denen Menschen sich selbst und andere in sprachlichen Interaktionen auf einander bezogen als Personen her- und darstellen, welche Attribute, Rollen, Eigenschaften und Motive sie mit ihren Handlungen in Anspruch nehmen und zuschreiben, die ihrerseits funktional für die lokale Identitätsher- und -darstellung im Gespräch sind (vergleiche Antaki/Widdicombe 1998; Wolf 1999). Die Perspektive der Positionierung [...] fokussiert diejenigen Aspekte sprachlicher Handlungen, mit denen ein Sprecher sich in einer Interaktion zu einer sozial bestimmbaren Person macht, eben eine bestimmte ›Position‹ im sozialen Raum für sich in Anspruch nimmt, und mit denen er dem Interaktionspartner zu verstehen gibt, wie er gesehen werden möchte (*Selbstpositionierung*).«[3]

Mit der *Selbstpositionierung* ist vielfach direkt und explizit oder indirekt und implizit auch eine *Fremdpositionierung* des Interaktionspartners verbunden, dem aus der Warte des Sprechers/Schreibers implizit oder explizit ebenfalls eine soziale Identität im Diskurs zugewiesen wird. Die vorgenommenen Positionierungen enthalten nach Lucius-Hoene/Deppermann unter Berufung auf Harré/van Langenhove (1999)

a) *persönliche* Merkmale wie »Extraversion«, »Kreativität«, »Unabhängigkeit«,
b) *soziale* Identitäten wie Beruf, Hobby, spezifisches Engagement,
c) *rollenbedingte* Eigenschaften wie »Autorität«, »Kompetenz«, »Betroffenheit« und
d) *moralische* Attribute und Ansprüche des Sprechers wie »Ehrlichkeit«, »Opferstatus«, »Ankläger«.

**2** | Etwa bei von Tieling 2004, S. 47. Jürgen Habermas beharrt – in Absetzung von Foucault – in seiner Theorie des kommunikativen Handelns darauf, dass die Intersubjektivität letztlich den Diskurs dominiert (siehe z.B.: Habermas 1962). Vgl. auch die Hinweise auf die »Diskursethik« von Habermas bei Keller 2004, S. 18.

**3** | Lucius-Hoene/Deppermann 2004, S. 168. Im Zitat genannte Literatur siehe Literaturanhang dieser Arbeit.

Die Identitätszuschreibungen in Selbst- und Fremdpositionierungen sind selbstredend subjektiv, die Tragweite ihrer Gültigkeit ist erst im Kontext untersuchbar. Positionierung kann sowohl eine nur intendierte oder faktische lebensgeschichtlich frühere Identität, eine überzeitlich stabile oder eine aktuell gültige Identität darstellen. Sie kann sich auch als Bestandteil der dialogischen Aushandlung von wechselseitigen Identitätszuschreibungen präsentieren.[4]

Als nützliches Differenzierungsraster bei der Analyse literarischer Dokumente wie in meinem Fall der lebensgeschichtlichen und sozialanamnestischen Selbstdarstellungen von Klienten in *Fragebögen* bieten sich auch die Unterscheidungen von Harré/van Langenhove (1991) in »first order positions«, »second order positions« und »third order positions« an.

- *First-order-Positionierungen* (Primärpositionierungen) sind auf die eigene und/oder die andere Person gemünzte Identitätszuschreibungen in einem berichteten Kontext. Das betrifft in bestimmter Hinsicht den gesamten Fragebogen als generalisierte Auskunft über die eigene Person, ihre Charakteristika, ihr soziales *embedding*, ihre personale Entwicklung, ihre Lebensentwürfe etc. First-order-Positionierungen sind aber auch selbstbezügliche Identitätszuschreibungen durch andere Personen innerhalb eines z.B. monologischen Textes.
- *Second-order-Positionierungen* (Sekundärpositionierungen) reagieren auf First-order-Positionierungen durch andere mittels Abwehr von Identitätszuschreibungen oder von Zuschreibungsanteilen. Diese Reaktionen sind als selbstbewusste Distanzierung von Fremdpositionierungen typischerweise ein Bruch mit der Etikette diskursiver Rituale, worauf Harré und Langenhove aufmerksam machen. Sie können auch als Teilproblematisierung und Auseinandersetzung mit Fremdpositionierungen vorkommen, ohne sie prinzipiell infrage zu stellen.
- *Third-order-Positionierungen* (Tertiärpositionierungen) verhandeln Identitätszuschreibungen zwischen fremden Personen von einem übergeordneten Standpunkt aus, man ist selbst nicht unmittelbar betroffen.[5]

Positionierungen geschehen sowohl intentional als auch nichtintentional, also willentlich oder ungewollt, je nach Situation, Zweck, Gesprächspartner etc.

Wechselseitige Positionierungen und ihre Aushandlung finden natürlich auch im Verlauf eines Therapiegesprächs zwischen Klient und Therapeuten statt. So wird das Ausfüllen eines Fragebogens bereits mit einem (Vor-)Urteil über die Person des Therapeuten erfolgen, und eine lückenhafte lebensgeschichtliche »Erzählung« könnte von Misstrauen gegenüber einem dominanten, ggf. mit Geringschätzung des eigenen Ichs ausgestatteten künftigen

4 | Vgl. Lucius-Hoene/Deppermann 2004, S. 171f.

5 | Vgl. Harré/van Langenhove 1991.

Leser zeugen.[6] Auch könnten rechtfertigende Auslassungen zur vorgenommenen Selbstpositionierung in vorauseilender Einschätzung der therapeutischen Fremdpositionierung von erwünschter Offenheit ablenken.

Im Sinne einer kritischen Diskursanalyse werden in dieser Studie verschriftlichte Positionierungen von Klienten nicht rein textanalytisch thematisiert, sondern grundsätzlich in ihrer diskursiven moralisch-gesellschaftlichen Einbettung untersucht.[7] Dies wird auch am ehesten der Überprüfung benannter Ehrenberg-Thesen gerecht.

Wolfgang Kraus verweist in diesem Zusammenhang ähnlich wie Ehrenberg auf die Historizität der Konstruierbarkeit der individuellen Identität. Zwar stammt die Idee der Gestaltbarkeit des Selbst aus dem Beginn der bürgerlichen Gesellschaft im 19. Jahrhundert, war aber zunächst einer Elite vorbehalten. Zum massenhaften Problem wurde sie erst in den letzten Jahrzehnten, und sozial durchaus in unterschiedlich zugänglicher Weise – und die Vorstellungen von der Zugänglichkeit können von der Realität abweichen:

»Der mit den sozialen Rollen ›gegebenen‹ und kaum veränderbaren Identität steht die moderne Identität gegenüber. Sie wird ›mobiler, multipler, selbstreflexiver und Gegenstand von Veränderungen und Innovation‹ (Kellner, a.a.O.). Die fortschreitende Modernisierung hat die Identitäten viel stärker wähl- und veränderbar gemacht. Die historisch neue Freisetzung von Subjektivität ist freilich janusköpfig, sowohl Befreiung wie auch Entwurzelung, und für die Subjekte ist sie Chance und Bürde in einem.«[8]

### 2.1.2 Einbindung der qualitativen Methode Mayrings

Zur weiteren Anwendung kommen soll hier eine Anlehnung an die Methode der qualitativen Einzelfallanalyse nach den etwa bei Kraimer dargestellten Prinzipien.[9] Zurückgegriffen wird hauptsächlich auf bereits vorhandenes Material in Form von Klientenfragebögen mit überwiegend offenen Fragen,

**6** | Beispiel von Harré/van Langenhove 1999: »Positioned as dependent, one's cry of pain is hearable as a plea for help. But positioned as dominant, a similar cry can be heard as a protest or even as a reprimand.« (S. 17)

**7** | »Die Kritische Diskursanalyse beschäftigt sich mit sozialen Problemen. Es geht ihr nicht um Sprache und Sprachgebrauch per se, sondern um den linguistischen Charakter sozialer und kultureller Prozesse und Strukturen […]. Machtbeziehungen sind diskursiv, und die Kritische Diskursanalyse studiert sowohl Macht im Diskurs als auch Macht über den Diskurs […]. Gesellschaft und Kultur stehen in einer dialektischen Beziehung zum Diskurs: Jedes einzelne Moment des Sprachgebrauchs reproduziert oder transformiert Gesellschaft und Kultur inklusive der Machtbeziehungen […]« (Titscher/Wodak/Meyer/Vetter 1998, S. 180f.) Vgl. auch die Ausführungen zur kritischen Diskursanalyse bei Keller 2004, S. 26ff.

**8** | Kraus 1999, S. 1f.; zitiert wird im Zitat: Kellner 1992, S. 141.

**9** | Kraimer 1995, S. 463ff.

die für den Probanden Raum für individuelle Reflexionen und Selbstpräsentationen bieten. Es geht also um konkrete Einzelfallbezüge nach einer Sekundärerhebungsweise im Sinne einer qualitativen Inhaltsanalyse nach Mayring.[10] Hier wird allerdings wegen des hohen Abstraktionsgrades der Untersuchungsfragen im Sinne Mayrings gelten:

»Das Kriterium sollte in jedem Fall nicht die methodische Machbarkeit, sondern die Angemessenheit der Methode für das Material und die Fragestellung sein.«[11]

Nähere Angaben zur Struktur meiner Inhaltsanalyse vgl. unten Pkt. 2.2 »Der eingesetzte Fragebogen«.

Das Vorgehen einer hermeneutischen Interpretation erscheint mir adäquat, um die betroffenen Personen möglichst ganzheitlich zu erfassen und technokratische, den theorielastigen Gegenstand tendenziell verfälschende Verfahren zu vermeiden.

Der gesellschaftliche Bezug der Fragebögen (vgl. Anhang) ist über die vielfältigen Fragerichtungen prinzipiell gegeben, ebenso die Präsentation gegebenenfalls krankheitsrelevanter kognitiver Strukturen.

## 2.2 Der archivierte, zur Diagnose eingesetzte Fragebogen

Im Folgenden werden vorhandene Dokumente von Klientinnen und Klienten ausgewertet, um exemplarisch aus dem Zeitraum von elf Jahren die Entwicklung des Anteils depressiver Fälle am Gesamtbestand der 324 von mir Behandelten aufzuzeigen und die gesellschaftlichen Implikationen dieser Krankheit zu analysieren. Auffallend bei der ersten Sichtung des Materials war für mich, dass Angststörungen und depressive Störungen die übergroße Mehrheit (ca. 90 %) der therapierten Krankheiten ausmachen. Dies hat u.U. mit der konkreten Ausrichtung meiner verhaltenstherapeutischen Berufstätigkeit zu tun, bestätigt andererseits aber vielleicht auch im Ansatz gegenwärtige sozialwissenschaftliche Untersuchungsergebnisse zur wachsenden Bedeutung von Depressionen in unseren entwickelten Gesellschaften. Gleichwohl kann mit den Instrumentarien dieser Arbeit die Behauptung nicht überprüft werden, ob sich tatsächlich statistisch die Depressionsfälle vermehren (oder ob nicht vielmehr z.B. die Sensibilität für diese Diagnose bei Klienten und Diagnostikern zunimmt).

Zu den Instrumenten meiner personenbezogenen Datenerfassung gehört ein Erstgespräch, ein formalisierter Fragebogen zur Lebens- und Krankheitsgeschichte der Betroffenen, die Ermunterung zu ergänzenden persönlichen Notizen über ihre Krankheit, über ihre Persönlichkeit, ihren Gefühlshaus-

10 | Mayring 2000, vgl. auch Kraimer 1995, S. 480.

11 | Mayring 2004, S. 474.

halt und ihr soziales Umfeld, ferner die therapeutische Beobachtung, die die subjektiv gefärbten schriftlichen Angaben ggf. ergänzen und korrigieren. In der Korrelation dieser Informationsbausteine ergab sich ein gefestigtes Bild für die Diagnose zur Persönlichkeitsstruktur, zur psychischen Erkrankung und für die Therapie.

Wichtigstes Instrument der in meiner Analyse vorzunehmenden vergleichenden Untersuchung ist im Unterschied zum therapeutischen Erhebungszweck beim ersten Auftritt des Klienten der auf umfassende Selbstauskunft zielende individuelle, 20 Seiten umfassende Fragebogen, dessen individuelle Angaben allerdings dem Datenschutz unterliegen; daher werden im Folgenden die unmittelbaren Daten zur Person soweit verfremdet, dass eine Identifikation des Klienten ausgeschlossen ist. Den zum Einsatz gebrachten Fragebogen habe ich während meiner Ausbildung zur Verhaltenstherapeutin vom Ausbildungsinstitut übernommen, das der psychosomatischen Klinik in Windach angeschlossen ist. Dass der Fragebogen der renommierten Klinik die Gütekriterien standardisierter Erhebungsinstrumente erfüllt, ist hier unterstellt. Das schriftliche Untersuchungsinstrument ist in seiner Struktur auf die Bedürfnisse der Verhaltenstherapie zugeschnitten, indem es der mentalen und geistigen Positionsbestimmung breiten Raum gibt. Dies wird noch dadurch ergänzt, dass die schriftliche Befragung durch die Aufforderung abgeschlossen wird, die Selbstdarstellung mit einer ausführlichen Beschreibung der subjektiven Lebenseinstellung abzurunden. Zu bedenken sind allerdings mehrere Artefakte des ausfüllenden Klienten, die daher rühren, dass er sich vielfach selbst durch Eigenlektüre oder durch Übernahme von bereits erfolgtem Labeling diagnostisch eingeordnet hat, dass er sozial erwünscht antwortet, dass momentane Stimmungen die Antworten einseitig färben können oder dass er außerstande ist, sich schriftlich adäquat zu äußern etc. Eine Möglichkeit des Korrektivs stellen diesbezüglich die Zusatzinstrumente dar.

Der Fragebogen[12] nähert sich in seinem Aufbau der seelischen Grundstimmung, den typischen Kognitionen und der psychopathologischen Verfasstheit der Klienten durch detaillierte Erfassung von Daten und Aussagen

- **zur Person** (Name, Alter, Geschlecht, Nationalität);
- **zur Symptomatik der Beschwerden, Schwierigkeiten und Probleme**: zu Art und Genese, zu ihren Auswirkungen auf diverse Lebensbereiche (Arbeit, Familie, Partner/in, Freizeit u.a.), zu bereits vom Klienten selbst getroffenen Gegenmaßnahmen inkl. der Kommunikation über die Problemsituation mit anderen, nach der Stärke des Behandlungswunsches, dem Gewicht der störenden Probleme bis hin zur evtl. Suizidneigung, nach der Einnahme von Medikamenten und Drogen, nach früheren Erkrankungen und Gesundheitszuständen und nach vergangenen psychologischen oder psychotherapeutischen Beratungen;

**12** | Vollständiger Text siehe Anhang 3. Dieser Text wurde auf gemäßigte neue deutsche Rechtschreibung umgestellt.

- **zur Familienanamnese**: Name, Alter, Beruf und Gesundheit der Eltern, falls verstorben, mit welchem Alter, an welcher Todesursache, Alter des Klienten/der Klientin zu diesem Zeitpunkt, Angaben zu Brüdern und Schwestern, zum familiären Vorkommen von Alkoholismus, Depressionen, Epilepsie oder »Geisteskrankheiten«, zu Fällen von Selbstmord oder Selbstmordversuch, zu Krankheiten wie Zuckererkrankung, Gicht, Übergewicht oder Magersucht;
- **zur Sozialanamnese**: schulischer Werdegang, beruflicher Werdegang, Alter beim Eintritt ins Berufsleben, ausgeübte Berufe in zeitlicher Reihenfolge, jetzige Beschäftigung und wo, Arbeitsplatzsituation, Art der Arbeit, besondere Belastungen dort, Gründe für Wechsel des Arbeitsplatzes, Nettoverdienst, davon benötigte Summe für Lebensunterhalt, Zeitaufwand für Weg zur Arbeitsstelle und Verkehrsmittel, falls arbeitslos: seit wann, Gründe für momentane Arbeitslosigkeit;
- **zur Familiensituation**: Familienstand, Personen des Zusammenlebens, Alter, Beruf und Gesundheitszustand des (Ehe-)Partners, Wohnverhältnisse (eigenes Haus, Eigentumswohnung, Mietwohnung, WG), falls nicht in Großstadt ansässig: Verkehrsverbindungen und Zeitaufwand dafür zur nächstgrößeren Stadt, sexuelle Angaben (Einstellung der Eltern zur Sexualität, Aufklärung zuhause, woher Informationen zur Sexualität, wann und wie erstmals bewusste sexuelle Empfindungen, wann erstmals Selbstbefriedigung, ob Ängste und Schuldgefühle im Zusammenhang mit Sexualität und Selbstbefriedigung, wichtige Einzelheiten der ersten sexuellen Erfahrungen, bisherige Zahl der Partner/innen, wer war wichtigster Partner/wichtigste Partnerin, Frage, ob sexuelle Kontakte zum gleichen Geschlecht, Partnersituation: wie lange befreundet oder verheiratet, wie lange mit Partner/in[13] schon vor der Ehe bekannt, Persönlichkeit des (Ehe-)Partners, nach Bereichen der Übereinstimmung und Nichtübereinstimmung mit dem Partner, wünschenswerte Verhaltensweisen des Partners für eine bessere Beziehung, vom Partner bemängelte und gewünschte Verhaltensweisen am Klienten, Verhältnis zu Schwiegereltern und Verwandten des Partners, eigene Kinder und ihre Persönlichkeit, aus früherer Verbindung übernommene Kinder, ob Schwierigkeiten mit Kindern (wie Erziehungsprobleme, Krankheiten), Fehlgeburten und Abtreibungen, frühere Ehen;
- **zur individuellen Vorgeschichte**: Kindheit und Jugend, so Geburtsdatum und -ort, Zustand der Mutter während der Schwangerschaft, Verunsicherndes in der Kindheit wie Alpträume, Ängste, Bettnässen etc., glückliche oder gestörte Kindheit, besondere Phantasievorstellungen, Spiele, Interessen, Hobbys und Freizeitaktivitäten in der Kindheit, Schule und Beruf: falls in Ausbildung, welche Stellung dazu, schulische Begabungen und Schwächen, Beziehung zu Schulkameraden/Studienkollegen, welche Spitznamen, ob in der Schule eingeschüchtert von Lehrern,

**13** | Aus Gründen der Lesbarkeit wird im Folgenden für diesen und vergleichbare Fälle vornehmlich die männliche Form gewählt.

Schulkameraden, Studienkollegen, welches Verhältnis zu Mitarbeitern, zur Arbeit und zum Vorgesetzten, Elternhaus: Persönlichkeit der Eltern, frühere und heutige Einstellung der Eltern und Geschwister zum Klienten, häusliche Atmosphäre (Konflikte zwischen Eltern untereinander und mit den Kindern), ob Liebe und Akzeptanz durch Eltern, ob Vertrauensverhältnis, Art der Bestrafung, ein besonders prägendes gemeinsames Erlebnis mit Eltern, falls Stiefeltern: wie alt bei Wiederheirat des einen Elternteils, Stellung dazu, welche Änderungen dadurch, von wem erzogen, falls nicht von Eltern, ob und welche Einmischung von Eltern, Verwandten, Freunden usw. in Leben des Klienten, wichtigste Person im Leben, soziales Milieu der Familie, religiöse Erziehung, Religionszugehörigkeit;
- **zu den sozialen Bedingungen**: wie leicht werden andere Menschen kennengelernt, halten Beziehungen länger an, werden Wünsche und Bedürfnisse geäußert und durchgesetzt, mit wem werden persönliche Dinge besprochen, welche Wünsche bestehen nach Veränderung der Beziehungen zu anderen Menschen;
- **zu den Erwartungen gegenüber der Therapie**: vorgestellte persönliche Eigenschaften des idealen Therapeuten, Art des idealen Verhältnisses zum Therapeuten, welches Verständnis und welche Leistung von Therapie gewünscht, erwartete Therapiedauer;
- **zu weiteren Aspekten hinsichtlich des Klientenproblems**, die durch bisherige Fragen nicht abgedeckt sind, d.h. eine ergänzende partielle Selbstbeschreibung durch Satzergänzung wie: »Ich bin ein Mensch, der...«, »Während meines ganzen Lebens...«, »Seit meiner Kindheit...«, »wenn ich mich trauen würde, spontan zu sein...«, vermutete positive und negative Beschreibungen des Klienten durch den besten Freund, durch den ärgsten Feind oder durch jemand, der den Betroffenen nicht mag, schließlich: eine generelle Selbstbeschreibung.

Die Gewichtung der beantworteten Fragebogenteile kann nicht a priori vorgenommen werden, sondern muss sich aus der Gesamtbeurteilung des Einzelfalls ergeben, da die Klienten selbst das Gewicht der Lebensfaktoren für sich und ihr Selbstkonzept festlegen. Welche Stellung die angesprochenen Lebensdimensionen zur Krankheit haben, hängt wesentlich von der eigenen emotionalen oder kognitiven Bedeutungsgebung durch die Klienten ab.

Das generelle Problem, dass schriftliche Befragungen nicht unbedingt wahrheitsgemäß beantwortet werden, besteht zwar auch im vorliegenden Untersuchungszusammenhang, wird aber vom durchgehend starken Klientenanliegen relativiert, mit möglichst genauen und zutreffenden Antworten zu Beginn der Behandlung einen Therapieerfolg zu befördern. Wo Fragebögen nur partiell ausgefüllt wurden oder wo es zur Gesamtbeurteilung der Person sinnvoll erschien, wurde zusätzlich mein als Dokument vorliegender Bericht an den Gutachter der Krankenkasse zum Therapieantrag hinzugezogen.

Anders als Klienten von Allgemeinmedizinern waren und sind meine

Klienten als Adressaten einer psychotherapeutischen Praxis vom Bestehen einer psychischen Erkrankung und vielfach auch von ihrer Depressivität bereits überzeugt und entsprechend für diesbezügliche personenbezogene Fragestellungen offen, weil die Antworten als therapierelevant verstanden werden, und das Therapieinteresse ist eindeutig vorherrschend. Gerade weil die Klienten entsprechend eine eigene große Offenheit und Ehrlichkeit mitbringen, ist der Wunsch nach einer vertrauensvollen und vertraulichen Beziehung zur Therapeutin stark ausgeprägt und verbreitet, und dies betrifft natürlich auch den vertraulichen Umgang mit ihren Antworten.

## 2.3 Darstellung und Analyse der Fallbeispiele

Das hier gewählte Verfahren der Darstellung typischer Fälle von Depressionskranken aus der psychotherapeutischen Praxis fasst die Daten des jeweiligen Fragebogens und, teilweise, ergänzender schriftlicher Lebensbeschreibungen und -positionen zur depressiven Persönlichkeit mit ganzheitlicher Orientierung in selektiver Absicht zusammen und detailliert diese im Hinblick auf die einschlägigen Analysefragen mit authentischen, d.h. wörtlichen oder indirekten Zitaten, um ein Bild von den krankheitsrelevanten Denkstrukturen zu ermöglichen. Dabei soll darauf geachtet werden, dass die soziologischen und sozialpsychologischen Interpretationen der Aussagen plausibel und nachvollziehbar sind. Die Reihenfolge der exemplarischen Fallbeschreibungen erfolgt je Gruppe chronologisch von 1995 bis 2005. Bei den Stichproben 1995 bis 2004 handelt es sich um im laufenden Jahr abgeschlossene Fälle. Die Beispiele 2005 umfassen sowohl Fälle, die in diesem Jahr abgeschlossen wurden, als auch solche, deren Therapie noch fortgesetzt wurde. Alle Namen sind frei erfunden, die Fälle aber authentisch und nachprüfbar.

In die Stichprobenauswahl kommen solche Klienten, die in der Hauptdiagnose dem Diagnoseraster Depression des ICD-10 – vgl. Anhang 1: Diagnosegruppen 1 bis 11 und 14 (affektive Störungen, Belastungsstörungen) – zugeordnet sind. Als Komorbidität imponieren insbesondere Somatisierungsstörungen, Angst- und phobische Störungen. Die Diagnoseerhebung ist häufig bereits vor meinem Praxisbesuch erfolgt (durch Psychiater ambulant oder stationär, auch Verdachtsdiagnosen v.a. durch Allgemeinmediziner, Internisten und fachfremde Ärzte), sie wird durch mich mittels Erstgespräch, Fragebogen und selten durch strukturierte Interviews (Tests) in den ersten fünf probatorischen Sitzungen aktualisiert, die der eigentlichen Therapie vorgelagert sind. Ergänzend hierzu stehen die von Krankenkassen bei Beantragung der Therapie eingeforderten Konsiliarberichte des den Patienten aktuell behandelnden Arztes (somatischer Befund, zumindest deskriptive Beschreibung der Symptomatik) zur Verfügung. Die Probleme des Wechsels von ICD-9 und ICD-10 im Jahr 2000 sind für diese Arbeit nicht erheblich, weil der deskriptiven Dimension des Kategorienrasters nur diagnostische Hilfsfunktion zukommt. Die verkürzende Konzentration auf den Fragebogen, die dem besseren Nachvollzug der hier anvisierten Analyse dient, mag, aus dem therapeutischen Blickwinkel betrachtet, in Bezug auf die Gesamtbeurteilung der Klienten durchaus als naiv angesehen werden, dient aber hier der Nachvollziehbarkeit und wird teilweise mit schriftlich vorliegenden Aussagen aus meinem Bericht an den Gutachter der Krankenkasse zum Antrag auf Therapiebewilligung ergänzt.

Die inhaltliche Analyse der Fragebögen geschieht unter Bezugnahme auf die oben entwickelten Kategorien in folgenden logischen Schritten, die nach Mayrings vorgeschlagenen drei Grundformen des Interpretierens differenziert sind, nämlich Zusammenfassung (Materialreduktion durch Fokussierung), Explikation (Kontextanalyse) und Strukturierung (auswertende Einschätzung):[14]

- Zusammenfassende Angaben zur Person
- Erste Aufklärung des Problems und des Leidens des Klienten: Welche Symptome und Syndrome zeichnen die Krankheit aus, welche Ausprägung von Depression lässt sich feststellen?
- Zusammenfassung wichtiger Elemente des vorgegebenen Textes im Hinblick auf die Fragestellung: Welche Hinweise aus der Vita und den Aussagen des Betroffenen deuten auf einen Entstehungs- und Ursachenzusammenhang für die Depression hin?
- Explikation personspezifischer Elemente der Depressionsätiologie: Gibt es wörtliche Aussagen und implizite Bezüge, die auf eine kognitive Kausalität der Depression hindeuten? Welches Selbstkonzept ist beim Probanden festzustellen? Finden sich Hinweise auf nichtkognitive Ursachen des Leidens?
- Explikation des gesellschaftlichen Kontextes: Lassen sich Bezüge zum herrschenden Denk- und Handlungskodex in Selbstkonzept und Lebenseinstellung des Klienten mit Bezug auf die Krankheit finden?
- Strukturierung und Schlussfolgerung: Das Krankheitsbild der Person und seine Erklärung.

Die folgenden, auch nicht wörtlichen Aussagen einschließlich der enthaltenen Einschätzungen sind den Fragebogenantworten und partiell zusätzlich den Berichten an die Krankenkassengutachter zum Antrag auf Therapiebewilligung entnommen, Letzteres, weil die Fragebögen teilweise – z.B. aus Scham – Sachverhalte oder Meinungen nur andeuten oder verschweigen und erst im Gespräch offenbaren. Damit ließen sich auch in nachvollziehbarer Weise ergänzende Hintergrundinformationen einbeziehen. Die Darstellungen der Fälle geben also, wenn auch ausgewählt, zusammengefasst und fokussiert, die Dispositionen der Klienten wieder. Die an die Falldarstellung sich anschließende Interpretation ist jeweils meine Schlussfolgerung im Hinblick auf die Perspektive dieser Arbeit, also nicht identisch mit einer

14 | Mayring 2000, S. 58ff.

konventionellen Diagnose. Nach jeder Fallkategorie erfolgt eine Analyse zur Überprüfung der Ergebnisse anhand meines Kategorienrasters.

Die Auswahl der Fälle musste exemplarisch geschehen (3-4 pro Fallkategorie = 31 Fälle insgesamt), da sonst der Rahmen dieser Arbeit überschritten worden wäre. Dies schien mir vertretbar, weil es hier nicht um statistische Repräsentativität gehen kann, denn meine Praxisfälle sind als Population zufällig.

### 2.3.1 Junge Klientinnen

#### K1 Alexandra (1999/20) – Diagnose: Panikstörung (F41.0), depressive Episode (F32.9), Bulimia nervosa (F50.2)

Die 22-jährige Krankenpflegehelferin ist ledig, hat mittlere Reife, arbeitete seit dem 16. Lebensjahr u.a. als Praktikantin (freiwilliges soziales Jahr) und ist heute in einer großen Sozialeinrichtung beschäftigt. Wegen geringer Bezahlung will sie bald den Job wechseln und eine Ausbildung zur Krankenpflegerin absolvieren. Sie wohnt zusammen mit einer Freundin in einer Zwei-Zimmer-Wohnung.

Wegen einer seit fünf Jahren bestehenden Essstörung (Essanfälle, später kompensiert mit der Einnahme von Abführmitteln), zu der vor einem Jahr eine Panikstörung (ausschließlich abends und nachts auftretende Panikattacken) hinzutrat, verbunden mit depressiven Verstimmungen, kam sie in meine Praxis. Medikation: bei Bedarf ½ Tbl. Tavor (Benzodiazepin = Sedativum/Hypnotikum), dito Stilnox (Hypnotikum schlafinduzierend).

Der Vater ist 47 Jahre, Forstbeamter, leidet nach Darstellung der Klientin unter Gicht und ist Alkoholiker. Die Mutter ist 39 Jahre, Altenpflegerin, und leidet unter Rheuma und Allergien. »*Meine Mutter wollte sich umbringen, als sie mit mir schwanger war*« – sie war damals 17 Jahre. Alexandra hat zwei minderjährige Schwestern.

Sie klagt im Fragebogen: »*Ich habe mich körperlich und seelisch noch nie richtig wohlgefühlt, soweit ich denken kann zumindest.*« Den Beginn der Essstörungen und die hohe Gewichtszunahme bis vor zwei Jahren bringt sie in Zusammenhang mit »*Überforderung im freiwilligen sozialen Jahr, Problematik mit Eltern*«. Sie brach die Ausbildung ab, hatte dann finanzielle Probleme, musste mangels Unterstützung der Eltern und wegen Nichtgeltendmachen von Finanzierungsansprüchen diesen gegenüber Schulden aufnehmen und suchte Arbeit. Vor einem Jahr fingen die Panikattacken an, verbunden mit »*Ungewissheit über die Zukunft*«; Abführmittel ersetzte sie durch »*Fastenverhalten*«, gleichzeitig stellte sich Schlaflosigkeit ein. Sie hatte »*jeden Tag Angst vor der Arbeit, Schwierigkeiten, durch wenig Selbstbewusstsein, sich zu behaupten*«. Privat stellt sie »*Angst vor Beziehungen allgemein, Schwierigkeiten im sexuellen Bereich durch Minderwertigkeitsgefühle*« fest. Von Freunden kapselte sie sich ab. An störenden eigenen Verhaltensweisen nennt Alexandra »*ständige Schauspielerei, vorgespielte ›gute Laune‹, Nahme von Abführmitteln, Tagträumerei*« in Gegenwart von anderen außer von guten Freunden. Als Folgen notiert sie

»1. *Abkapselung, weil es sehr anstrengend ist, immer allen etwas vorzumachen,* 2. *keiner nimmt mir ab, dass es mir nicht gut geht. Flucht vor Realität, Verdrängung*«.

Bisher sind alle Versuche, etwas gegen die störenden Verhaltensweisen zu unternehmen, gescheitert, abgesehen davon, dass »*ich versuche, zu erzählen, wie es mir wirklich geht, und möglichst viel darüber zu reden*«. Eine Therapie hält sie für »*lebensnotwendig*«, ihr Problem bezeichnet sie als »*vollkommen unerträglich*«. Mit zwei guten Freundinnen und dem Gitarrenlehrer hat sie sich über ihre psychische Situation ausgetauscht. Zweimal dachte sie bereits an Selbstmord: »*Mit zehn J. ›wusste‹ ich einfach plötzlich, dass ich nicht mehr leben will, hatte auch keine ›Vorstellung‹ vom Tod; vor kurzem, nachdem ich eine Panikattacke hatte.*« Zu einem Suizidversuch kam es bisher noch nicht. Bei Bedarf nimmt sie Medikamente zur Beruhigung.

Ihre Kindheit bezeichnet die Klientin als »*gestört*«. Sie war häufig krank, litt im Forsthaus unter Albträumen, Stammeln und Stottern, auch unter Ängsten. Sie hatte »*furchtbare Angst, wenn ich alleine im dunklen Haus war, Angst im Sportunterricht (Geräteturnen)*«. Über Phantasien sagt sie:

»*ich habe sehr viel alleine spielen müssen und mir deswegen meine eigene ›Traumwelt‹ aufgebaut; habe mit Bäumen ›geredet‹ und mir vorgestellt, ich sei eine Hexe usw.*«

Der Mutter ging es damals »*psychisch sehr schlecht, auch durch äußere Umstände (Streit mit meinem Vater)*«.

»*Ganz besonders schlimm waren folgende Erlebnisse. Als ich ca. 11-12 Jahre alt war, sind folgende Dinge passiert:*

- *Mein Vater hatte einmal im Vollrausch vor, die Familie zu erschießen mit seinem Revolver.*
- *Da ich immer, wenn meine Eltern sich gestritten haben (mein Vater meine Mutter schlagen wollte), dazwischengegangen bin, hat mich einmal mein Vater ausgesperrt und ich musste durch die Türe zuhören, wie er sie zusammenschlug und ich konnte nichts tun.*
- *Nov. 89 ist unser Haus abgebrannt, die Familie kam gerade vom Schlittenfahren nach Hause.*
- *Allgemein qualvoll war, dass ich in ständiger Angst gelebt habe und niemandem vertrauen konnte.*«

Den Vater beschreibt sie zweifach: »*nüchtern: sensibel, Komplexe, hilfsbereit, überängstlich, schnell gereizt, ›religiös‹, betrunken: sehr jähzornig, rechthaberisch, gewalttätig*«. Die Mutter kennzeichnet Alexandra so: »*ruhig, wenig Selbstbewusstsein, zeigt nicht, was sie fühlt, distanziert, sensibel, musikalisch, gestörtes Verhältnis zu Beziehungen, hatte schon öfter ›Verhältnisse‹*«. Über die Beziehung des Vaters zu ihr sagt die Klientin: »*ganz früher: ›Papakind‹, später: (ich) war zu nichts ›gut‹, alles falsch gemacht, jetzt: fast keinen Kontakt mehr, sehr distanziert, gespaltenes Verhältnis*«. Die Einstellung der Mutter zu ihr beschreibt sie folgendermaßen: »*früher: sie hat mich manchmal sehr gehasst, weil mein Vater sie wg. mir angegriffen hat; jetzt: distanziert, ehrlich gesagt weiß ich nicht, was beide für mich empfinden«.* Mit der älteren der beiden Schwestern hatte Alexandra früher »*ganz viel Streit..., jetzt besseres Verhältnis*«, aber es gab ein »*gutes Verhältnis mit meiner kleinsten Schwester*«. Von den Eltern fühlte sich die Klientin als Kind weder geliebt noch akzeptiert, vertrauen konnte sie ihnen nicht. Strafen waren »*ab und zu eine Ohrfeige, viel mit Worten: ›Ich habe Dich nicht mehr lieb‹ usw.*«. Schlimm war:

*»Als ich ca. 4 Jahre alt war, bin ich im Wald mit meinen Eltern spazieren gegangen. Irgendwann konnte ich nicht mehr laufen und habe zu weinen angefangen und mich auf den Boden gesetzt. Meine Eltern haben mich nicht beachtet und sind einfach weitergegangen und haben mich dort sitzen gelassen. Das war für mich damals sehr schlimm, weil ich dachte, mein Leben, bzw. ich, wäre ihnen egal.«*

Die wichtigsten Personen in ihrem Leben sind für Alexandra zwei Freundinnen, der Gitarrenlehrer und seit kurzem »*mein Freund*«. Zum sozialen Milieu notiert sie:

*»immer schon finanzielle Probleme, mit vielen schrecklichen Dingen konfrontiert worden, Probleme auch bei den Familien meiner Eltern, nach außen hin heile, spießige Familie dargestellt.«*

Über die religiöse Erziehung sagt sie: »*ich musste in die Kirche gehen (selbst im schlimmsten Winter 4 km durch den Schnee stapfen), musste ministrieren (alles wg. meinem Vater)*«. Ihr Verhältnis zum Glauben ist ein persönliches:

*»Meinen Glauben habe ich gelebt, aber nie einen ›religiösen Glauben‹. Er ist für mich das Wichtigste in meinem Leben, weil ich sonst überhaupt keinen Mut hätte.«*

Sexualität hätten die Eltern

*»sehr ›offen‹ ausgelebt. Aufgeklärt bin ich nie richtig geworden, meine Mutter hat mir eines Tages mal ein Buch ›hingeknallt‹ über Sexualität. Ich habe ständig mitbekommen, wie meine Eltern miteinander schliefen.«*[15]

Zur gerade begonnenen neuen Beziehung sagt sie: »*ich empfinde sehr viel für ihn*«. Der neue Freund, den sie schon länger aus dem Gitarrenunterricht kennt, mit dem sie aber erst sei zwei Wochen fest zusammen ist, habe allerdings »*auch sehr viele ›Hemmungen‹*«, daher sei das jetzige Sexualleben

**15** | So begann auch die Selbstbefriedigung bei ihr bereits mit fünf Jahren; »da ich noch so jung war, als ich damit anfing, wusste ich ja noch nicht, was das ist und habe mich sehr dafür geschämt«. Bisher hatte Alexandra eine längere Beziehung, in der sie auch Geschlechtsverkehr erlebte: »ich habe dabei überhaupt nichts empfunden, nichts Gutes und nichts Schlechtes, es war ein Gefühl, als ob ich gar nicht anwesend war«. Es war ein Verhältnis »meinerseits ohne Liebe dahinter«.

auch noch nicht befriedigend. Sich selbst empfindet sie als gehemmt, »*weil ich dadurch, dass ich meinen Körper nicht akzeptieren kann und mich für ihn schäme, meine Sexualität nicht so ausleben kann, wie ich es will*«. Den Freund schildert sie als

»*›Kopfmensch‹, sehr vom Verstand geführt, kann aber für die Dinge, die ihn interessieren, sehr viel Leidenschaft entwickeln; ruhig und ausgeglichen, nicht gerade spontan, naturliebend, lebt sehr bewusst und ist auch mit seinen Gedanken immer bei der Sache, die er gerade macht; träumt nicht, kann schlecht Gefühle zeigen.*«

Mit ihm stimmt Alexandra überein im »*Freiheitsdrang, jeder braucht seine ›Ruhe‹ und muss oft alleine sein; Liebe zur Natur, ein gewisser ›Sarkasmus‹ gegenüber Mitmenschen*«. Differenzen zeigen sich auch: »*– er ist meiner Meinung nach zu sehr vom Verstand geführt, ich handle eben oft nach einem ›Bauchgefühl‹, – er ist sehr überzeugt von sich, hat fast nie Angst, ich dagegen habe fast kein Selbstvertrauen*«. Entsprechend vermisst er an ihr selbstbewusstes Auftreten.

Ihr Umgang mit Bekanntschaften, die sie scheinbar leicht macht, fällt ihr auch wieder schwer, »*weil es nur nach außen hin so scheint, als wäre ich sehr kommunikativ*«. Sie kann Wünsche und Bedürfnisse nicht äußern und durchsetzen, denn »*ich habe ständig Angst, dadurch Menschen zu verlieren*«. Folgendes wünscht sie zu ändern:

»*Ich möchte gerne herausfinden, was an mir ›Wirklichkeit‹ ist, wer ich also wirklich bin, und möchte genau diesen wirklichen Teil in mir anderen zeigen und nicht mehr allen etwas vorspielen.*«

Ihre Selbstdiagnose hält die Klientin für

»*schwierig. Es hört sich vielleicht blöd an, aber ich sehe in mir nur noch das Wort: ›Angst‹. Angst vor dem Leben, der Zukunft, davor, nicht geliebt zu werden, zu versagen… eben Angst, Angst, Angst.*«

Als Selbstbeschreibung hebt sie hervor, »*sehr viele starke Gefühle in sich*« zu haben, zurückblickend »*kam ich mir schon immer vor, als käme ich von einem anderen Stern*«, seit der Kindheit »*verspüre ich in mir einen ganz starken Drang, den Sinn des Lebens zu suchen*«, stolz ist sie, »*dass ich wichtige Entscheidungen schon immer ganz alleine getroffen habe*«, mag kaum zugeben, »*dass ich furchtbar ängstlich bin*«, kreidet ihren Eltern an, dass sie »*so verantwortungslos gehandelt haben*«, fühlt sich schuldig, weil »*es oft den Anschein gemacht hat, dass meine Eltern wegen mir streiten*«. Ohne Sorgen um ihr Ansehen »*könnte ich endlich frei leben, ohne Zwänge*«. Von der Mutter, die immer »*sehr schwach*« gewesen ist, bekam sie nie »*Liebe*«, sie ärgert sich über »*Menschen, die in den Köpfen so hohe Mauern haben und deswegen nicht weitersehen können*«, der Vater war immer »*sehr traurig*« und ohne Liebe. Hilfreich wäre, »*mir selbst mehr Liebe zu geben*«, ihr Problem verhilft ihr dazu, »*mich und andere Menschen besser kennenzulernen«.* Mit mehr Spontaneität »*würde ich dementsprechend auch meine Gefühle zeigen und einfach mal jemanden umarmen«.* Zur Frage des Kontrollverlustes sagt Alexandra:

*»Es kommt selten vor, dass jemand so was an mir erlebt, aber, wenn ich dann mal vor jemandem geweint habe, war es sehr erlösend; andererseits eben ein komisches Gefühl, die Kontrolle zu verlieren.«*

Wer sie nicht mag, findet sie »*vielleicht unsympathisch durch mein ständiges ›Gegrinse‹; es kommt kaum vor (hört sich dumm an), aber durch meine, nach außen hin, lockere Art hatte ich bis jetzt kaum ›Feinde‹«.* Zusammenfassend sagt die Klientin über sich:

*»Ich bin ein sehr ›gespaltener‹ Mensch in allen Bereichen: einerseits sehr traurig, andererseits spüre ich ganz viel Freude, ich habe Sehnsucht nach Liebe, lasse aber keinen Menschen an mich heran* [...] *usw. Ich habe das Gefühl, alle Stimmungen und Dinge, die um mich herum passieren, in mich aufzusaugen, und glaube, ich bin zu sensibel. Ich bin wahnsinnig gerne auch alleine und lebe sehr viel in meinen Träumen. Oft meine ich, dass ich sehr zynisch bin und mir viel zu schnell ein Bild von anderen Menschen mache; deswegen (wg. dem Zynismus) sage ich eben selten, was ich denke, weil es wohl ziemlich ›hart‹ wäre. Ich bin, glaube ich, eine perfekte Lügnerin (worauf ich wirklich nicht stolz bin!!!); fremdgesteuert; manchmal das Gefühl, keinen eigenen Willen mehr zu haben.« – »Der Sinn des Lebens ist für mich, dass jeder Mensch in seinem Leben vor bestimmte Aufgaben gestellt wird, die er bewältigen muss und dadurch dann ›wächst‹, also vorwärts kommt, weil er an Einsicht und Kraft gewonnen hat... Ich habe große Angst, bei diesen Aufgaben, die mir das Leben stellt, zu versagen.«*

*Analyse:*
Die junge Klientin hat eine seit fünf Jahren bestehende Essstörung, seit einem Jahr zusätzlich Panikattacken mit undulierend auftretenden depressiven Verstimmungen. Sie leidet unter Todesängsten, Albträumen, Herzrasen, Schweißausbrüchen und Unruhephasen, gelegentlich unter Suizidgedanken. Sie sagt, »*ganz ohne Selbstbewusstsein und -sicherheit«* zu sein und glaubt, im Leben nicht bestehen zu können. Als Auslösebedingungen gibt sie selbst »*grauenhafte Erlebnisse«* in der Kindheit an. Dieser kognitive Bezug der negativen emotionalen Befindlichkeiten und der Krankheiten – nicht nur der Depression – auf die Familie, in der der täglich betrunkene Vater ständig gewalttätig auftrat, erscheint nach Alexandras Schilderung offensichtlich. Die gewaltbesetzte, einschüchternde, Anpassung einfordernde, mit wenig Zuwendung stattfindende Kindheit ließ unter den Bedingungen der kindlichen Abhängigkeit wenig Spielraum für die Herausbildung von Selbstbewusstsein und Selbstsicherheit. Das Geltendmachen eigener Bedürfnisse und Interessen entwickelte sich nur im sozialen Rückzug, d.h. in kompensatorischen Formen (Alleinsein, Ess-Exzesse, Musik, persönlicher Glaube, Sinnsuche etc.). Mangelndes Selbstwertgefühl, extremes und selbstverleugnendes Anpassungsverhalten, die separate Pflege einer indivi-

duellen »Traumwelt«, taktisch stets freundliches Auftreten anderen gegenüber und mangelndes Durchsetzungshandeln hat die Klientin ins Erwachsenendasein übernommen und routiniert. Dass sie selbst »das Problem« sei, hat sie als Botschaft von zuhause (Selbstmordabsicht ihrer Mutter während der Schwangerschaft mit ihr, Schuldgefühle wegen Verprügeln der Mutter durch den Vater etc.) internalisiert, d.h. sich weitgehend zueigen gemacht. Ihre geringe Übung, selbständig zu planen, zu handeln und Misserfolge bzw. Belastungen im Beruf und privat adäquat zu begegnen, interpretiert sie als Unfähigkeit und Versagen. Angesichts ihrer Schuldzuweisung an die Eltern nimmt sie dabei ihren eigenen Anteil an den Problemen mit ihrer sozialen Umwelt nur im Ansatz zur Kenntnis. Ihre eigenen Belange kommen nur indirekt in ihrem defensiven Auftreten gegenüber anderen vor. So erkennt Alexandra in ihrer negativen Selbstbezogenheit und Selbstbefangenheit Probleme, die andere und die Außenwelt ihr bereiten, und die Gründe dafür vielfach nicht.

Auf der anderen Seite sind bei der Klientin positive kognitive Ansätze zu einer eigenständigen Verarbeitung des Erlebten und ihrer Ichproblematik nicht zu übersehen. Ihre häufige Abschottung in einer »Traumwelt« kritisiert sie partiell selbst als wenig hilfreich, hält aber andererseits daran fest, indem sie ihren Überschuss an »Gefühl« und ihr Handeln »aus dem Bauch heraus« etwas unreflektiert verteidigt – vielfach sind ja Gefühle nicht einfach Sensibilität, sondern auch geronnene Manifestationen von Vorurteilen, die die eigene Unsicherheit und die Unzufriedenheit mit dem Zukurzkommen der Bedürfnisse zementieren. Die taktische, unechte Freundlichkeit gegenüber anderen Menschen – immer ein Lächeln im Gesicht – hindert diese auch, Alexandras »wahre« Gefühlsregungen kennenzulernen, abgesehen davon, dass sie Kontaktpersonen kaum mit deren eigenen Charakteristika und Eigentümlichkeiten wahrnimmt.

Die seit der Kindheit eingeübten Techniken der Selbstverleugnung haben inzwischen die Klientin zu der Frage veranlasst: »Wer bin ich wirklich?« Wer seinen Willen nie geltend macht, fragt sich am Ende tatsächlich, was sein Selbst ausmacht, und zusätzlich: »Was will ich?« Bei Alexandra sind daher viel persönlichkeitsbildende intellektuelle Selbstentdeckung und Selbstaufklärung und das dazugehörige praktische Durchsetzungstraining gegenüber der Außenwelt zu leisten. Ihr diesbezüglicher Änderungswille, ohne den das nicht funktionieren würde, ist nach allem, was sie verlauten lässt, vorhanden. Die Lösung des Rätsels, wer sie »wirklich« ist, findet sie in ihrer Interessenklärung, in ihrer bewussten Positionierung im sozialen Umfeld und in einer realitätsadäquaten neuen Handlungsperspektive. Sich selbst »annehmen« zu lernen ist dabei vergleichsweise einfach, verglichen mit der Bewältigung von Berufsfindung und Arbeitsanforderungen, denn die hängen entgegen allen positiven Gerüchten (öffentlicher Diskurs) nicht nur von Können und Wollen des Einzelnen ab. Es gibt widrige Umstände, gegenüber denen eine junge Frau wie Alexandra machtlos sein mag, ohne dass sie darüber gleich in Selbstzweifel fallen muss. Diese sind typisch für Menschen, die im Falle von Schwierigkeiten bei der Lebensgestaltung ohne genaueres Abklären der Umstände in Versagensangst fallen, weil sie sich selbst für »das Problem« halten. Die Selbstpositionierung der Klientin im sozialen Umfeld ist bisher im erzieherisch transportierten und nicht infrage gestellten Verhaltenkodex befangen, der sie daran hindert, die eigenen Interessen und die in Bezug auf diese vorgegebenen Bedingungen in der Welt überhaupt aufzuklären (darum die Frage: »Wer bin ich?«). Bei Alexandra ist insofern deutlich geworden, dass für sie entgegen ihrer Annahme nicht sie als Person, sondern ihre aus falscher Orientierung erfolgte Selbsterniedrigung das anzugehende kognitive Problem ist. Dann öffnet sie sich auch unbefangener der Auseinandersetzung mit der Welt, die mehr mit ihrem moralisierenden Selbstbild zu tun hat, als sie weiß.

### K2 Corinna (2001/17) – Diagnose: Anpassungsstörung (F43.2)

Hier wurde außer dem Fragebogen auch der Bericht an den Gutachter zum Antrag auf Verhaltenstherapie hinzugezogen, weil mehrere Fragen nicht schriftlich beantwortet wurden und manchmal in der Therapiesitzung erläutert worden sind.

Die 27-jährige Klientin ist ledig, seit zwei Jahren als Bilanzbuchhalterin in der Touristikbranche beschäftigt, sie hat mittlere Reife und eine Ausbildung zur Groß- und Außenhandelskauffrau, dann während der Beschäftigung in einem Elektrokonzern über die Abendschule eine Fortbildung zur Bilanzbuchhalterin hinter sich. Seit dem 17. Lebensjahr steht sie im Arbeitsleben.

Sie stellt sich wegen einer zunehmenden depressiven Symptomatik in der Praxis vor, klagt über allgemeine Angstgefühle (»*tiefe Wunden aus der Kindheit = Scheidung der Eltern*«), Antriebslosigkeit, innere Unruhe, Zerstreutheit, Zittern, Schlafstörungen und Grübelattacken, leidet außerdem seit ihrer Jugend phasenweise an diversen Allergien, Infekten und Neurodermitis. Sie sieht sich »*ungeliebt u. hilflos auf der Welt*«, ist selbstunsicher. Die Therapie hält sie für »*lebensnotwendig*«, ihr Problem für »*leicht bis sehr schwer*«. Als Auslöser der Krankheit nennt sie die Trennung vom Lebenspartner, den mit der bisher wichtigsten Beziehung verbundenen Umzug von Stuttgart nach München, den deswegen dort angenommenen problematischen Arbeitsplatz und soziale Isolation. Corinna stellt auch einen Zusammenhang mit Konflikten in der Kindheit her. Sie hegt Hassgefühle ihren Eltern gegenüber, die sich während ihrer Ausbildung trennten (»*ich kam mir alleingelassen vor*«), und die Mutter, um die sie sich kümmern musste, war über Jahre mit der Situation nicht fertig geworden.

Der 56-jährige, phlegmatisch genannte Vater ist Schlosser, die 48-jährige Mutter Küchenhilfe, sie sei bis vor einigen Jahren wegen Elternstreit Alkoholikerin gewesen. Corinna ist einziges Kind. Die Eltern ließen sich vor zehn Jahren scheiden. Der Vater ist »*unterhaltend, intelligent, grob, hilfsbereit, nicht sehr einfühlsam, jammert, sieht immer erst das Schlechte, altmodisch, einfach, anspruchslos*«. Er habe sie häufig aus nicht erkennbarem Grund geschlagen. Über die Mutter hält die Klientin fest: »*zurückhaltend, ruhig, spricht nicht viel, hilfsbereit, gutmütig, versteckt ihre Gefühle, langweilig*«. Die väterliche Einstellung zur Tochter kommt in Redensarten zum Ausdruck wie »*du musst dein eigenes Leben leben, du bist wie deine Mutter, du hättest Gärtner werden sollen*«. Die Haltung der Mutter zu ihr beschreibt sie mit den Worten »*sie ist härter geworden, sie sagt mir nun: Kopf hoch, du musst wissen, was du machst, hat sich nicht für meine Beziehungsprobleme interessiert*«. Das Verhältnis zwischen den Eltern »*war sehr wechselhaft, aber eher distanziert, Streit, Vorwürfe, auch Gewalt. Keine Zärtlichkeit, keine Gemeinsamkeiten*«. Geliebt und akzeptiert fühlte die Tochter sich nicht, sie hatte in die Eltern kein Vertrauen, in Entscheidungssituationen wie der Ausbildung fühlte sie sich im Stich gelassen. Für die Gegenwart hält sie fest: »*Ich streite fast nur mit den Eltern, [...] ich mache Vorwürfe, ich wünschte mir, sie würden mich verstehen, mich anhören, mir Ratschlag geben, Interesse zeigen.*«

Ihre Kindheit bezeichnet Corinna als »*gestört*«, sie hatte nervöse Zustände mit Daumenlutschen, Nägelbeißen, Ängsten (»*flaues Gefühl im Bauch, angespannt bis heute geblieben, Zittern des Körpers*«). In der Schule wurde sie eingeschüchtert von Schulkameraden. Die Spitznamen »*Bohnenstange, Kamel*« erhielt sie von Mitschülern. Die Einstellung der Eltern zu Sexualität »*war sehr offen, ich wurde aufgeklärt, ich habe meine Eltern auch nackt gesehen, als ich die Pille wollte, war kein Thema*«. Über ihr erotisches Erleben sagt sie: »*ich komme bis heute selten zum Höhepunkt, für mich sind Streicheln, Zärtlichkeiten, Küssen wichtiger*«. Bisher habe sie sexuell acht Partner gehabt, mit vieren davon sei sie länger zusammen gewesen. Aktuell ist sie ohne Beziehung.

Andere Menschen lernt Corinna leicht kennen, aber »*je nach Lebenslage*«. Mit Beziehungen gestaltet sich die Anbahnung schwieriger. Wünsche und Bedürfnisse zu äußern und durchzusetzen gelingt ihr »*nicht immer, ich will es den anderen Recht machen, wenn ich Wünsche äußere, kommt es, glaube ich, vorwurfsvoll rüber. Durchsetzen ist nicht meine Stärke*«. Was sie in den Beziehungen zu anderen ändern möchte?

»*Dass man mehr aufeinander eingeht, gegenseitig. Ich will nicht gleich offenlegen, dass der Gegenüber gleich erkennt, wen er vor sich hat [...]. Das Vertrauen finden, dass man mich ernst nimmt. Dass ich meine Gefühle zum Ausdruck bringe, dass die Menschen auf mich zukommen.*«

Mit der Arbeit komme sie kompetenzmäßig zurecht und übe sie sachlich gern aus, weniger komme sie mit Kollegen und Vorgesetzten klar, weil ihr Kontaktkompetenz fehle; sie vermutet diskreditierende Blicke, ihr fehlt entspannter Umgang, weil sie glaubt, sie könne etwas Dummes sagen. Sie kompensiert diese Unsicherheit mit Mehrarbeit und beruflicher Perfektion, gibt sich unnahbar, was ihr den Ruf einträgt, zickig und arrogant zu sein, worunter die Klientin wiederum sehr leidet. Corinna führt ferner aus: »*ich brause schnell auf, fühle mich nicht akzeptiert, ich halte mich im Hintergrund, ich traue den Vorgesetzten nicht → ich soll ruhiger werden*«.

Über den Beziehungsbereich hält sie fest, sie habe mehrere Freunde gehabt, von denen sie sich aber selber trennte, weil sie sich nicht wirklich geliebt fühlte. Vor drei Jahren lernte sie einen Studenten kennen, mit dem sie später zusammenlebte, und eine Heirat war nach einem Jahr geplant – sie erlebte sich zum ersten Mal ernst genommen. Wegen seines Studienortwechsels nach München gab sie Beruf und Freundeskreis auf und zog mit dorthin um. Aber ohne nähere Erklärung eröffnete er ihr nach einem Monat, er müsse sich von ihr trennen und nach Hamburg ziehen:

»*Partner hat mich in 10/99 verlassen, nach ca. 14 Monaten, wegen ihm nach München gezogen (Hauptgrund), ich weiß nicht, warum er mich verlassen hat, ich suche die Fehler bei mir, [...] habe Angst, für immer alleine zu bleiben, Eifersucht auf glückl. Paare.*«

Sie reagierte auf diesen Schritt des Partners mit depressiven Symptomen, sie war »*am Boden zerstört, orientierungslos u. lebensunfähig*«. Seitdem fühle sie sich einsam und isoliert, am neuen Arbeitsplatz zu wenig gefordert, von Kollegen gemieden. Über die Arbeit führt sie aus:

»*Bildschirmarbeit, mit 9 Personen in einem Raum, sehr eng, keine Bewegungsfreiheit, schlechte Bildschirme, Klimaanlage, mich friert es, trockene Luft, kein Fenster zum Öffnen, Lärm, weil gegenüberliegendes Gebäude abgerissen wird (z. Zeit).*«

Den Arbeitplatz wechseln will sie wegen »*Arbeitsklima, Aufgabengebiet nicht ausreichend, keine Struktur, kein Weiterkommen, mitmachen nicht gefragt...*«

Zum Freizeitverhalten sagt sie:

»*Ich bin nicht zielorientiert, weiß nicht genau, was ich will, kann mich nicht entscheiden, kann nicht alleine sein, ich glaube, die Leute distanzieren sich*«, sie macht sich »*Sorgen, was wird mit der Zukunft, wie werde ich leben, wo soll ich leben, ich will nicht alleine bleiben.*«

An eigenen Verhaltensweisen stört sie: »*schnell beleidigt sein, eifersüchtig auf andere, innere Angst → Unsicherheit, alles schlecht machen, negativ reden*«. Die Folge davon ist:

»*ich bin unzufrieden, heule zu Hause, ich werde ausgenutzt, ich werde in der Arbeit abgelehnt, nicht beachtet, ziehe Schlechtes an, Menschen verstehen mich nicht, ich fühle mich leer, traurig, schlecht gelaunt, suche nach etwas Besserem?!*«

Folgende Gegenmaßnahmen hat sie dagegen unternommen:

»*Ich habe bei der VHS diverse Kurse besucht. Ich konnte mit meinem letzten Freund nicht so gut über meine Psyche sprechen, aber er sagte, ich soll nicht alles negativ sehen, und wenn ich mal etwas entschieden habe, nicht mehr überlegen, ob das richtig/falsch war.*«

Zur Frage, warum sie lebt, zählt sie auf:

*»Um das Leben, was mir geschenkt wurde, anzunehmen, das Weltwunder unserer Fortpflanzung. Um anderen Menschen zu helfen, um anderen Menschen eine Freude zu bereiten, um sie zu lieben. Um Schönes wie auch Schlechtes (schwere Zeiten) zu erleben, zu begreifen, dass jeder für sich alleine verantwortlich ist, sein eig. Meister. Um an der Entwicklung teilzunehmen, um Nachfahren zu hinterlassen, die einen Teil von mir weitertragen werden. Um mich auch mit dem Tod auseinander zu setzen. Akzeptieren, dass ich ich bin und ich mein Leben lebe, ich mich nicht mit anderen vergleiche!«*

*Analyse:*
Die Klientin hat ihre familiären Sozialisationsbedingungen – wenig elterliche Zuneigung und kaum Interesse an ihren persönlichen Belangen – als Beleg für ihre eigene Minderwertigkeit und mangelnde individuelle Ausstrahlung genommen und entsprechend wenig Selbstbewusstsein entwickelt. Ihre reaktive Angepasstheit, ihr Hintanstellen eigener Bedürfnisse und Interessen und ihre Rückzugsneigung beförderten in der Schule im Kontext des dortigen Konkurrenzverhaltens, dass sie von Mitschülern gehänselt und ausgegrenzt wurde. Dieses Feedback nahm sie wiederum als Bestätigung, dass ihr geringes Selbstwertgefühl in ihrer Person eine sachliche Grundlage habe. Die Partnerbeziehungen bestärkten sie noch in dieser Haltung, in denen sie sich nicht wirklich geliebt fühlte und wofür sie vorschnell sich die Schuld gab, und das abrupte Ende der Studentenpartnerschaft, die sie zum ersten Mal als optimal und als »Beziehung fürs ganze Leben« empfand, stürzte sie in eine emotionale Ausweglosigkeit und Orientierungslosigkeit, weil sie sich als Verursacher verurteilt, statt ernsthaft nach wirklichen Gründen für den Weggang des Partners zu suchen (neue Freundin, besserer Studienplatz bei dominierender Karriereorientierung, Flucht vor Bindung? etc.).

Die Umstände am Münchner Arbeitsplatz gaben ihr einen weiteren Vorwand, um ihre subdepressive Grundstimmung zu untermauern: Scheinbar mögen die Kollegen sie nicht, weil sie sich distanziert und zugeknöpft gibt, dabei nimmt man nur nicht wahr, dass sich ihr Auftreten ihrer Selbstunsicherheit verdankt, und fehlinterpretiert ihr Verhalten. Ihre Anpassung an die Ansprüche anderer bewirkt auch, dass Corinna inzwischen vermeintlich »nicht weiß, was ich will«, obwohl gerade ihr angepasstes Verhalten auf Anerkennung und Sympathie zielt.

Auffällig ist ihre Idealisierung der Welt im Schlussstatement (»Leben geschenkt«, »Weltwunder Fortpflanzung«, »jeder ist für sich alleine verantwortlich, sein eigener Meister«), die als positiver Kontrast das Gefühl der eigenen Minderwertigkeit legitimiert. Das negative Erleben, z.T. sicherlich auf eigenem inadäquatem Verhalten fußend, z.T. aber auch von anderen Personen ausgelöst, wird nicht in seinen Elementen zu erklären versucht, sondern zur Bestätigung der generellen Selbstausgrenzung und als Beleg eigener Unzulänglichkeit genommen. Diese Orientierung wird »folgerichtig« zur Quelle von Angst, innerer Unruhe, Orientierungslosigkeit, depressiver

Verstimmtheit und in der Konsequenz von somatischen Beschwerden (Allergien, gehäufte Infekte, leichte, situationsabhängige Neurodermitis) und von Insuffizienzgedanken und Selbstwertzweifeln.

Das beschriebene, der Realität nicht gerecht werdende Gedankengebäude der Klientin ist daher in seinen Fehlurteilen zu analysieren und zu korrigieren; es kann so labilisiert werden. Zusätzlich ist das dazugehörige Fehlverhalten interessengesteuert zu verändern und die soziale Kompetenz zu stärken. Corinna zeigt in ihrer Selbstdarstellung Ansätze zu einer Selbstkorrektur, die nicht allein aus ihrem Minderwertigkeitswahn, sondern auch bereits aus beginnender Einsicht in die kognitive Selbstverursachung der depressiven Symptome zu erklären sind.

### K3 Rebecca (2005/57) – Diagnose: Agoraphobie (F40.0) depressive Episode (F32.9)

Zusatzdokumente für die Darstellung des Falls sind zwei Therapieanträge an den Gutachter der Krankenkasse.

Die 22-jährige Klientin ist ledig, hat vor zwei Jahren Abitur gemacht und studiert Archäologie. Sie wohnt zuhause.

Rebecca klagt über Ängste in einer derzeit schwierigen Lebenslage (»*unsicherer Lebensabschnitt*«) durch Trennung der Eltern, ihr wurde von der Mutter, mit der sie seither zusammenlebte, zur Psychotherapie geraten. Vor sechs Jahren überkam sie nach einer durchfeierten Nacht aus Angst, wegen ihrer verspäteten Heimkehr von der Mutter verlassen zu werden, »*Panik, in U-Bahn einzuschlafen, Herzrasen, Schweißausbruch, Zittern, Kribbeln in den Beinen, Ohnmachtsgefühl, Schwindel*«, ein Jahr später »*Panik in einem Klavierkonzert, Symptome s.o., Panik bei Discobesuch, Symptome s.o.*«, vier Jahre später »*Panik bei Autofahrt*« mit den gleichen Symptomen, dazwischen immer wieder kleinere Panikattacken. Erst im letzten Jahr bringt sie diese Ängste in Verbindung mit gleichzeitigen wichtigen Lebensumständen, auch zwei Beziehungen, in denen sie sehr »*geklammert*« habe, sind gescheitert – generell »*Trennung der Eltern, Umfeld auseinandergebrochen, berufl. Krise*«.

Der Vater ist 52 Jahre, arbeitet als promovierter Physiker und ist Diabetiker, übergewichtig, hyperaktiv und leicht autistisch. Die Mutter ist zehn Jahre älter als der Vater, war MTA, ist magersüchtig, seit ihrem 22. Lebensjahr nach einem Narkosefehler stark sehbehindert, deshalb berentet, und leidet unter Magenbeschwerden. Die Klientin wohnt bei ihren Eltern im eigenen Haus. Den Vater nennt sie »*gutmütig, intelligent, cholerisch, lebt in eigener* (Technik-)*Welt, hyperaktiv – unruhig*«, er ist heute »*eher Bruder als Vater*«, die Mutter beschreibt sie als »*verletzlich, verständnisvoll, herzlich*«. Früher war die Mutter »*sehr dominant, heute: freundschaftlich*«. Die häusliche Atmosphäre war vertrauensvoll, »*immer unproblematisch*«, die Tochter fühlte sich stets akzeptiert und geliebt. Strafen waren »*Hausarrest, Anschreien*«. Das soziale Milieu war in der »*Kindheit: normal, Schule: sehr reich, ›Elitegesellschaft‹*«. Die Familie ist nicht religiös, eher agnostizistisch. Als »*Schreikind*«

habe die Klientin schon bei der geringsten Entfernung von der Mutter – der Vater war viel abwesend – mit regelrechtem Panikbrüllen reagiert, das mit nahezu permanenter Nähe der Mutter quittiert worden sei. Seit jeher habe die Tochter Angst vor Elternverlust gehabt. Sie bezeichnet sich als immer schon angepasst an Eltern und andere Personen. Als sie 16 Jahre alt war, kam es vermehrt zu sehr heftigen Streits zwischen ihr und der Mutter wegen abendlichem Weggehen und Selbständigkeitsansprüchen der Tochter. Die Mutter habe anschließend tagelang nicht mit ihr gesprochen, was die Klientin als sehr bedrohlich empfunden habe – Angst vor vollkommener Abwendung und Alleingelassenwerden.

Auf Nachfrage erläutert Rebecca, die Mutter habe ihr eines Tages eröffnet, ihre Ehe sei nur noch freundschaftlich, da sie einen Mann kennengelernt habe, den sie sehr liebe. Die Klientin habe sich dadurch von der Mutter sehr zurückgestoßen gefühlt. Der Vater habe vor einem Jahr von diesem Verhältnis erfahren, es sei zu einer massiven Auseinandersetzung gekommen, mit schließlicher Trennung und dem bevorstehenden Auszug der Mutter aus dem Haus in eine eigene Wohnung. Die Tochter fühlt sich von der Mutter im Stich gelassen und überfordert, mit dem realitätsfremden und kranken Vater allein zurecht zu kommen. Als Auswirkungen der diesbezüglichen Angstattacken notiert Rebecca: »*Probleme, an Seminaren teilzunehmen*«, wenig Freizeitaktivität, »*öffentl. Verkehrsmittel, Aufzüge, alltägliche Dinge werden zu Problemen (Einkaufen)*«. An eigenen Verhaltensweisen stören sie häufige »*innere Unruhe, Gefühl der Unsicherheit, Angstzustände*« mit der Folge »*viel schlafen, nur zu Hause bleiben, Angst vor der Angst, jedes Handeln wird zum Problem*«. Eine Therapie hält sie für »*lebensnotwendig*«, ihr Problem für »*mittelschwer bis sehr schwer*«. Mit Freunden, Eltern und Arzt hat sie darüber inzwischen gesprochen. Selbstmordgedanken hatte sie schon mal während der Pubertät bei Liebeskummer. Alkoholismus und Depressionen gibt es in der Familie. Die Klientin möchte »*selbstbewusster werden, bei Partnerschaft weniger klammern*«. Leidensdruck und Änderungsmotivation sind ausgeprägt.

Rebecca berichtet von bisher vier Freunden, mit dem letzten ging sie ihre »*erste richtige Beziehung*« ein. In ihrer als glücklich bezeichneten Kindheit waren bei ihr »*Albträume, Daumenlutschen, Nägelbeißen, Ängste (Verlustängste, Angst ohne Eltern zu sein)*« zu finden. In der Schule fühlte sie sich von Lehrern eingeschüchtert, mit den Mitschülern kam sie ungestört aus. Schulische Stärken waren alte Sprachen, Ethik, Literatur, ihre Schwächen Physik und Mathematik. Im Studium befriedigt sie das Fach, nicht aber die Atmosphäre, das Arbeitsklima – sie sieht sich intellektuell unterfordert, bemängelt auch an ihren Kommilitonen das Einzelgängertum. Sie erwägt daher einen Studienfachwechsel. Am Lehrpersonal schätzt sie »*prinzipiell: Menschlichkeit, Humor*«, sie lehnt ab, wenn man dort »*herrisch, engstirnig*« ist. Die Klientin zeichnet in den Augen des Lehrpersonals »*schnelle Auffassungsgabe, Erfassung komplexer oder komplizierter Zusammenhänge*« aus, sie ist aber auch »*schnell gelangweilt, aufrührerisch*«. Andere Menschen lernt Rebecca leicht kennen, ihre Wünsche kann sie »*meistens*« äußern und durchsetzen.

In ihrer Selbstbeschreibung notiert sie, »*dass ich schwächer bin, als alle denken*«, aber auf das Abitur stolz zu sein. Sie ärgert sich über »*Politik, Dummheit*« generell, sagt über den Vater, er »*war immer da als Stütze*«, habe aber körperliche Zuneigung vermissen lassen, die Mutter »*war immer für mich da*«. Über die Jugendzeit hat sie heute die »*Erkenntnis, in einer Seifenblase gelebt zu haben*«. Ein Weg der Selbsthilfe wäre, »*stärker zu sein*«. Würde sie ihre Meinung offen äußern, würde sie »*viele Leute anbrüllen*«. Die Selbstkontrolle habe Rebecca schon öfter verloren. Freundschaftliche Beschreibungen ihrer Eigenarten durch Fremde gehen in die Richtung, sie sei »*positiv: zuverlässig, geduldig, vertrauenswürdig, loyal, uneigennützig, humorvoll, verständnisvoll, hilfsbereit, negativ: aufbrausend, schwach, zynisch, oft pessimistisch*«, wer sie nicht mag, nennt sie »*kompliziert, zu kritisch, arrogant*«. Sie selbst sagt über sich, »*zynisch, kritisch, verständnisvoll, offen, hilfsbereit*« zu sein.

*Analyse:*
Im Rahmen ihrer familiären Sozialisationsbedingungen suchte und fand die seit frühester Kindheit »zuwendungshungrige« Klientin (»Schreikind«), in ihrer Erwartung mütterlicherseits bestätigt, keinen Weg zur Entwicklung von Selbstwertgefühl, Selbstsicherheit und Eigenständigkeit. In ihren Verlustängsten stellte sie ihre eigenen Bedürfnisse und Interessen zurück und gewöhnte sich ein ausgeprägtes Anpassungsverhalten an, darin von der überfürsorglichen Mutter noch bestärkt, die das »Klammerverhalten« selber praktizierte und so bei der Tochter zur Gewohnheit werden ließ. Als Rebecca vor drei Jahren vom Verhältnis der Mutter zu einem anderen Mann erfuhr, ließ die Klientin den Gedanken, ohne Eltern im Leben nicht zurechtzukommen, übermächtig werden, und es verselbständigten sich die Angstzustände mangels adäquater eigener Bewältigungsstrategien zunehmend zu einer familienunabhängigen Agoraphobie (in U-/S-Bahn, bei Aufzug- und Tunnelfahrten, in engen Räumen, auf weiten Plätzen etc.). Symptomatische Reaktionen auf diese eigenen Fixierungen waren mächtige Angstgefühle, somatisch einhergehend mit Herzrasen, Schweißausbrüchen, Schwindelgefühlen, innerer Unruhe, Ohnmachtsgefühlen, Hyperventilation, Zittern und Kribbeln in den Unterschenkeln, häufig auch mit gastrointestinalen Beschwerden. Im Gefolge davon zu verzeichnen sind ein ausgeprägtes Vermeidungsverhalten, vermehrte Zuwendung der Eltern, die häufigere Einnahme von homöopathischen Medikamenten, Inferioritäts-/Insuffizienzgefühle, Rückzug von sozialen Kontakten und Aktivitäten.

Die depressiven Zustände der Klientin fanden in den familiären Gegebenheiten zwar ihren Ansatzpunkt, ursächlich für diese war aber ihre schicksalsergebene, angstbesetzte, anpassungsfixierte Einstellung dazu. Daher rührt die mangelnde Neigung von Rebecca, kontinuierlich mehr Verantwortung für sich zu übernehmen und »erwachsen« zu werden. Ihre eigenen Schuldzuschreibungen an die Eltern und deren Beziehungsprobleme waren dafür eine willkommene Rechtfertigung und »Entschuldigung« für das (Vor-)Urteil, sie hätte nicht anders gekonnt, weil man sie eben so »gemacht« habe. Studium bzw. Studienfachwechsel (sie denkt an Jura) und eine eigene neue

Beziehung werden daher nicht als Gelegenheit wahrgenommen, sich aus der mentalen Abhängigkeit vom Elternhaus zu lösen und das eigene interessengemäße Entscheidenkönnen als Chance anzunehmen, sondern als neue Überforderung aus alten Gründen gewertet und als neue Belastungsverstärkung zugelassen. Dabei beginnt sie selbst zu erkennen, dass ihre Instrumentalisierung für die beiden Elternteile (z.B. für den Vater, der doch für sich selbst verantwortlich ist) ihrer eigenen Selbständigwerdung entgegensteht, sie sich dagegen also wehren sollte. Davon, dass neue Studienerschwernisse – wie Zulassungsbeschränkungen in Jura, hohe Semesteranforderungen als Ausleseinstrument – keineswegs eine Bestätigung ihrer persönlichen Unzulänglichkeit darstellen, steht für sie in ihrer bisherigen negativen Ichzentrierung erst zu lernen an: Die Welt draußen hat ihre eigenen Regeln und Maßstäbe, die sich gegen eine Studentin auswirken können, ohne dass zunächst an ihren individuellen Fähigkeiten und Potentialen überhaupt Interesse bestehen muss. Mit der Unterstellung, Schwierigkeiten in der Außenwelt seien a priori ein Beweis für eigenes individuelles Versagen, ist die Klientin ein Kind der herrschenden Leistungsideologie, obwohl sie bisher keine größeren Misserfolge erlebt hat (Archäologie hatte sie eher »unterfordert«), außer im Privatleben, aber deren Ursachen sie nicht reflektiert, weil sie von vornherein sich selbst schuldig spricht.

In dieses voreingenommene negative persönliche Identitätskonstrukt lässt sich auch ihre ambivalente Stellung zur neuen Beziehung einordnen: Einerseits ist diese Freundschaft wunschgemäß, weil ihr Ernsthaftigkeit und beiderseitige Zuwendung sehr zusagen, andererseits fühlt sich Rebecca unter Druck, weil sie die Vorstellung des Partners von einer selbstbewussten und dynamischen Freundin sehr belastet und zu neuem Anpassungsverhalten und depressiven Verstimmungsphasen veranlasst. Dabei ist die Gewinnung einer größeren Autonomie durchaus ihr eigener Wunsch. Phobien und Versagensängste (z.B. mental vorweggenommene Niederlagen) hindern sie jedoch bisher noch, sich unvoreingenommen und »realistisch« den Gegebenheiten zu stellen. Die aktive Bereitschaft der Klientin, rational ihrer pathologischen Auslenkungen Herr zu werden, diesbezügliche Erklärungen anzunehmen und das Training ihrer Handlungskompetenz zu forcieren, ist eine gute Voraussetzung für eine erfolgreiche Therapie.

**Zusammenfassende Bewertung der Fälle »junge Klientinnen«:**

Die Klientinnen K1 bis K3 zeichnet die Besonderheit aus, dass ihre zeitliche Entfernung zum zunächst persönlichkeitsprägenden Elternhaus – alle drei ließen sich ihr Selbstbild dort auch widerstandslos aufherrschen – und Schule noch relativ gering ist, die Erinnerung an diese Sozialisation daher als für sie handlungsanleitend, bedrohlich und jeweils identitätsstiftend noch vergleichsweise deutlich präsent ist. Gleichwohl lassen sich Unterschiede in der Verarbeitung ihrer Fremdpositionierung ausmachen: Verhaltensweisen von dominierenden Bezugspersonen wurden einerseits zum Vorbild genommen, andererseits als abschreckendes Vorleben negiert und jeweils als bestimmende

Festlegung ihrer eigenen Person (Zuwendung, Distanzierung etc.) interpretiert. An ihrer Fremdpositionierung im sozialen Umfeld und an ihren eigenen zaghaften Versuchen, sich aus dominierenden Identitätszuweisungen durch die Menschen ihres Umfelds zu lösen, »erfahren« junge Leute ihr Selbst, nehmen dieses aber überwiegend als objektive, negative, eher realitätsuntüchtige Persönlichkeitsnatur. Sich selbstbewusst im Diskurs mit anderen zu verorten und Positionierungen – eigene wie fremde – infrage zu stellen, müssen junge Menschen, und Frauen insbesondere wegen ihrer sozial durchgesetzten Minderbewertung, in der Realitätsauseinandersetzung noch lernen.

*Freiheits-/Ohnmachts-Gegensatz im Selbstkonzept:*
Alle Klientinnen lassen über Verhaltensunsicherheit und Versagensängste eine dahinterliegende negative Selbstbeurteilung erkennen, die ein befürchtetes, vorgestelltes oder reales Scheitern ihrem »unzulänglichen« Selbst zuschreibt. Darin liegt – zumindest indirekt – eine Freisprechung der oft als druckvoll wahrgenommenen Umstände in Familie, Schule und Peergroup, auf die sich die eingebildeten oder erlebten schlechten Erfahrungen beziehen. Dabei sind die Beschwerden über die Umwelt in Gestalt der dort mit Macht und Gewalt agierenden Personen nicht zu übersehen: Druck und Streitkultur der Eltern, Einschüchterung, Distanzierung ihnen gegenüber etc. Gleichwohl finden sich die Klientinnen disqualifiziert, deplatziert u.Ä., statt ihr wenig wirkmächtiges Selbst der Besonderheit ihres existenziell abhängigen Heranwachsens zuzuschreiben. Man will der sozialen Realität bei aller schon gemachten schlechten Erfahrung nicht absprechen, alle Möglichkeiten des Erfolgs (Freiheit) bereitzuhalten. Wo die depressiven Klientinnen den Anforderungen und Gegebenheiten in Studium, Beruf nicht standhalten oder sich deswegen zurücknehmen, geben sie sich selbst als Grund an (»entdeckte« Unfähigkeit), auch wenn dieser dann an andere »weitergereicht« wird (die Eltern hätten sie so »gemacht« etc.).

*Kognitiver Auslöser der Depression:*
Wo immer eine Störung des Gefühlshaushalts oder somatische Symptome berichtet werden, verweisen diese Krankheitsphänomene auf ein negatives kognitives Selbstkonzept der Klientinnen als Ausgangspunkt und tragende Säule der Depression. Vielfach äußern die Betroffenen selbst, dass ihre Denkweise und damit zusammenhängende Handlungsmodi die Quelle ihrer Probleme sind. Dass sie übrigens »*Probleme*« haben und nicht etwa ein körperliches Gebrechen als Ursache (eher als Folge), lassen alle weiblichen Beteiligten durchblicken. Deswegen ist es in den vorliegenden Fällen erforderlich, in der Therapie fehlerhafte kognitive Konstruktionen, weitgehend als Fremdpositionierungen in ihrer Persönlichkeit verankert, weil als Selbstkonzept übernommen, und davon abgeleitete Verhaltensmuster zum Thema und zum Gegenstand praktischer Korrektur zu machen.

*Erfahrung und moralischer Standpunkt im negativen Selbstkonzept:*
Vielfach sind einschüchternde bis gewalthaltige Erlebnisse in Kindheit und Jugend der kognitive Bezug der Klientinnen für ihre Depressionen. Aber nicht die Gewalt ist dann der Depressionsgrund, sondern das moralische Denkmuster, in das sie intellektuell integriert wird. Ausnahmen bestätigen allerdings die Regel: Auch eine »glückliche« Kindheit lässt sich als kognitiver Anknüpfungspunkt für die eigene emotionale Störung »nutzen« – dann wurden z.B. die moralischen Ansprüche gerade der geliebten Mutter (intellektuelle/moralische Autorität) als gültiger Maßstab und darüber auch als Fessel für die eigene interessengemäße Lebensgestaltung adaptiert. Diesen kognitiven Widerspruch – Übernahme der per Sozialisation transportierten Leistungs- und Durchsetzungsmoral – vollziehen dann die Klientinnen in Verkennung ihrer tatsächlich gegebenen Entscheidungsmöglichkeit ohne prüfende Reflexion an sich selbst.

*Bezug des Denkfehlermusters zum sozialen Denk- und Verhaltenskodex:*
Auffallend ist, dass die depressiven jungen Frauen an den Konkurrenz einfordernden und durchsetzenden Anforderungen und der dazugehörigen Moral in Familie, Schule und Beruf wenig auszusetzen haben, allenfalls als typisches, vielleicht auch unangenehmes Verhaltensmuster von Zeitgenossen wahrnehmen, das in allen Lebensbereichen sichtbar ist. Ansonsten vermuten junge Leute gern wie selbstverständlich (noch), dass ihr Einsatz sich lohnen müsste, wenn sie nur selbst leistungsfähig sind/wären, dass also diese Welt alle Entfaltungschancen bereithält. So sagen sie sich oft: Wenn dieses Studium/diese Arbeit mir zusetzt (stressig, langweilig etc.), suche ich mir eben ein/e neue/s (allgemeines Muster: die Welt steht mir offen, ich muss nur den mir passenden Ort finden). Oder sie haben bereits »beschlossen«, dieser fordernden, doch vielversprechenden Welt nicht gewachsen zu sein (Depression).

*Institutionalisiertheit gesellschaftlich vorgegebener Subjektpositionierungen:*
Auch die weitgehende Anerkennung und Übernahme von herrschenden Denk- und Verhaltensmustern durch die jungen Frauen kann, wie die Darlegung der bisherigen Fälle zeigt, nicht darüber hinwegtäuschen, dass das Akzeptieren und die Ausgestaltung dieser Positionen kognitive Leistung der Individuen bleiben. Daraus erklären sich sowohl die Variationen der Standpunkte wie auch die Möglichkeit, unzutreffende negative Urteile depressiver Klientinnen über die eigene Person, die öffentlich durchgesetztem Denken entstammen, zu korrigieren. Dies verlangt jedoch die Bereitschaft, offerierte Standpunkte theoretisch wie praktisch zu überprüfen, dann entweder abzulehnen oder anzunehmen, und in letzterem Fall auch umzusetzen, wenn die Verhältnisse dies erlauben. Eine Institutionalisierung des Sozialdiskurses im Ehrenbergschen Sinne, die als eherne Prägung quasi der menschlichen Art aufgefasst wird, findet daher nicht statt. Deshalb bemühen sich viele soziale Institutionen und Personen im Diskurs auf allen Ebenen unaufhörlich um die effektive moralische Erziehung der jungen

und älteren Menschen. Sie haben darin auch in der Regel Erfolg, bei den Familien angefangen, weil die Individuen schnell in ihrer Lebenssphäre spüren, dass Abweichen sanktioniert wird (erklärt sich nicht auch daher die verbreitete indifferente »Angst« und die dazu passende allseitige »Anpassung« der Klientinnen)?

## 2.3.2 Junge Klienten

### K4 Robert (1995/12) – Diagnose: mittelgradige depressive Episode (F32.1)

Der Bericht für den Gutachter wurde im Folgenden hinzugezogen.

Der 31-jährige Student ist ledig. Er hatte vor zehn Jahren zunächst Chemie studiert, dazwischen Wehrdienst geleistet, dort kurz an Suizid wegen unerträglicher »*Perspektive mit diesen Menschen*« gedacht, und ist dann zur Theologie gewechselt. Er sieht aufgrund seiner Beschwerden seine Diplomprüfung gefährdet. Seine jetzige Freundin ist 24 Jahre. Er wohnt allein zur Miete.

Robert klagt über wachsende depressive Verstimmungen, massive Konzentrationsstörungen beim Lernen,

»*Schwierigkeiten, Kontakt mit anderen aufzunehmen*«, »*Schwierigkeiten, Entscheidungen zu treffen und diese konsequent zu verfolgen*«, »*Schwierigkeiten, mich auf Tätigkeiten zu konzentrieren, von denen ich weiß, dass sie jetzt anliegen und wichtig für mich sind*«. Er will »*in allem perfekt sein*«.

Als Begleitumstände dieser seit ca. 20 Jahren anhaltenden Probleme nennt er zwei Umzüge der Familie, Krankheiten der Mutter, eine zehnjährige Ehekrise der Eltern mit endgültiger Trennung vor fünf Jahren und die parallele Beendigung der Beziehung durch die frühere Freundin.

Ihren Ausgangspunkt nahmen laut seinem Bericht die psychischen Schwierigkeiten in der Familie. Der Vater, Pensionär und Berater, ist heute 65 Jahre, lebt mit einer neuen Lebensgefährtin zusammen, die Mutter, 60 Jahre, ist Hausfrau. Die Eltern, gut situiert, hätten sich schon immer kaum verstanden, täglich gestritten. Gerade Urlaube waren konfrontativ. Den Vater kennzeichnet der Klient als »*dominant, hat alles im Griff, weiches Herz, überfürsorglich*«, zur Mutter sagt er: »*wg. Krankheit kaum Interessen, schwache Gesprächspartnerin, ein Tag wie jeder andere*«. Sie leidet unter Alkoholabhängigkeit und phasenweise unter epileptischen Anfällen nach einem Treppensturz, inzwischen durch operative Entfernung eines Blutgerinnsels im Gehirn behoben; seither ist sie persönlichkeitsverändert. Der Vater trinkt phasenweise auch gern und viel. Dessen Verhalten gegenüber dem Sohn war »*stolz, kontrollierend (wenn er da war), zurückhaltend, liebevoll*«. Er habe ständig gute Leistungen verlangt. Bezüglich der Mutter hat er »*liebevolle Anfangserinnerungen, Gefühl der Abwesenheit, während sie krank war, Feindseligkeit, heute empfinde ich sie als gleichgültig mir gegenüber*«. Schlimm waren für Robert folgende Erlebnisse:

*»Während meiner Grundschulzeit war meine Mutter oft nicht ansprechbar und verbrachte ganze Tage im Bett (ich weiß heute, dass das am Blutgerinnsel im Hirn lag). Einmal bekam sie auf offener Straße einen epileptischen Anfall und blieb bewegungsunfähig liegen. Zum Glück kam gerade eine Bekannte im Auto vorbei und half. Das waren Momente, in denen ich wirklich Angst hatte.«*

Während der Kindheit, die für ihn glücklich war, hatte er auch *»Ängste, mit anderen Kindern zu spielen und schaffte es zeitweise nur, als ›Kasperl‹ überhaupt wahrgenommen zu werden«* (nach Umzügen im Umgang mit neuen Mitschülern wegen seiner Meckifrisur; lediglich als Kasperl habe er Aufmerksamkeit erlangt). Von diesen Schulkameraden, mit denen er Unterhaltungen scheute, fühlte er sich eingeschüchtert. Schulische Begabungen waren Chemie, Mathematik und Geschichte, Schwächen Musik, Sport, zeitweise Deutsch. In der Oberstufe habe Robert zum ersten Mal auf seine Probleme im Kontext der eskalierenden Ehekrise der Eltern mit dem Herauszögern von Schularbeiten reagiert.

Er ist ein Mensch, *»der gerne alles perfekt hätte/machen würde«*, immer *»habe ich Sicherheit gesucht und das Abenteuer vermisst«*, er fühlt sich schuldig, *»weil ich noch keine meinem Alter entsprechenden Erfolge vorweisen kann«*, Mutter war immer *»eher eine Belastung als eine Hilfe«*, er hatte nie *»das Gefühl, mit meinen Ängsten zu ihr kommen zu können«*, er ärgert sich, *»dass ich mich noch heute um das Seelenleben meiner Mutter kümmern soll«*. Sie habe ihn früher kaum versorgen können, so musste er selber einkaufen und sich das Frühstück bereiten. Auch habe sie ihn häufig mit ihren eigenen Problemen überfrachtet. Drei Jahre lang sei er von Oma und Urgroßoma erzogen worden, zu denen ein gutes Verhältnis bestand. Von den Eltern habe er sich alleingelassen und verunsichert gefühlt. Zusätzlich belasteten den Sohn zwei Umzüge mit Ortswechsel, durch die er jeweils seine Freunde verloren habe. Der Vater *»war immer sehr kontrollierend«*, es fehlte bei ihm *»positive Kritik oder Ermunterung. ›Über das, was gut ist, braucht man nichts zu sagen‹«*. Nach dem Studienfachwechsel – Chemie habe ihm nicht mehr zugesagt – sei er mit Vorwürfen des Vaters konfrontiert worden, gleichaltrige männliche Verwandte seien längst erfolgreich. Erste Leistungsdefizite seien vor fünf Jahren bei ihm aufgetreten, als die Scheidung der Eltern vollzogen wurde und sich die Freundin nach vierjähriger Beziehung von ihm getrennt habe. Zweifel, ob er überhaupt weiterstudieren solle, hätten ihn geplagt. Bei Seminararbeiten bereite er sich akribisch vor, nichts sei ihm gut genug, er wolle der Beste sein und beginne daher immer wieder von vorn. Diese auf Perfektion versessene Haltung überträgt er auch auf andere Tätigkeiten, etwa in der Freizeit, wie Fahrradreparaturen, so verlor er manchmal die Kontrolle über sich:

Bei ihm gab es

*»2-3 Wutausbrüche pro Jahr – wenn trotz guter Vorbereitung eine (handwerkliche) Tätigkeit schief geht und auch die Versuche, es noch geradezubiegen, fehlschlagen, – wenn Menschen mich fortgesetzt mit Forderungen reizen, obwohl ich ihnen ruhig*

*gesagt habe, dass es ein Gefallen ist, den ich ihnen tue und nicht meine Pflicht […]«.*

Er verbringe Tage in der Bibliothek, um Texte zu exzerpieren, sitze dort nur herum, lese Comics zur Ablenkung und grüble herum, warum er sich nicht konzentrieren könne und welche Folgen ein Scheitern des Studiums hätte. Er fühle sich zunehmend lustlos und depressiv, verbiete sich auch Freizeitaktivitäten, um sich selbst zu Ergebnissen zu zwingen und um die Forderungen des Vaters zu erfüllen, der sein Studium finanziere, sowie um zusätzlich den Erwartungen der Freundin, die das gleiche Fach studiert, und anderer befreundeter Kommilitonen gerecht zu werden. Dieser mentale Leistungsdruck erhöhe noch seine Arbeitsblockaden. Als Gegenmaßnahmen versuchte er Selbstdisziplin, stellte den Fernseher in den Keller, versagte sich Urlaub und probierte es mit autogenem Training. Er tauschte sich mit Freundin und guten Bekannten über seine Blockaden aus.

Allgemeine Statements zur Selbstcharakterisierung sind z.B.: Andere kennenzulernen fällt Robert schwer, Wünsche und Bedürfnisse zu äußern ebenfalls, denn »*ich könnte mich unbeliebt machen*«. Am Erwachsenwerden nervte ihn, »*dass man noch mehr vor anderen auf der Hut sein musste*«. Mit seinen Problemen schafft er es, »*auf der Stelle zu treten*«. Die beste Freundin findet ihn »*aufmerksam, mitfühlend, liebevoll*«, wer ihn nicht mag, »*egozentrisch, weltfremd, arrogant, sadistisch*«. Wie er sich selbst beschreiben würde?

*»Das ist der übelste Punkt des ganzen Fragebogens. Was immer ich schreiben will, erscheint mir schon im nächsten Moment nicht mehr zutreffend. Auf jeden Fall sehr harmoniebedürftig. Mit vielen inharmonischen Elementen: ehrgeizig und bequem, rational orientiert und (immer weniger) rachedurstig, kurz gesagt: widersprüchlich.«*

Er will endlich eine Abschlussprüfung schaffen, finanzielle Unabhängigkeit durch »*Firmengründung mit Gerd*«, seine Kondition verbessern, promovieren, einen Segelschein machen, planvoller werden, reisen, Handschrift verbessern.

*Analyse:*
Der sehr reflektierte, seine Probleme differenziert darstellende Klient leidet verstärkt seit fünf Jahren unter depressiven Verstimmungen mit Konzentrationsstörungen, Leistungsblockaden, Unlustgefühlen und Handlungshemmungen. Sie haben einen besonderen Bezug zu frühen und in seiner Intentionalität praktisch weiterwirkenden Leistungsanforderungen des Vaters, von dessen finanzieller Unterstützung er noch immer abhängig ist, aber auch der Freundin und befreundeter Kommilitonen. Die rationalisierende Einbettung der Probleme in erschwerende moralische Anforderungen in Familie und sozialer Umgebung durch Robert hat vielfach deutlich entschuldigende Funktion (Unterstützungsbedürftigkeit der Mutter u.a.) und kann nicht verbergen, dass der Hauptmotor der Depression der willentlich übernommene und insofern selbstgeschaffene moralische Leistungsdruck

ist (»Perfektion«, »ehrgeizig«, Wutausbrüche bei Fehlschlägen etc.). Das deutliche Erfolge einfordernde »zweite Ich« (Moral) trägt massiv dazu bei, eigene Bedürfnisse und Interessen hintanzustellen, was wiederum Unlust, Versagensängste und Überdruss an der Arbeit (Studium) fördert.

Die Leistungsmoral ist eine gesellschaftlich über Schule, Elternhaus und persönliche soziale Bezüge transportierte soziale Anforderung an das Individuum, die der selbst aufstiegsorientierte Klient bereitwillig annimmt. Aus der Nichterfüllung der Ansprüche, die objektive Zwänge wie Prüfungsbedingungen mit überhöhten eigenen Leistungshürden (Versagens- und Verlustängste) verbinden und sich zu einer *self-fullfilling prophecy* des Scheiterns auswachsen, entnimmt Robert die persönliche Ohnmachtsbotschaft und damit den Grund für sein Leiden. Er fühlt sich psychisch krank und will geheilt werden. Bei allem Verweis auf scheinbar verursachende Umstände vor allem in der Familie ist die Ursache seiner depressiven Verstimmungen und Handlungsblockaden das eigene moralische Gedankengebäude, das es zu reflektieren gilt. Die Aussichten für eine Änderung seiner gedanklichen und praktischen Orientierung sind für Robert nicht ungünstig, denn seine Änderungsmotivation ist stark ausgeprägt.

### K5 Michael (1997/15) – Diagnose: rezidivierende depressive Störung, gegenwärtig mittelgradige Episode ohne somatisches Syndrom (F33.10)

Der 31-jährige ledige Student der Humanmedizin, der zuvor die mittlere Reife erwarb, eine Goldschmiedelehre absolvierte und im Abend-Schülerkolleg dann das Abitur nachholte, hat einen 29-jährigen berufstätigen Partner und lebt allein in einer Eigentumswohnung. Der 64-jährige Vater, als Alkoholiker beschrieben, ist Spengler und Installateur an einem anderen Ort, die Mutter ist 65 Jahre, erwerbslos und wohnt wegen eines hirnorganischen Psychosyndroms vaskulärer Genese mit Depression in einem psychiatrischen Pflegeheim (sie hat optische und akustische Halluzinationen). Die drei älteren ledigen Geschwister sind berufstätig (Heizungsbaumeister, Psychotherapeutin, Einzelhandelskauffrau). Letztere Schwester leidet unter einer unbehandelten Bulimie.

Michael klagt über

»*Probleme mit meinem Partner, Schwierigkeiten, mit anderen Menschen umzugehen, reaktive Depressionen, Konzentrationsmangel, Einsamkeits- und Isolationsgefühle*«, in der Folge über »*Übelkeit, Appetitlosigkeit, Magen-Darm-Beschwerden, Suizidgedanken*«,

wobei ihm in den letzten Monaten Prüfungen zusetzten. Medikation: tgl. diverse Benzodiazepine.

Die Probleme begannen nach seiner Schilderung vor 15 Jahren mit dem Verlassen des Elternhauses und dem Beginn der Goldschmiedelehre, während er sich in München als sehr isoliert empfand: Der Klient berichtet von

Drogenkonsum, massivem Gewichtsverlust und Depressionen, die sich nach merklicher Integration in der Stadt etwas besserten. Die depressiven Zustände häuften sich, als es neue Schwierigkeiten mit dem Elternhaus und Partnerschaftsprobleme gab. Mit dem Besuch einer Psychotherapie vor sieben bis fünf Jahren trat vorübergehend eine Stabilisierung des psychischen Zustands ein. Die Erkrankung der Mutter, das »*finanzielle Chaos meiner Eltern*« und neue Partnerprobleme ließen bis vor drei Jahren die Depressionen, diesmal einhergehend mit Schlaflosigkeit, zurückkehren. Erneut treten diese Erscheinungen seit zwei Jahren wieder auf, »*v.a. wegen dem Gefühl, keine Familie mehr zu haben, und wegen zu wenig ›Aufmerksamkeit‹ von meinem Freund*«. Auswirkungen sind »*Konzentrationsmangel, Unausgeglichenheit, Rückzug von Eltern und Geschwistern, teils Rückzug und teils Aggression mit Streit*« in der Partnerschaft; in der Freizeit sucht er »*extreme Abwechslung, kann diese dann aber oft nicht genießen*«. Depressionen, Streit und Angst in Verbindung mit »*Unfähigkeit zu Entspannen/Antriebslosigkeit*« sind derzeit häufig, darunter leiden Freizeitkontakte und Studium. Jahrelang hatte Michael wöchentlich Suizidgedanken: »*Je nach Verfassung möchte ich einfach, dass ›Alles‹ aufhört, und überlege mir dann, es wäre das Beste, tot zu sein.*« Einen Selbstmordversuch unternahm er 1984: »*Setzte mich depressiv ins Auto und fuhr nachts bei leerer Autobahn mit 160 km/h gegen eine Leitplanke*«, Frakturen im Brustwirbelkörper waren die Folge. Er nimmt Drogen wie Benzodiazepine, Haschisch, selten Ecstasy und Kokain, die ersten beiden zur Beruhigung, die letzten zwei zur Beseitigung der Depressionen, »*obwohl sie wiederkommen*«. Der Kaffee- und Zigarettenkonsum ist erheblich.

Schlimme frühere Erlebnisse waren für den Klienten

1. »*Krankenhausaufenthalt als 1- bis 2-jähriges Kind, über einen Monat mit seltenem Besuch meiner Eltern*«, 2. »*Vater prügelte meine Mutter und Geschwister*«, 3. »*wenn mich meine Partner betrogen haben*«.

An früheren Krankheiten erwähnt Michael u.a. Hautkrankheiten, Allergien, Verdauungsbeschwerden, Appetitlosigkeit, Meningitis. Als Kind hatte er Albträume und litt unter »*Angst v. d. Einschlafen mit gastro-intest. Beschwerden (Übelkeit, Durchfall, Angst v.d. Alleinsein)*«, insgesamt nennt er seine Kindheit sowohl »*gestört → cholerischer Vater (Familie litt unter Vater)*« als auch »*glücklich → liebevolle, aber vereinnahmende Mutter*«. Er hebt hervor: »*Ich hatte immer die Phantasie, fortzulaufen in ein anderes glückliches Land.*« Schulische Begabungen waren Naturwissenschaften, Sprachen, Mathematik, schulische Schwächen Gesellschaftspolitik, v.a. Geschichte, Sozialkunde.

Der Vater war »*cholerisch, aggressiv, zu sehr auf Geldverdienen fixiert, emotional schwach und unausgeglichen (schreit und weint dann wieder), aber nach außen kontaktfreudig*«, die Mutter dagegen »*depressiv, zurückgezogen, kein Kontakt nach außen, liebevoll, aber klammerte an wenigen Menschen, oft traurig, weinerlich*«. Das Verhältnis des Vaters zum Sohn war und ist »*früher: gleichgültig, heute: gewisse Achtung, wenn es um geschäftliche und organisatorische Leistungen von mir geht*«. Für die Mutter hält er fest »*früher: war ich für sie immer der ver-*

*ständnisvolle Idealmann, heute: geistige Behinderung lässt kaum Kommunikation zu«*. Die häusliche Atmosphäre war *»kühl; sachlich; meist hektisch, weil es oft nur ums Geschäft oder Geld ging. Das ganze Haus war ein Chaos, weil es von Geschäftspapieren eingenommen war.«* Das soziale häusliche Milieu nennt Michael *»asozial, schlechte Wohnverhältnisse, Freunde einzuladen war verboten«*. Die religiöse Erziehung schildert er als *»bigott katholisch mit Treue, Ehe, keine Sexualität, vielen Tabus«*. Prägende gemeinsame Erlebnisse zuhause waren:

*»Vater schlug Geschwister mit Lederriemen, Mutter heulte, ich schrie und weinte. – Vater bedrohte Mutter mit dem Messer, Mutter packte mich ins Auto, fuhr los und die anderen Geschwister blieben zurück.«*

Über seine Beziehungen berichtet der Klient, dass er bisher mehr als 100 Partner hatte:

*»Ich hatte nur gleichgeschlechtlichen Sex bis auf 1 x Kuscheln mit einer Freundin. Die meisten Männer, mit denen ich Sex hatte, kenne ich aus Parks oder Discos. Bis auf meine 6 festen Beziehungen waren es meistens Abenteuer für 1 Nacht.«*

Den jetzigen Freund beschreibt er so: *»manchmal liebevoll, manchmal spöttisch abweisend zu mir, attraktiv, selbstbewusst, kontaktfreudig; penibel sauber, sehr auf Äußerlichkeiten bedacht«*. Übereinstimmung gibt es in den Bereichen *»Sexualität (Vorlieben), Hobbys, Freizeitinteressen; Ansprüche an Wohnen, Luxus etc.«*, keine Übereinstimmung bei den Themen *»Treue, Berufsziel bzw. Verwirklichung im Beruf (Geldverdienen → Selbstverwirklichung), Gefühle äußern, sich selbst preisgeben?, Umgang mit der Familie«*. Der Partner sollte *»mehr auf mich zugehen; sich weniger bitten lassen, etwas gemeinsam zu machen; mir mehr zeigen, dass ich wichtig für ihn bin; mehr Treue entwickeln; weniger Angst haben, sich zu binden«*. Dieser bemängelt an Michael: *»Launen; Szenen; Unverständnis, dass er ab und zu allein sein oder lieber mit anderen Männern zusammen sein will«*; der Partner würde lieber am Klienten Verhaltensweisen sehen wie *»Unabhängigkeit, mehr Selbstbewusstsein, mehr Orientierung zu anderen Männern oder Freunden«*. Ihn stören an Michael *»Eifersuchtsszenen in der Öffentlichkeit, Fragen nach nicht gemeinsam verbrachter Freizeit«*.

Andere Menschen kennenzulernen fällt dem Klienten schwer, weil *»ich mich oft nicht angesagt fühle bzw. deplaziert und uninteressant, ich nicht weiß, was ich den Leuten erzählen soll«*. Er leidet darunter, Beziehungen nicht über längere Zeiträume aufrecht erhalten zu können. Er möchte einen *»unkomplizierteren Umgang, Misstrauen abbauen, das Gefühl haben, akzeptiert zu sein«*.

Sich selbst würde Michael diagnostizieren: *»gestörtes Vertrauen in Menschen und mir selbst gegenüber → Kontaktarmut, zu hohes Idealbild gegenüber Menschen«*. Und seine Selbstbeschreibung sieht so aus: Er ist einer, der *»nicht alleinsein kann«*, der seit seiner Kindheit *»betrogen wurde«*, der immer *»etwas nachjagt, das es nicht gibt«*, der sich schuldig fühlt, weil *»ich mich oft nicht verwirkliche«*. Von Mutter bekam er nie *»Durchsetzungsvermögen und*

*Bezug zum wirklichen Leben«*, vom Vater nicht »*Geborgenheit und Zuneigung wie in einer Freundschaft, die nichts verheimlicht«*. Am Erwachsenwerden störte ihn die »*Kälte, die einem entgegenschlägt und der man zu entkommen sucht!«* Die Kontrolle hat er über sich schon folgendermaßen verloren:

*»Schrei- und Weinkrämpfe, wenn mein Freund mit einem anderen Mann flirtet. Prügelei mit meinem Exfreund, als ich ihn mit einem anderen im Bett fand.«*

Vom besten Freund glaubt er sich eingeschätzt zu sehen als »*zu klammerig und fixiert, aber hübsch und ehrgeizig im Beruf«*, von jemandem, der ihn nicht mag, als »*arrogant, narzisstisch, zu unnahbar, karrieregeil«*. Seine Selbstbeschreibung fasst er zusammen:

*»Lege sehr viel Wert auf Partnerschaft; erst an zweiter Stelle ist mir die Karriere wichtig; kann sehr klammerig sein, gestehe aber meinem Partner viele Freiheiten zu; sehne mich nach Treue, die aber freiwillig kommen soll; bin kontaktfreudig nur zu einigen wenigen Menschen, sonst eher distanziert; im beruflichen Bereich war ich immer sehr beliebt, jeder hielt mich für sympathisch; bin leicht zu verunsichern, wenn es um mein Äußeres geht, andererseits wieder geil auf Komplimente und Selbstbestätigung, suche oft auch Selbstbestätigung im Beruf!«*

In einer ausführlichen »Ist-Weg-Soll«-Gegenüberstellung bemängelt der Klient z.B. an sich:

*»[ist] chronischer Hunger nach Zärtlichkeit und Liebe/Alleinsein meist unerträglich [...], fühle mich in meiner Wohnung fremd und leer [...], ständige Ruhelosigkeit, wenn ich allein bin [...], Partner, von dem ich den Eindruck habe, dass er mich nicht wirklich liebt [...], Partner, der immer nur stark ist [...], ambivalenter Konflikt, eine feste Beziehung einzugehen oder lieber ›lockere‹ Beziehung zu haben [...], Schwierigkeiten, richtige Freundschaften zu finden [...], unsicheres Auftreten, manchmal mache ich mich zum Clown der anderen, um diese zu amüsieren [...], ständiges Bedürfnis nach Veränderung und Abwechslung, v.a. Wohnung, Reisen, Klamotten, Wohnort, Partys [...], gestörte Kommunikation mit meinen Eltern und Geschwistern, unzuverlässige Eltern, Kälte in der Familie [...], Familie verplant teilweise mein Leben [...], schnelles nervös und zickig werden bei Dingen, die mich überfordern [...], miese Ausstrahlung; negative Äußerungen, die auch andere negativ motivieren [...], Studium isoliert mich, dumpfes Pauken verdirbt mir das Interesse, teilweise fühle ich mich überfordert und sehe keine beruflichen Perspektiven mehr [...], kontaktscheu/schiebe Menschen in Schubladen/sehe häufig nur negative Seiten [...], Unsicherheit mit meinem Äußeren: zu klein, zu dick, zu hässlich, ich kann mich selbst nicht leiden [...], Lebensstandard ist mit meiner momentanen finanziellen Situation nicht zu vereinbaren [...].«*

Dagegen fallen ihm u.a. folgende Soll-Vorstellungen ein:

*»wirkliches Interesse an Dingen entwickeln, aber viele Dinge machen mir gemeinsam mehr Spaß [...], Fähigkeit, mich mit mir selbst zu beschäftigen, ohne mich dabei allein*

*zu fühlen [...], liebevoller Partner, der mit mir leben will und mich akzeptiert, wie ich bin, Partner, der mit mir teilen will und sich mir auch mitteilt [...], Partner, der auch Schwächen zeigt [...], Eltern, die mich lieben und unterstützen, die gut finden, wie ich lebe und mir, wenn es mal ›brennt‹, auch helfen [...], Familie soll ihre Kinder in die Freiheit entlassen [...], Probleme selbst klären [...], plastischen Chirurg aufsuchen, strecken lassen vor allem; oder mehr Eigenliebe entwickeln? [...], Innenarchitekt konsultieren?! Umziehen? [...], Nestwärme spüren [...], Erwartungen an die anderen reduzieren, eigene Schwächen in Bezug setzen [...], ›Nächstenliebe‹, Fähigkeit, die Menschen so zu ›nehmen‹, wie sie sind [...], mich akzeptieren, wie ich bin [...], das tun, wovon man überzeugt ist und was einem Spaß macht [...], ausgeglichener werden; lernen, nicht sofort gestresst und überfordert zu sein; sich nicht ständig unter Zeitdruck setzen [...], Aufgaben ruhig und konzentriert lösen.«*

Zum Sinn des Lebens notiert er u.a., man müsse die wenige Zeit, die man hat, genießen, Harmonie finden,

*»sich selbst jeden Tag aufs Neue anzunehmen, so wie man ist [...], jeden Tag an sich zu arbeiten, sich zu verändern und sich zu entwickeln [...], jedem seine eigenen Bedürfnisse zugestehen [...], sich selbst unabhängig von anderen zu verwirklichen [...], sich unter all den Menschen nicht allein zu fühlen [...], als Rädchen im Getriebe die Entwicklung aller Menschen zu fördern und möglichst positiv zu beeinflussen [...].«*

*Analyse:*
Der Klient ist unter sehr ungünstigen heimischen Bedingungen – gewalttätiger, betrunkener Vater; depressive, leidende, vereinnahmende und nun geistig behinderte, von der Familie ferne Mutter – offenbar seit langem im negativen Sinn sehr selbstfixiert, sehr mit Selbstzweifeln behaftet und hat sich, von familiärer Kälte schon früh von der Angst vor dem Isoliert- und Verlassensein beseelt, auf das Ideal einer harmonischen familiären bzw. partnerschaftlichen Beziehung fokussiert, dem die Wirklichkeit (natürlich) nie entspricht. Er hat darüber nie die Gelegenheit wahrgenommen, in Denken und Handeln Unabhängigkeit zu entwickeln; sein eigenes »Klammern« hindert ihn daran, seine Belange in die eigenen Hände zu nehmen, bzw. gegen Widerstände »draußen« zu verfolgen – oder die Gegebenheiten als unüberwindbar anzunehmen. Seine Ichzentrierung hindert ihn sogar seit der Kindheit daran, sich mit der Welt ernsthaft auseinanderzusetzen und seine Stellung darin zu orten. Er konzentriert vielmehr nur alle seine Aufmerksamkeit auf sich und personifiziert ergänzend dazu seine Probleme im Zwischenmenschlichen zusätzlich auf andere und kommt so zu erstaunlichen Widersprüchen – er findet sich gut (entdeckt an sich Stärken, ist von sich eingenommen), aber auch schlecht (findet sich »überfordert«, von den Eltern an Selbstbewusstsein gehindert etc.) und mag sich nicht (überlegt: durch Chirurgie ein anderer Mensch werden?), will Treue als dauerhaftes blindes »Klammern« ohne Reflexion auf den anderen und sein Verhalten (»nehmen, wie ich bin«), aber auch lockere Beziehungen genießen und »Klammern« überwinden usw.

Die Möglichkeit des Vorankommens und des emotionalen Saturiertseins von Menschen in der Welt schrumpft für den Klienten auf eine Leistung oder auf ein Unvermögen der Individuen zusammen, Letzteres auch durchaus vermeintlich von den Eltern verschuldet. Die Weltsicht des »common sense«, jeder sei seines eigenen Glückes Schmied oder ein Versager, hat sich bei Michael so sehr radikalisiert, dass er sogar entdeckt, ein »Interesse an den Dingen« erst entwickeln zu müssen. Ganz ohne Selbstpositionierung in der Welt sind ihm »Eigenliebe« wie »Nächstenliebe« nur Ideale geblieben, weil ihm die realen Bezüge ein Rätsel sind, das er als solches nicht einmal ernst nimmt. So sind diese Ideale aber auch seit jeher ein diskursives »Angebot« gesellschaftlicher Instanzen, die Leidenden Trost zu spenden versuchen. Wer seine Interessen nicht umsetzt oder sogar noch nicht entdeckt hat, kann stattdessen mit »Sinn« umso mehr anfangen. Michael hat sich offensichtlich in einem eigenen gedanklichen Netz verfangen, aus dem ein Entweichen wohl nur mit erheblichem eigenem und fremdem (z.B. therapeutischen) Aufwand möglich ist. Sein ausgeprägter Idealismus ist da ein starkes Hindernis, weil dieser seine ganze, das Draußen verharmlosende Weltfremdheit beschreibt, aus der sich die Ichfremdheit ableitet. Ein Interesse an seiner sozialen Umgebung ist hier erst zu wecken, damit er in ihr neu und erstmals realistisch seine Identität durch Positionierung im sozialen Umfeld projektieren kann.

Klient Michael kommt selbst übrigens nicht auf die Idee, seine Depression sei genetisch bedingt – Vater cholerischer Alkoholiker, Mutter depressiv, Schwester magersüchtig etc. –, aus dem starken Willen (und der dahinterliegenden Überzeugung von der Möglichkeit), therapeutische Hilfestellung zu bekommen, d.h. seinem langen Leidensdruck endlich entrinnen zu können durch Eingehen auf seine psychische Situation, seine Einstellung, seine Handlungsmuster und ihre Korrektur. Hier lässt sich ansetzen mit dem vermutlich schweren Vorhaben, Verstand und Handeln interessengemäß mit der Welt in Einklang zu bringen.

### K6 Jens (2002/4) – Diagnose: depressive Episode (F32.9)

Der Bericht an den Gutachter wurde hier hinzugezogen.

Der 24-jährige Student ist ledig, wohnt bei der Mutter und hat ein Semester BWL- und vier Semester Soziologiestudium hinter sich. Der 53-jährige Vater ist Elektroingenieur, die 47-jährige Mutter Angestellte, sie trennten sich vor 16 Jahren. Der Klient hat väterlicherseits noch einen 8-jährigen Halbbruder.

Jens hat bereits mehrere Therapien absolviert, er kommt nach einem Nervenzusammenbruch zu mir, klagt über eine seit 1999 sich progredient verschlechternde depressive Symptomatik, mit der Antriebslosigkeit, Grübeleien, Ein- und Durchschlafstörungen einhergehen. Er leide unter einer seit jeher bestehenden »*Selbstunsicherheit*«, dem »*Zwang, unbedingt geliebt werden zu wollen*«. Medikation: Fluctin (Antidepressivum SSRI), Clomipramin (Trizyklisches Antidepressivum TZA).

Vor sieben Jahren hegte er starke Selbstzweifel und Schuldgefühle, weil er die Trennung der Freundin von ihm auf seinen Egoismus und seinen Kontrollzwang zurückführte, zur gleichen Zeit bedrängten ihn Familienprobleme und das zweimalige Scheitern in der Führerscheinprüfung. Mit dem Eintritt in die Kollegstufe litt er unter »*Leistungszwang, Konkurrenzzwang, Erwartungsangst*«. Nach Ende des Zivildienstes erlebte er sich »*entscheidungsunfähig in beruflicher Hinsicht*«, konstatiert »*Vermeidungsverhalten*«. Im Umgang mit anderen habe er starke Versagensängste, im Studium Sprechangst vor Kommilitonen, mit der Befürchtung, in Ohnmacht zu fallen oder Stottern zu müssen. Er habe ein »*Helfersyndrom*«, aber auch einen Hang, »*andere abzuwerten*«. An Selbstmord dachte er nicht nur, sondern schnitt sich auch vor einem Jahr (»*allgemeine Lebensunsicherheit*«) die Pulsadern auf: »*Therapie zu Ende, immer unsicherer geworden anstatt zufrieden zu sein, weil immer noch Angst vor Menschen, Depressionen, gescheiterte Beziehung, Studienwahl*« und: »*Ich bin sehr isoliert, völlig orientierungslos hinsichtlich meines Lebens*«. Früher kiffte er auch und nahm Ecstasy. Konsequenz seiner depressiven Verhaltensweisen ist im Studium: »*kann mich nicht entscheiden, etwas zu machen, weil ich alles perfekt haben will, und beginne nicht mit den ersten Schritten*«, familiär: »*habe keine richtige intakte Familie mehr*«, beziehungsmäßig: »*kein Partner, sexuelle Unsicherheit*«, freizeitmäßig: »*denke, ich bin unlustig, uncool und anhänglich und treffe mich eher seltener, als mir lieb wäre, mit Leuten*«. Sein Verhältnis zu Kommilitonen ist freundschaftlich.

Die Kindheit erlebte Jens zwar als glücklich, aber die Probleme fingen schon in der Familie an. Der dominante und strenge Vater war »*aggressiv, launisch, egoistisch, geizig, ehrlich, zuverlässig*«, zeigte sich »*stolz, einen Sohn zu haben*«, die esoterisch ausgerichtete Mutter, die den Sohn verwöhnte, »*emanzipiert, idealistisch, faul, zurückgezogen, immer nervig*«; der Sohn war für die Mutter »*früher der kleine süße Prinz, heute pass ich nicht mehr in ihr Konzept, glaube ich*«. Sie gehört aber zusammen mit einem Freund zu den wichtigsten Personen in seinem Leben. Zuhause gab's viel Streit, die Eltern hätten einfach nicht zusammengepasst. Akzeptiert fühlte sich Jens von den Eltern nicht, vertrauen konnte er ihnen nur bedingt (»*jein*«). Die Stellung der Eltern zur Sexualität war offen. Jens hatte bisher sechs Partnerinnen, darunter eine – aber an deren Eltern gescheiterte – »*große Liebe*«. Seine schulische Begabung war Mathematik, dort brachte er auch sein »*handwerkliches Geschick*« zur Geltung; seine Schwäche blieben Sprachen. Eingeschüchtert sah er sich von Lehrern wie von Schulkameraden. Gegenüber Gleichaltrigen empfand er sich als wenig durchsetzungsfähig. Er litt zudem unter den Hänseleien seiner Mitschüler aufgrund einer Schielstellung der Augen, die dann nach vier Operationen vollständig behoben werden konnte.

Er war neun Jahre, als sich die Eltern scheiden ließen. Die Trennung und der Streit um das Sorgerecht, das der Mutter zugesprochen wurde, belasteten den Jungen. Als die Mutter vor sieben Jahren eine Beziehung mit ihrem Ex-Schwager begann, distanzierte sich die gesamte Verwandtschaft sowohl von der Mutter als auch von ihm. Seitdem sieht sich Jens extrem isoliert. Er fühlte sich besonders in der Schule minderwertig, gestresst, verbunden mit Herzrasen und Schwitzattacken. Vor allem im BWL-Studium kam es erneut zur Exacerbation der Sprechängste vor Kommilitonen, der eine tiefenpsychologische Therapie folgte. Auf therapeutische Empfehlung hin wechselte er vor einem Jahr zur Soziologie, unter der falschen Annahme, weniger exponiert studieren zu können. In dieser Zeit liierte er sich mit einer gleichaltrigen Kommilitonin, aber die Beziehung scheiterte nach zwei Monaten, da er mit der sehr lebhaften und eloquenten Frau nicht mithalten konnte, wie er berichtet. Er rutschte stärker in die Depression und versuchte in dieser Situation, als er sein Leben nicht mehr in den Griff zu bekommen glaubte, sich das Leben zu nehmen. Anschließend hielt er sich zwei Wochen in einer psychiatrischen Klinik auf; die Behandlung dort brach der Klient entgegen ärztlichem Rat aber ab, da er sich unter ausschließlich essgestörten Patienten deplatziert fühlte. Seither wohnt er wieder bei der Mutter. Zu betonen ist in diesem Zusammenhang, dass der Suizidversuch eine massive Aufmerksamkeit aller Verwandten und Bekannten hervorrief, vor allem der Mutter, was ihm sehr unangenehm sei. Sein aktueller Tagesablauf beschränkt sich darauf, im Bett zu liegen, sehr selten eine Vorlesung zu besuchen und über die Zukunft zu grübeln.

Die Selbstbeschreibungsformeln beantwortet Jens so: Er sei ein »*sensibler*« Mensch, »*hab' immer Pech gehabt*«, ist stolz auf sein Aussehen, kann nur schwer seine Probleme zugeben, kann das Schlussmachen der besten Freundin nicht vergeben, fühlt sich schuldig, »*weil ich nicht das schaffe, was ich mir vornehme*«, und ärgert sich über seinen »*Idealismus*«, auch über »*Gefühle wie Angst, Scham*«, darüber, »*dass ich so still bin*«, möchte lieber »*Geschichten, die die Leute begeistern, erzählen können*«, hätte gerne »*liebevolle Eltern*«. »*Mein Ideal: alle sind wir Freunde, liebt mich*« möchte er umsetzen. Er hat früher gegenüber aggressiven Leuten eher stillgehalten, ärgert sich aber darüber und will sich wehren können. Selbstsicherheit vermisst er seit jeher.

*Analyse:*
Der kleine und schmächtige Klient wirkt überdurchschnittlich intelligent, in seinem äußeren Erscheinungsbild aber sehr selbstunsicher: Er kann nur kurzzeitig den Blickkontakt halten, spricht leise, verschluckt häufig Wortendungen, rutscht auf dem Sitz nervös hin und her. Er spricht über seine psychische Situation sehr offen, wenn auch oft mit distanziertem Intellektualisieren, steht unter starkem Leidensdruck, seine Änderungsmotivation ist sehr hoch. Das ihn beherrschende Problem ist, in den Augen seiner Mitmenschen keine vollwertige und der Liebe würdige Person zu sein, stattdessen chronisch zu versagen – im bildungsmäßigen Weiterkommen wie in Beziehungen. Seine »Belege« dafür sind allerdings spärlich (Führerscheinprüfungen, Schlussmachen von Freundinnen), vor allem ist sein Minderwertigkeitsgefühl schon älter. Das mangelnde Selbstwert- und Selbstsicherheitsgefühl und seine Defizite in sozialer Kompetenz und im Geltendmachen seiner Interessen und Bedürfnisse finden ihren Ausgangspunkt in der familiären Sozialisation (dominanter, strenger, einschüchternder Vater, sich zurückhaltende, auf sich konzentrierte Mutter, Isolation durch frühe Trennung der Eltern) und einschüchternde Schule (Konkurrenzdruck, Hänseln

durch Mitschüler wegen seines Schielens) etc., aus denen der Klient früh auf seine eigene individuelle Unzulänglichkeit schloss und entsprechende sich verselbständigende Symptome entwickelte (generalisierte Versagensängste, kommunikative Unsicherheit, Antizipation von Ablehnung), einhergehend mit dazu »passenden« Reaktionen wie depressiven Verstimmungen, Antriebslosigkeit, Grübelneigung, Schlafstörungen, Schweißausbrüchen, Tachykardie, ihnen folgend Minderwertigkeits- und Schwächegefühle, Kontaktvermeidung, Rückzug von allen Aktivitäten, Medikamenten- und Drogennahme.

Die falsch verallgemeinernden kognitiven Konstruktionen mit dem Ergebnis einer generellen Selbstverurteilung als lebensuntüchtiger Mensch sind mit Jens therapeutisch aufzuarbeiten, ebenso wie die von diesen ausgehenden und dann sich verselbständigen psychischen Störungen mitsamt ihren physischen Konsequenzen. Dem Klienten sollte luzide gemacht werden, dass er selbst der kognitive Urheber seines negativen Ichkonzepts ist und dass die Widerlegung seiner falschen gedanklichen Generalisierungen Voraussetzung seines innerlichen Zur-Ruhe-Kommens, des Abbaus seiner Leiden, des Übens seiner sozialen Kompetenz und der Gewinnung eines neuen Interesses an der Welt ist, die wiederum zu einem »normalen« Selbstverständnis und zu einer realistischen und offenen Zukunftsorientierung führen können.

Den Anteil seiner sozialen Umwelt an seiner negativen Selbstpositionierung könnte er dabei auch entdecken: Die Eltern haben bei der emanzipierten Regelung ihrer Angelegenheiten einschließlich ihrer Trennung ihren Part zur Desorientierung des Jungen beigetragen und ihm wenig Unterstützung bei seiner Selbstfindung zukommen lassen, die schulische und universitäre Konkurrenz mit ihren Auslesemechanismen trug und trägt ihren Teil zur Verunsicherung des Schülers und Studenten bei, und vor allem: Nahezu alle vertreten sie den herrschenden Standpunkt, jeder müsse und könne mit sich und der Umwelt klarkommen, da nicht sie, sondern das jeweilige Individuum schuld sei, wenn der Erfolg nicht eintritt. Und das vermitteln sie einander fleißig und von Kindesbeinen an wechselseitig, und so hat es auch unkritisch der Klient übernommen und verinnerlicht. Er unterscheidet sich von anderen Menschen nur darin, dass er es damit deutlich übertreibt – bis hin zum Suizidversuch. Für eine Therapie, die in einer endlichen Stundenzahl stattfindet, ist es ein diffiziles Unterfangen, diese Bezüge dem Klienten einsichtig zu machen.

### K7 Bodo (2004/23) – Diagnose: posttraumatische Belastungsstörung (F43.1), hypochondrische Störung (F45.2)

Als Material hinzugezogen wurden der Bericht an den Gutachter und Schilderungen der Schwester, außerdem Gespräche mit beiden Elternteilen.

Der 20-jährige ledige Klient hat Abitur, er wohnt mit den Eltern und der 23-jährigen Schwester zuhause zur Miete. Eine Freundin hat er nicht. Der

59-jährige Vater hat als Allgemeinmediziner eine eigene Praxis, die gleichaltrige Mutter ist Hausfrau.

Bodo stellt sich, geschickt von der Schwester, wegen einer seit dem zwölften Lebensjahr bestehenden, in den letzten zwei Jahren sich verschlechternden depressiven Symptomatik, nämlich einer täglichen Krankheits- und einer wöchentlichen Todesangst, in der Praxis vor. Zurückgezogenheit, Verzweiflung und Erschöpfung seien die Folge. Frühere Therapien hätten nichts bewirkt. Medikation: früher Zoloft (SSRI), Stangyl (TZA), aktuell Seroxat (SSRI).

Die folgende Darstellung der äußerst konfliktreichen familiären Atmosphäre stammt von der Schwester, die bis vor einem Jahr erfolgreich eine Therapie in meiner Praxis absolviert hat, und bestätigte sich in getrennten Gesprächen mit den Eltern im Rahmen der damaligen Therapie.

Der Klient selbst berichtet von einem wenig problematischen Mutter-Familien-Verhältnis, sieht vielmehr die Schwester als Unruhepol. Die alkoholkranke, unter Panikattacken leidende Mutter, seit Jahren erfolglos psychotherapeutisch behandelt, wird als sehr selbstunsicher, hybrid, materialistisch eingestellt und auf Konkurrenz ausgerichtet beschrieben. Nachdem sie ihr Ziel, ihren ärmlichen Verhältnissen zu entkommen, mittels Heirat eines Mediziners erreicht habe, die Familie mit zwei Kindern komplettierte, habe sie sich ausschließlich bemüht, die Fassade einer familiären Idylle nach außen hin darzustellen und damit die Anerkennung durch die soziale Umgebung zu gewährleisten. Der Ehemann habe sich durch viel Arbeit und »Verstecken« in der Praxis dem Familienalltag entzogen, für die Kinder war er faktisch nicht präsent. In jüngster Zeit erwäge er wegen der zahlreichen Auseinandersetzungen mit der Mutter die Scheidung. Die Tochter reagierte bald mit Angst, Essstörungen und Zwangssymptomatik und nahm zahlreiche Therapien in Anspruch. Heftige, auch handgreifliche Konflikte sowohl zwischen den Eheleuten als auch zwischen der zunehmend sich wehrenden Tochter und der Mutter seien an der Tagesordnung. Letzteres seit zwei Jahren besonders heftig, seitdem die Tochter einen Freund hat und sich vom Elternhaus lösen will. Der Klient, so sagen Vater und Tochter, sei von der Mutter in übergriffiger Weise zum Ersatzehemann auserkoren worden; er sei ihr Hauptansprechpartner für ihre sämtlichen Lebensbelange, er chauffiere sie zu Terminen, liege morgens gemeinsam mit ihr im Ehebett, während der Vater praktiziere etc. Unter dem Vorwand, die Welt sei gefährlich und der Sohn müsse beschützt werden, bemühe sie sich, ihn zu Hause und an sich zu binden.

Klient Bodo lebte immer zurückgezogen, im Umgang mit anderen hält er sich für wenig durchsetzungsfähig und still. Seit dem zwölften Lebensjahr reagiert er auf familiäre Ereignisse mit depressiven Stimmungsauslenkungen, Krankheits- und Todesängsten. Bei vermeintlichen Anzeichen lasse er sich medizinisch untersuchen, um Befürchtetes auszuschließen, was ihn für einige Tage beruhige. Diese Befürchtungen treten mehrmals täglich auf. Zudem hege er allgemeine Angst vor dem Tod. Von 1994 bis 2003 absolvierte er deswegen erfolglos vier analytische Therapien. Er berichtet, dass die Therapien lockere Gespräche gewesen seien, die weder Kausalitäten aufdeckten noch im Alltag umsetzbare Hilfestellungen boten. Seine Eltern erlebe er als sehr unterstützend, sie »*sorgen sich sehr stark um mich*«. Über seine Freizeit sagt er: »*Wenig Kontakte zur Außenwelt, starke Zurückgezogenheit, keine Motivation, etwas zu unternehmen.*« Mit Therapeuten und Eltern habe er über seine Probleme gesprochen. Sein Medikament Seroxat 20 bewirke eine »*Besserung der Stimmung, Linderung der Nervosität*«. In der Kindheit war er »*vollkommen gesund*«. Aufgeklärt wurde er zuhause, »*es gab aber keine Diskussionen*«. Die Kindheit bezeichnet er als »*glücklich*«. Seine schulischen Begabungen waren Sprachen, Erdkunde, Geschichte, Biologie, Sport, die Schwächen Mathematik, Physik, Kunst. Zu den Schulkameraden wurden »*von mir aus keine Kontakte hergestellt*«. Eingeschüchtert fühlte er sich in der Schule nicht. Den Vater beschreibt er so: »*kann seine Zuneigung nicht richtig zeigen, zuverlässig, wenig tolerant, wenig selbstbewusst*«. Er »*versucht auch schon immer, mir zu helfen, versteht aber meine Probleme nicht wirklich*«. Die Mutter: »*liebevoll, zuverlässig, tolerant, wenig selbstbewusst*«. Sie »*hilft mir und unterstützt mich, wo sie kann. Dies war auch früher immer der Fall*«. Das Verhältnis zur Schwester: »*Früher sehr gute Beziehung zu meiner Schwester, seit einigen Jahren wurde die Beziehung immer schlechter.*« Wichtigste Personen im Leben sind Eltern und Schwester. Das soziale Niveau der Familie ist »*gehobener Mittelstand*«. Andere Menschen kennenzulernen fällt dem Klienten schwer, da »*ich sehr zurückhaltend bin*«. Ändern möchte er an sich: »*Ich möchte offener sein und auf die Menschen zugehen können.*«

Bodo hat 2002 das Abitur absolviert und wartet seit Abbruch des Zivildienstes wegen einer Rückenerkrankung auf einen Studienplatz in Medizin. Er hat keine Freunde und wenige Bekannte. Er rationalisiert dies selbstrechtfertigend, diese seien dumm und tränken zu viel Alkohol. Er verbringt den Tag – neben dem Kontakt zur Mutter – mit Internet und Sport. In jüngster Zeit erlebe er sich einsam und vom Leben ausgeschlossen. Es ist hier zu berichten, dass er inzwischen, wenngleich zu Beginn der Therapie sehr zögerlich, die Zusammenhänge zwischen seinem Beschwerdebild und insbesondere dem Verhältnis zur Mutter gedanklich zulassen kann und Zuversicht bezüglich des Etablierens eines eigenständigen Lebens entwickelt.

Die Selbstbeschreibungsstatements beantwortet er so: Stolz ist er über »*mein problemloses Bestreiten der Schullaufbahn*«, wobei er zugibt, »*dass ich in der Schule nicht immer das Beste gegeben habe*«. Er ärgert sich, »*dass ich mich durch meine Probleme selbst quäle*«. Vater »*war immer für mich da, wenn es nicht zuviel Zeit beanspruchte*« (wegen seines beruflichen Engagements). Der beste Freund würde ihn beschreiben als »*freundlich, hilfsbereit, zuverlässig, lustig*«, wer ihn nicht mag, würde ihn für »*arrogant, langweilig, introvertiert*« halten.

»*Es stört mich, dass meine Schwester mich für unselbständig hält, [...] wenn ich mit öffentlichen Verkehrsmitteln fahren muss, [...] wenn sich Leute bei sehr viel Platz neben mich setzen, [...] an Orten mit sehr vielen Menschen zu sein, [...] im Urlaub am Strand zu liegen, [...] schwimmen gehen zu müssen*« (vor aller Welt, was auch die Eltern stört), »*[...] mangels Alkoholgenuss als Außenseiter zu gelten.*«

Unter anderen Leuten fühlt sich Bodo prinzipiell eingeengt, hat Platzangst und Erkrankungsängste.

*Analyse:*
Der Klient ist offenbar in einem psychisch sehr labilen familiären Umfeld aufgewachsen, wo der Vater seine Selbstunsicherheit beruflich überkompensierte und sich in der Arztpraxis »versteckte«, die ebenfalls selbstunsichere Mutter seit ihren frühen pathologischen Zuständen (Alkoholismus, Panikattacken) zunächst überfürsorglich die Kinder umhegte, um ihre eigenen Defizite zu überspielen, und dann später den bereits verhaltensgestörten Sohn als bevorzugte Bezugsperson und schließlich zum »Ersatzehemann« instrumentalisierte. In dieser Konstellation war die mutterzentrierte Familie zur scheinbar beschützenden, jedoch zugleich einengenden Sphäre für Bodo und seine Schwester geworden, die allerdings zunehmend selbst bedroht war durch den wachsenden, z.T. handfesten Konflikt zwischen den Eltern, während die Außenwelt bedrohlich fremd blieb. Unter diesen Sozialisationsbedingungen entwickelte der Klient wie zuvor seine Schwester kaum Selbstsicherheit, wenig Selbstwertgefühl und auch nicht die Fähigkeit, die eigenen Bedürfnisse und Interessen im Verhältnis zur realen Welt zu bestimmen und durchzusetzen. Diese Defizite trieben ihn zur Isolation gegenüber der Außenwelt und seit dem zwölften Lebensjahr zur generalisierten, situationsunabhängigen Angst vor ihren Gefahren (Krankheits- und Todesangst, Ansätze von Agoraphobie). Inzwischen fühlt sich der Klient einsam, isoliert, von der Welt ausgeschlossen, und spürt darin eine schlimme Konsequenz seiner Zurückgezogenheit und Ängste, sein Leidensdruck und seine Änderungsmotivation sind groß.

Seine kompensierende und übersteigerte Orientierung auf die Mutter erlebt er inzwischen als zentral für sein Beschwerdebild. In welchem Maße seine angstbesetzte intellektuelle Disposition (Selbstkonzept, Weltsicht, Zukunftsbezug), von den psychopathologischen Problemfällen in der Familie verstärkt, ursächlich für seine Störung ist, ist dem Klienten in der Therapie zu vermitteln. Die seit früher Jugend bestehenden Krankheits- und Todesängste, die hinzugekommenen depressiven Stimmungsauslenkungen und die Folgeerscheinungen wie Inferioritäts- und Insuffizienzgefühle, Rückzugsverhalten, Ein- und Durchschlafstörungen, Antriebsminderung, Unruhegefühle etc. scheinen in einem Verbund von Kognitionskorrekturen und Verhaltensänderungen gut bearbeitbar zu sein.

**Zusammenfassende Bewertung der Fälle »junge Klienten«:**

Die Klienten K4 bis K7 zeichnet erkennbar ebenfalls die Besonderheit aus, dass ihre zeitliche Nähe zu Elternhaus und Schule noch sehr groß ist und daher ihr Selbstbild und ihre Krankheitsdisposition sehr von der dortigen Sozialisation geprägt sind. Ist es nur ein statistischer Zufall, dass die Dramatik der depressiven Erkrankungen bei den jungen männlichen Klienten eher höher ist – mehrere Suizidversuche etc.? Immerhin scheint das männliche Selbstverständnis, in der (Berufs-)Welt durchsetzungsmäßig mehr gefordert zu sein und dies in das Selbstkonzept übernommen zu haben, hier besonders ausgeprägt zu sein.

*Freiheits-/Ohnmachts-Gegensatz im Selbstkonzept:*
Die Klienten lassen über Verhaltensunsicherheit, Versagensängste, Bedrohungsängste, Einsamkeitsgefühle, Liebesentbehrung etc. eine dahinterliegende negative Selbstbeurteilung erkennen, die einen befürchteten, vorgestellten oder realen Mangel ihrem vermeintlich unzulänglichen Ego zuordnet. Wo die Außenwelt als bedrohlich, sie ausgrenzend, lieblos usw. empfunden wird, bezieht sich dies auf das böse bis »dumme« soziale Umfeld, nicht etwa auf gesellschaftliche Zustände und ihre Kritik. Diese werden vielmehr wie naturgegeben gesehen und als prinzipiell alle Entfaltungsmöglichkeiten enthaltend wahrgenommen. Nur aus diesem Konstrukt ist zu erklären, warum die depressiven Klienten sich selbst als Urheber ihrer Probleme bezichtigen, und dies immer als existenziell grundlegend verstanden. Selbstentlastend soll der verbreitete Vorwurf sein, andere (Eltern, Schwester etc.) seien für die eigene Fehlorientierung verantwortlich – dann kann man selbst nichts dafür, dass man so ist (gemachtes »Naturereignis«).

*Kognitiver Auslöser der Depression:*
Die Depressionen verweisen auch bei den jungen Klienten auf eine negative kognitive Ichpositionierung als Hintergrund aller Symptome, auch wenn diese sich vom aktuellen Denken verselbständigt haben. Vielfach äußern die Betroffenen selbst, dass ihre Denkweise und damit zusammenhängende Handlungsmodi die Quelle ihrer Probleme sind. Sie haben »*Probleme*«, und psychische wie physische Krankheiten sind ihre Folgen. Deswegen ist es notwendig, in der Therapie kognitive Konzepte und davon abgeleitete Verhaltensmuster zum Thema und zum Gegenstand praktischer Korrektur zu machen, das gilt auch für die Fälle, in denen die Klienten zunächst eine intellektuelle Desorientierung nicht annehmen.

*Erfahrung und moralischer Standpunkt im negativen Selbstkonzept:*
Wenn einschüchterndes, gewalthaltiges, aber auch überbeschützendes Fremdverhalten in Kindheit und Jugend vielfach der kognitive Bezug der Klienten für ihre Depressionen sind, stellen solche Erfahrungen gleichwohl nur das selektierte Material der falschen generalisierenden Schlussfolgerungen für das individuelle Selbstkonzept dar. Ausnahmen bestätigen ebenfalls die Regel: Eine »glückliche« Kindheit kann ebenfalls kognitiver Anknüpfungspunkt für die eigene emotionale Störung sein, weil ein Übermaß an mütterlicher Zuwendung das Kind »vergessen« ließ, dass es einmal selbständig entscheidend sein Leben bewältigen muss. Der moralische Impetus des Willens, ein internalisiertes Sollen leistungsstark in die Tat umzusetzen, ist bei den jungen Männern unverkennbar.

*Bezug des Denkfehlermusters zum sozialen Denk- und Verhaltenskodex:*
Auch die depressiven jungen Männer haben an den – ein leistungsorientiertes Konkurrenzverhalten einfordernden und durchsetzenden – Postulaten und Umständen in Familie, Schule und Beruf wenig auszusetzen. Allenfalls bemängeln sie ein wechselseitiges Einander-Niedermachen von Menschen als einschüchternd, weil sie ggf. entdecken, dass sich ein solches ausgrenzendes Verhalten neben offiziellen Durchsetzungssphären abspielt und das spielerische Miteinander etwa von Gleichaltrigen beeinträchtigt (Hänseln wegen Schielen, Stottern etc.). Ansonsten vollziehen die Klienten das Selbstbewährungsprogramm in der Gesellschaft überzeugt mit. Und machen sich dadurch selbst zum Opfer ihres Auslesedenkens, das sie bis in den Privatbereich hinein verfolgen (z.B. der Mann als Durchsetzer, die Frau als dienende Gefühlsfachkraft), und genau daran mental dann scheitern (ein Trost suchender, sich ausweinender Mann ist kein »Machertyp«).

*Institutionalisiertheit gesellschaftlich vorgegebener Subjektpositionierungen:*
Die herrschende Leistungsethik, die eine formale Freiheit der Lebensführung (Freiheit der Bildungs- und Berufswahl, Recht auf Vermögensbildung, Wahl der politischen Autoritäten etc.) zur Gestaltungsfreiheit in durchaus widrigen Umständen verfabelt, ist auch bei den Klienten durchgesetzt. Sie kann jedoch nicht darüber hinwegtäuschen, dass die Annahme des Grundkonzepts und die Ausgestaltung von Positionierungsvarianten in diesem Rahmen kognitive Leistung der Individuen bleiben. Die jungen Männer haben das »zeitgemäße Denken« von ihren Bezugspersonen und von den für die Vermittlung zuständig gemachten Institutionen gedanklich zustimmend übernommen, allerdings ohne viel eigenes Nachdenken, denn es ist ihnen ja nicht »eingebläut«, sondern als Selbstverständlichkeit nahegebracht worden; andernfalls hätte sich vielleicht Misstrauen bei ihnen geregt. Man hält sich gerade als Jugendlicher zunächst gern an Vorbilder, auch wenn man als ein auf Durchsetzung »gepolter« Mann in anderen Fällen durchaus opponieren könnte und wollte.

## 2.3.3 Ältere Klientinnen

### K8 Gerlinde (1997/04) – Diagnose: Dysthymia (F34.1), phobische Störung mit Panikstörung (F40.01)

Berichte an den Gutachter wurden in die Darstellung einbezogen.

Die 56-jährige Klientin Gerlinde ist Bereichsleiterin in einer Handelsfirma und wohnt allein zur Miete. Sie hat 19-jährig einen sieben Jahre älteren Mann geheiratet, hat mit diesem eine gemeinsame Tochter, nach neun Jahren Ehe ließ sie sich scheiden. Vier Jahre lebte sie später mit einem verheirateten Partner zusammen, in den sie sehr verliebt war, der sich aber kurz vor der geplanten Hochzeit wegen einer anderen Frau von ihr trennte. Die Eltern sind gestorben (der Vater 81-jährig an Herzversagen, die Mutter 56-jährig an Brustkrebs), als die Klientin 18 bzw. 20 Jahre alt war, sie war 12-jährig, als der Bruder starb.

Gerlinde stellt sich aufgrund starker Depressionen und Angstzustände vor, mit denen sie sich seit 19 Jahren konfrontiert sieht, als sie der zweite Partner verließ. Sie leidet außerdem unter Herzbeschwerden: Druck und Stechen in der Herzgegend, Angst, das Herz könne aufhören zu schlagen, Herzrasen, Schweißausbruch, Atemnot. Sie absolvierte deshalb zwei Therapien und einen Aufenthalt in einer psychosomatischen Klinik. Zeitweilig müsse sie Librium-Tabs einnehmen, um die Symptome abzuschwächen und arbeitsfähig zu bleiben. Medikation: Früher Librium (Benzodiazepin), aktuell eine Imap-Spritze pro Woche (Depotneuroleptikum), Saroten/TZA. Sie lebe sehr zurückgezogen, fühle sich wertlos, habe kaum Kontakte zu anderen und sei sehr einsam.

Als der zweite Partner sie im Stich ließ, habe sie zahlreiche Nervenzusammenbrüche erlitten und erstmalig seien Depressionen und Angstzustände aufgetreten. Wegen ihrer (vermeintlichen) Minderwertigkeit habe sie sich immer mehr zurückgezogen und sei völlig in ihrem Beruf, in dem sie Anerkennung fand, aufgegangen. Eine begonnene Therapie habe sie abgebrochen und sei ohne Tochter, die vor dem Abitur stand, nach München gezogen, um den Partner vergessen zu können. Nur mit der täglichen Einnahme von Tranquillizern konnte sie nach eigener Aussage den Alltag überstehen. Vor 15 Jahren seien dann zur sich verstärkenden Symptomatik noch die Herzbeschwerden, begleitet von Hyperventilation, hinzugekommen. In dieser Zeit habe die Ablösung von der Tochter, an der sie sehr hänge, stattgefunden. Es folgte ein viermonatiger Aufenthalt in einer psychosomatischen Klinik. Die Medikation sei in dieser Zeit erfolgreich reduziert worden, die Hyperventilation konnte besser unter Kontrolle gehalten werden. Eine Anschlusstherapie brach sie wegen Auseinandersetzungen mit der Therapeutin nach eineinhalb Jahren ab. Vor elf Jahren erfolgte eine Gebärmutterektomie, nach der sich die Klientin als Frau noch weniger begehrenswert und noch minderwertiger gefühlt habe. Seit acht Jahren seien sowohl die Depressionen als auch frei flottierende Angstzustände und vor allem die Herzbeschwerden wieder massiv aufgetreten. Die Klientin traut sich nach wie vor nicht unter Menschen, sie habe kein Selbstbewusstsein und leide sehr stark unter ihrer Einsamkeit. Depressionen und Angstzustände träten monatlich vor allem an Wochenenden »*anfallsartig*« auf, wenn sie sich besonders allein fühle, und sie sei diesen Zuständen völlig ausgeliefert, was sie mit täglichen Librium-Tabs abmildere. Sie arbeite eigentlich nur noch und bemerke eigentlich erst jetzt, dass ihr Ansehen am Arbeitsplatz ihr desolates Privatleben nicht schöner werden lasse.

Vor drei Jahren heiratete Gerlinde eine neue Bekanntschaft, einen Rechtsanwalt; eine Beziehung, in der sie sich als Frau mit geringem Bildungsstand (Realschule nicht abgeschlossen) zunächst unterlegen fühlte, weswegen sie juristische Literatur zu lesen begann, um gesprächsweise mithalten zu können. Dann bekam sie aber mit, dass der neue Gatte unter Verlustängsten litt. Vor zwei Jahren verstarb dann der Ehemann, bei dem zuvor eine Bronchialkarzinomerkrankung diagnostiziert wurde, nach kurzer Vorwarnzeit und einem Krankenhausaufenthalt, währenddessen sie sich stark um ihn kümmerte und sorgte (auch unter Verlust- und Zukunftsängsten). Das Ableben des Mannes traf die Klientin zunächst sehr, sie nahm es aber gleichwohl gefasst auf, richtete die Beerdigung aus und brachte die hochbetagte Schwiegermutter ins Heim. Dann traten, verstärkt durch neue Berührung mit Gegenständen des Verstorbenen, erstmals Schuldgefühle auf: sie habe den Gatten »*oftmals schlecht und herzlos behandelt*« und damit den Tod indirekt mitverschuldet, zumindest aber sein Leiden in den letzten Monaten verschlimmert. Durch therapeutische Intervention gelang es ihr dann, diese Fixierung zurückzudrängen und wieder Kontakt zu Freundinnen des früheren Wohnortes und zur Tochter aufzunehmen. Ein anschließender Kuraufenthalt in einer psychosomatischen Klinik bewirkte aber wieder eine Verschlechterung: Es sei »*in der Kindheit herumgestochert worden*«, und die Kliniktherapeutin habe ihr beim »*Verabschieden-Sollen*« vom Verstorbenen gesagt, sie werden ihren Mann bald wiedersehen. Dies löste bei Gerlinde massive Ängste aus, selbst an Krebs zu erkranken, daran zu sterben, und verstärkte erheblich ihre Schuldgefühle. Die Konsultierung von Fachärzten mit entwarnenden Ergebnissen lassen gleichwohl bei ihr Restzweifel zurück. Sie leidet inzwischen an bisher ärztlich nicht erklärbarem Haarausfall, Unruhegefühlen und Schlafstörungen.

Gerlindes berufliche Laufbahn reichte von der Verkäuferin in einem Modehaus über Abteilungsleiterin, Filialleiterin, Leiterin eines Verkaufsbüros bis zur Bereichsleiterin. Über die Arbeit sagt sie jetzt:

»*Es kostet mich sehr viel Kraft und Energie, ausgeglichen und stabil zu erscheinen.*« An der Arbeit gefällt ihr: »*das selbständige Arbeiten, innerhalb gewisser Grenzen betrieblicher Richtlinien kann ich absolut frei schalten und walten*«, ihr Chef »*akzeptiert meine Kompetenz*«, er schätzt an ihr »*Einsatz, Zuverlässigkeit, Personalführung*«. Und für die Freizeit gilt: »*Dadurch, dass mich mein Beruf soviel Energie kostet, bin ich in meiner Freizeit ausgelaugt, so dass der familiäre oder private Bereich verarmt.*« Sie stören ihre »*Entscheidungsunfähigkeit*« und ihre »*Angst vor Menschen.*«

In ihrer Kindheit hatte sie Albträume und Ängste (»*Angst, von meiner Mutter verlassen zu werden*«).

»*Ich hatte seit meinem zwölften Lebensjahr zwei Väter, kann mich für keinen entscheiden.*« »*Meine Mutter war eine starke, nach außen gerichtete Frau. Der Schein war ihr wichtig. Ein häufiger Spruch von ihr: ›Wie's da drinnen aussieht, geht niemand was an‹.*«

Die Atmosphäre zuhause war »*gespannt, schweigsam*«, Gerlinde fühlte sich von den Eltern weder geliebt noch akzeptiert, vertrauen konnte sie ihnen nicht. Tochter und Enkeltochter sind heute die wichtigsten Personen in ihrem Leben. Die 28-jährige Tochter ist »*hilfsbereit, selbstbewusst, kontaktfreudig*«.

In der Schule fühlte sie sich von Lehrern und Schülern eingeschüchtert, ihre Leistungen waren »*Durchschnitt*«. Andere Leute lernt sie schwer kennen, weil »*ich sehr vorsichtig und zurückhaltend bin*«. Ihre Interessen und Wünsche kann sie nur schwer verfolgen, weil »*ich mich selbst für unwichtig halte*«. Sie »*möchte mehr Vertrauen zu anderen Menschen entwickeln*«.

Gerlindes Selbstbeschreibung: Sie nimmt sich »*nicht wichtig*«, lebenslang »*hatte ich Angst*«, seit der Kindheit »*fühle ich mich wertlos*«, sie ist stolz auf ihre »*Ausdauer*«, ärgert sich über »*meine Starrheit*«, Mutter war immer »*gütig und kraftvoll*«, hat der Tochter aber zu wenig Zeit gewidmet, Vater war immer »*feige*«, ließ »*Liebe und Interesse*« entbehren.

*Analyse:*
Die Beschwerden der Klientin – starke phasenweise Depressionen, Angstzustände und in der Folge diverse Herzbeschwerden mit Schweißausbrüchen, Atemnot etc. – sind auf die seit der Jugend bestehenden erheblichen Selbstunsicherheiten, Selbstzweifel und Minderwertigkeitsgefühle zurückzuführen, die je nach aktueller Situation ihre jeweiligen kognitiven Legitimationsbezüge finden. Die Inkonsequenzen und falschen Generalisierungen im Denken sind gut aufzufinden, und ihr großer Leidensdruck wie ihr Änderungswille sind gute Voraussetzungen, die depressiven Stimmungsauslenkungen zu überwinden, zumal sie sich ihre »Inseln des Selbstbewusstseins« vor allem im Berufsleben bereits geschaffen hat. Die aus ihrer unbegründeten Selbstverurteilung resultierende Rückzugstendenz ist auf Basis ihrer partiell durchaus vorhandenen sozialen Kompetenz und Eloquenz aussichtsreich behandelbar.

Die psychosomatischen Folgesymptome sollten allerdings in ihrem fortgeschrittenen Alter intensiv parallel behandelt werden, da ein emotionaler und mit Verhaltensgewohnheiten verknüpfter »Automatismus« entstanden ist, der durch kognitive Korrekturen in Verbindung mit dazu rational passenden Verhaltensübungen unter der Bedingung ihrer hartnäckigen Mitarbeit außer Kraft zu setzen ist.

Die bei Gerlinde festzustellenden gehäuften Schicksalsschläge haben zwar die Depressionsausbrüche begünstigt, sind aber gleichwohl nicht als Verursacher misszuverstehen.

### K9 Susanne (1999/12) – Diagnose: Dysthymia (F34.1)

Die 52-jährige verbeamtete Bankbeschäftigte ist ledig, hat mittlere Reife, wurde mit 17 berufstätig, lebt heute in einer Eigentumswohnung und hat sich vor einem halben Jahr wegen Depression in einer psychosomatischen Klinik behandeln lassen. Der Vater starb mit 71 Jahren an Darmkrebs, die Mutter ist 77-jährig. Sie hat einen 56-jährigen verwitweten Bruder.

Susanne kommt zur Therapie wegen Depressionen, häufigem Weinen, Problemen mit Arbeit und Chef, Angst- und Schuldgefühlen. Hauptgrund für die seit Jahren immer wieder auftretenden depressiven Schübe ist die Arbeit (neuer junger Chef, Mobbing durch Kollegen), davor war auch Liebeskummer ein Ausgangspunkt. Sie hält ihre Probleme für mittelschwer. Mit

18 Jahren hatte sie eine Gehirnerschütterung nach einem Autounfall. Ein Onkel väterlicherseits beging früher Selbstmord wegen Depression.

Ihre Kindheit erlebte die Klientin als glücklich. Aber *»wir mussten brav sein, das Verhältnis zwischen meinen Eltern war nicht gut«*. Die Mutter spielte zuhause die *»Chefin«*, gab sich *»stark«*, war immer streng, ließ stets *»Liebe u. Gefühl«* vermissen. Der Vater, als Person *»labil, ruhig, gelassen«*, war *»immer gut und hatte mehr Gefühl u. Liebe«*. Susanne moniert, während des Erwachsenwerdens nicht *»mehr Horizont zu bekommen«*, sie vermisste *»mehr Gespräche in der Familie«*. Das Kind hatte eine strenge religiöse Erziehung, die Eltern mischten sich in ihre Ausbildung und in ihren Beruf ein. Dort schätzt sie zwar das *»selbständige Arbeiten«*, Kummer machen ihr aber das hohe Arbeitspensum und die Interventionen des Chefs, der ihr angeblich zu langsames Arbeiten bemängelt und den ihre Fragen nerven.

Als sie als Twen eine längere Beziehung eingegangen war und diese vom Freund beendet wurde, hatte sie erheblichen Liebeskummer und vollzog eine Abtreibung. Andere kennenzulernen fällt ihr manchmal durchaus leicht, eine Beziehung hält sie auch länger durch. In der Jugend belasteten sie in Sachen Sexualität oft Schuldgefühle aufgrund ihrer religiösen Orientierung, die ihr Tun als Sünde einstufte. Bisher verzeichnete sie drei Partner, beim letzten war die Beziehung intensiver.

Sie ist ein Mensch, der *»gerne ausgeglichen ist«*, immer *»habe ich versucht, mich durchzukämpfen«*, seit ihrer Kindheit *»war ich ruhig und brav«*, ist stolz *»auf meine Unabhängigkeit«*, fühlt sich *»manchmal allein und einsam«*, ist *»phlegmatisch«*. Weh tun ihr *»Unaufrichtigkeit, Lügen, Untreue«*. Die Kontrolle über sich verloren hat sie *»sehr oft, die letzten Wochen vor meiner Krankheit (Weinkrämpfe). Ich konnte mich nicht mehr beruhigen«*. Helfen könnte ihr, mehr *»rauszugehen in die Natur«*, zu reisen, auch gelingt es ihr, *»wieder positiv zu werden u. zu denken«*. Wer sie mag, findet sie *»spontan, unkonventionell, traurig u. in mich gekehrt«*, wer sich distanziert, hält sie für *»depressiv, zu wenig aktiv u. agil«*. Zusammengefasst:

*»Ich bin fleißig und aktiv. Jedoch brauche ich die Anerkennung von meinem Chef und ich muss auch ihn fragen dürfen und eine Entscheidung erbitten können. Ich bin verletzt, wenn z.B. ich einen Anschiss erhalte, der nicht gerechtfertigt ist, nur weil er auch einen Druck hat. Ansonsten bin ich ziemlich pflegeleicht und flexibel. Für alles Spontane angetan u. begeistert.«*
Als Tipp für die Therapie empfiehlt sie: *»Man sollte vielleicht ergründen, warum ich keinen Partner gefunden habe, warum ich alleine bin. Irgendwas stimmt mit mir nicht:«*
Und ihre Eigendiagnose sagt, sie sei *»bindungsunfähig, traurig, teilweise schwermütig und negativ dem Leben gegenüber eingestellt«*.

*»Meistens frag ich mich, warum ich auf der Welt bin. Ich wollte eigentlich eine Familie, einen Mann und Kinder haben. Ich habe es nicht bekommen. Mein Ziel habe ich verfehlt. Vermutlich habe ich selbst Schuld daran, weil ich zu wenig dafür getan habe und das ganze dem Zufall überlassen habe. Manche bekommen, was sie wollen.*

*Vielleicht sind sie zielstrebiger und lassen nicht locker. Ich bin mehr abwartend und habe das bisher alles dem Schicksal überlassen. Das ist meine Mentalität. Mir ging's viele Jahre schlecht wegen Alleinsein, wegen Liebeskummer mit Männern. Vielleicht habe ich vor längerer Zeit schon resigniert. Ich habe mich angepasst. Ich nehme das Leben, so wie es ist. Ich habe mir gesagt, o.k. einen Mann wirst du wohl nicht mehr für dich finden, mache das Beste daraus. Ich habe mein Leben jetzt so eingerichtet, dass ich auch ohne Mann leben kann. Ich habe 2 Kätzchen, die mir als Kinderersatz dienen und die ich sehr liebe. – Manchmal denke ich schon, dass ich vielleicht auch ganz wichtig bin, hier zu sein. Vielleicht mache ich diese kalte Welt ein bisschen wärmer (jetzt heule ich), ich bin voller Gefühl für die Natur, für die Tiere und für die Kinder, die in dieser Welt sterben müssen, weil sie in einem fremden Land geboren wurden, oder die am Rande der Gesellschaft leben müssen und keine Chance haben, je aus diesem Schlamassel rauszukommen.«*

*Analyse:*
Susanne weist eine leichter ausgeprägte Depression auf. An ihr sind die negativen, stimmungsauslenkenden Gedanken noch sehr offensichtlich, da sie selbst kognitiv falschen Generalisierungen gegensteuert. Es liegt offen zutage, welche logisch inkorrekten Verallgemeinerungen sie gegen sich selbst richtet, Beispiel Beziehungen: Weil sie es nicht zu Ehe und Familie gebracht hat, obwohl es ihr Ziel war (aber dazu gehören zwei), sagt sie: »Man sollte vielleicht ergründen, warum ich keinen Partner gefunden habe, warum ich alleine bin. Irgendwas stimmt mit mir nicht:« Zunächst lässt sie offen, woran ihre Einsamkeit liegt, sagt selbst, u.U. habe sie wegen schlechter Erfahrungen mit Liebesbeziehungen (dazu ist sie also fähig!) resigniert und war deswegen zu wenig aktiv, dann vermutet sie auf einmal, dass etwas nicht *mit ihr* stimme, um dann ein endgültiges Ergebnis zu präsentieren, sie sei ganz einfach »beziehungsunfähig«. Aufgrund eines Mangels (Einsamkeit) spricht sie sich selbst endgültig schuldig: Ich kann nicht mit Menschen. Das andere Beispiel erfasst ihr Hauptproblem: Ihr neuer Chef, von dem sie selbst weiß, dass er von oben unter Druck steht, gibt diesen weiter insbesondere an sie, sie sei »zu langsam«, oft ungerechtfertigt, und Kollegen – wohl ebenfalls unter Effizienzzwang – stimmen darin überein und mobben sie, konkurrenzorientiert, zusätzlich. Die Klientin hält also durchaus fest, dass ihr berufliches Problem der profilierungssüchtige junge Vorgesetzte ist, vereint mit liebedienerischen, dienstbeflissenen Kollegen, die sie leichtfertig ausgrenzen, und darüber fällt sie schicksalsergeben in depressive Zustände (eine emotionale Reaktion gegen sich selbst, statt adäquate Gegenwehr), aber noch ohne sich selbst ausdrücklich zur Ursache des Problems zu erklären und damit sich zum Versager zu stempeln und zu verurteilen.

Die Klientin ist eine rationale und differenzierende Person, die sich in ihren existenten Schwierigkeiten noch zu helfen weiß. Aber sie braucht therapeutische Unterstützung darin, ihre Probleme genauer und sachgerechter zu erfassen und mit ihnen praktisch besser umzugehen – erstens kann man auch notfalls mit sich allein klarkommen, worin sie Ansätze zeigt, zweitens sind Katzen nicht wirklich das gemeinsame Zusammenleben, das sie sich vorstellt (»Ersatz«), und drittens wäre es sinnvoll, wenn sie beruflich etwas unternehmen würde, damit die unzumutbare Situation nicht anhält (als Beamtin hat sie da immerhin einige Möglichkeiten). Seine eigenen Belange kann man schließlich in gewissen Grenzen, nämlich unter Berücksichtigung der eigenen Erfahrungen und der äußeren Bedingungen, selbst produktiv angehen.

## K10 Irmgard (2003/23) – Diagnose: rezidivierende depressive Störung, gegenwärtig mittelgradige Episode (F33.1), ängstliche (vermeidende) Persönlichkeitsstörung (F60.6)

Die 57-jährige Angestellte einer großen Versicherung ist Sachbearbeiterin, hat mittlere Reife und arbeitet seit Absolvierung ihrer Lehre als Versicherungskauffrau, d.h. seit dem 16. Lebensjahr. Sie ist ledig und lebt allein in einer Mietwohnung.

Irmgard leidet unter depressiven Verstimmungen, klagt über »*Kontaktschwierigkeiten zu Männern, zur Gesellschaft, Öffentlichkeit*«. Über die Arbeit sagt sie: »*kein Mut zur Karriere, mich selbst darzustellen, mit Konflikten umzugehen, Berufsziel verfehlt!*« Sie hat »*keinen intimen familiären Kontakt zu Bruder/Schwägerin, zur Familie insgesamt*«, registriert »*keine Fähigkeit zu echter Partnerschaft, zu Familiengründung*«, hat »*nur Frauenfreundschaften, keine Kontaktfähigkeit zu Männern*«. Generell hält sie fest: »*fühle mich als Sonderling, komisch, uninteressant, keine Persönlichkeit, keine Ausstrahlung*«. Sie habe Minderwertigkeitsgefühle und zieht sich zurück. In der Folge ist sie »*unzufrieden, depressiv, resigniert, leblos*«. Als Gegenmaßnahmen hat sie Seminare besucht, Gespräche geführt, versucht zum Ablegen der störenden Verhaltensweisen »*Selbsterkennen dieser Verhaltensweisen, Versuche, mental neu zu programmieren*«. Gesprochen hat sie darüber mit Freundinnen, der Frauenärztin und dem Hausarzt. Die Behandlung hält sie für »*lebensnotwendig*«, ihr Problem für »*extrem schwer*«. An Selbstmord denkt sie seit mehreren Jahren: »*Ich finde mein Leben so nicht mehr lebenswert, enthalte mir einen wichtigen Teil des Lebens vor.*«

Der beamtete Vater der Klientin, der an häufigen Magengeschwüren litt, ist mit 57 Jahren an einer Magenoperation gestorben, als sie 15 war. Die Mutter, Hausfrau, ist heute 93 Jahre alt und bei guter Gesundheit. Der 71-jährige Bruder war Beamter und ist verheiratet; die 67-jährige Schwester war Angestellte, ledig, und ist vor zwei Jahren gestorben. Der Vater zeigte sich »*ruhig, verträglich, kontaktfreudig, sachlich*«, die Mutter sei eine »*Powerfrau, bestimmend, auf Haushalt fixiert, wenig Gefühle/Zärtlichkeit, außer Haus kein Selbstbewusstsein/Selbstwert*«. Der Vater verlangte von der Tochter »*viel lernen, um Erfolg zu haben*«. Von der Mutter wurden Einstellungen gefordert wie »*anständig u. angepasst sein, nicht unangenehm auffallen, Ehemann und Kinder haben*«. Während ihrer Kindheit war Irmgard »*schüchtern, ängstlich, verschlossen*«, es gab »*ständig heftigen Streit in der Familie*«, und zwar wegen der Kinder, denn die Eltern verstanden sich gut. Aber: »*Wenn mein Vater in unserer Gegenwart meine Mutter umarmen wollte, zärtlich sein wollte, hat meine*

*Mutter schamhaft abgewehrt.«* Als Irmgard neun war, musste die Schwester das Haus verlassen wegen »*totaler Ablehnung durch meine Mutter*«. In der Pubertät war die Klientin »*total verklemmt, kein natürl. Kontakt zu Buben*«, dafür gab's sogar ein Verbot durch den Vater. Mit 20 Jahren war Irmgard »*verklemmt, kein Selbstwertgefühl*«, mit ihrem ersten Freund hatte sie keinen Sex. Seit dem 24. Lebensjahr besuchte sie zwei Psychotherapien (»*erkenne meine Schwierigkeiten*«). Im Alter von 30 Jahren geht sie eine Partnerschaft mit einem 23 Jahre älteren Mann ein, die 16 Jahre hält; er war ein »*Phantast, Traumtänzer, bis heute beruflich nichts geschaffen, geldabhängig von anderen*«, es gab wenig Übereinstimmung, weder bezüglich Arbeitsleben noch Freizeitgestaltung. Sie sind nun seit elf Jahren getrennt. Im letzten Jahr hat sie wegen Depression, Erschöpfung und Hormonmangel Ärzte besucht.

In der Schule wurde sie sowohl von Lehrern wie Mitschülern eingeschüchtert. An der Arbeit gefällt Irmgard ihr »*relativer Freiraum, angenehmer Chef/Kollegen*«. Die Vorgesetzten schätzen an ihr »*Zuverlässigkeit, Sachverstand, Vernunft, Fachwissen, Verschwiegenheit*«, sie kritisieren an ihr einen »*Mangel an Konfliktfreudigkeit, an Dynamik, an Durchsetzungsvermögen*«. Kontakt zu anderen Menschen aufzunehmen fällt der Klientin schwer: »*finde oft keinen Gesprächsstoff, finde mich teilweise uninteressant, nicht beachtet*«. Eigentlich will sie »*natürlichen, selbstverständlichen Kontakt haben, unkompliziert sein*«.

Irmgards Selbstbeschreibung: Sie ist ein Mensch, der »*gern glücklich wäre*«, immer »*habe ich an mir gearbeitet*«, seit der Kindheit »*habe ich Minderwertigkeitsgefühle*«. Sie gibt schwer zu, »*dass ich mir sehnlichst den passenden Lebenspartner wünsche*«. Nicht vergeben kann sie, »*dass meine Eltern nicht erkannt haben, was ich wirklich brauche zu meiner Entwicklung*«. Sie fühlt sich schuldig, »*weil ich Freunde, wenn sie mich brauchten, im Stich gelassen habe*«. Von der Mutter bekam sie nie »*Bestätigung, Wertschätzung, Liebe*«. Vom Vater erhielt sie nie »*die Unterstützung meiner Weiblichkeit*«. Helfen würde, »*mich ständig in der Öffentlichkeit zu bewegen*«. Die Kontrolle über sich hat Irmgard ihrer Mutter, ihrer Kollegin und ihrem Bruder gegenüber verloren. Die beste Freundin würde sie positiv als »*dynamisch, nervenstark, aktiv*« beschreiben und negativ als »*zu wenig gefühlvoll, zu sachlich*«. Einer, der sie nicht mag, würde sie nach eigener Vorstellung eine »*langweilige, uninteressante, unweibliche Frau*« nennen. Sie selbst sagt: »*Habe sicher ein großes Potential, das erst entwickelt werden muss, ich lebe nur auf Sparflamme.*«

In einem für die Therapie verfassten fiktiven Brief an die 93-jährige Mutter kommt ein wenig das Menschenbild der Klientin zum Ausdruck:

*»Liebe Mama, obwohl ich mit meinem Verstand begreife, dass Du nicht anders sein kannst wie Du bist, weder in der Vergangenheit noch in der Gegenwart,... kann ich wiederum nicht anders u. falle immer wieder in Deiner Gegenwart in Aggression, in Wut, in Kälte Dir gegenüber. Zuhause mache ich mir ständig Vorwürfe, habe Mitleid mit Dir alter Frau, weiß dass ich es nicht besser oder anders könnte u. kann dennoch nicht ablassen von diesen tiefen negativen Gefühlen! [...] Mit größerem Abstand verändern sich die negativen Gefühle [...] Was dann bleibt, ist nur noch Schuld – wofür*

*aber? Dafür, dass ich mich selbst durch Dich in meinem Leben betrogen fühle? Dass ich so geworden bin, weil die ganze Atmosphäre unserer Familie so beschaffen war! Und Du den Hauptanteil dieser Familie ausgemacht hast, das Herzstück warst! Es ist alles so traurig für mich, ich fühle mich so tot, so abgeschnitten, so alleingelassen, und vor allem so unfähig, das alles zu verändern, das ist das Deprimierende daran! Es ist ja auch irgendwie zu spät, es ist einfach nicht mehr aufzuholen, was ich alles versäumt habe, was ich alles nicht gelebt habe, was ich nicht gehabt habe! Ich weiß, Du hast es immer gut gemeint u. hast doch so vieles falsch gemacht. Und ich war nicht fähig, schon frühzeitig mein eigenes Leben zu gestalten, aufzuwachen, erwachsen zu werden – bis heute habe ich gebraucht – und selbst jetzt kann ich es nicht fertig bringen, frei zu sein, mein Leben wirklich selbst in die Hand zu nehmen... Ich habe oft auch nicht mehr die Kraft dazu! Hätte ich nur Deine Power, Deine grenzenlose Energie! Und trotz Deiner Energie hast Du Dich auch nie wirklich gelebt, warst anderen gegenüber ohne Selbstbewusstsein, geradezu peinlich für mich, das zu erleben, warst verklemmt, verschämt u. hast vieles unterdrückt – und all das ist nun mein Erbe!... Du bist dabei ganz arglos, hilflos u. selbst traurig u. unglücklich! Was sollen wir beide nur tun? Kann ich meine Aggression Dir gegenüber endlich akzeptieren, als etwas ganz normales, natürliches? Als etwas, das sein darf, ohne Schuldgefühl?«*

*Analyse:*
In ihren widersprüchlichen Briefurteilen macht Irmgard deutlich, über welches zirkuläre moralische Denken, unterbrochen von rationalen Lichtblicken, sie psychisch krank geworden ist: Zum Beispiel sagt sie sich: Ich bin kontaktarm, selbstunsicher etc. (deswegen will ich, weil unglücklich, mein Verhalten verändern), aber ich kann nicht anders (warum eigentlich nicht, wenn sie weiß, womit sie unzufrieden ist?), weil meine Mutter mich so unselbständig erzogen hat, sie ist also schuld, daher meine Aggression. Die Aggression treibt mich aber in Schuldgefühle, weil ich weiß, dass meine Mutter es nicht besser wusste, sie hat es ja nicht böse gemeint. Hätte ich nur ihre Power, dann... wäre ich so unglücklich, selbstunsicher wie sie? Außerdem ist es für mich ohnehin zu spät (warum eigentlich?), aber jetzt sehe ich klarer (also kann sie was dagegen tun!). Aber sind wir nicht von Natur wie wir sind? Weshalb dann Schuldgefühle, Therapiebedarf, Änderungsinteresse?

Nein, die Klientin hat trotz einiger punktueller Einsichten nicht verstanden, was ihr Problem ist: Sie hat Aggressionen gegen ihre Mutter – wegen sicherlich manchem falschen und unverständigem Verhalten ihren Kindern gegenüber, aber vor allem, weil die Gründe dafür bei Irmgards Selbstpositionierung liegen! Sie will ihre eigenen Versäumnisse der alten Dame anlasten, obwohl die heimischen »Drangsale« schon fast vier Jahrzehnte zurückliegen. Sie hat für sich längst die Verantwortung übernommen und auch gelebt – z.B. beruflich, z.B. mit einer 16-jährigen Beziehung; dass sie dem damaligen Partner irgendwann den Laufpass gegeben hat (»Traumtänzer« etc.), war ihre Entscheidung, und wenn sie sich nun für »unweiblich« und beziehungsuntauglich hält, hat die Mutter damit nichts zu tun, sie selbst aber mit ihrer Selbsterniedrigung sehr wohl. Und warum meint die Klientin, mit ihren 57 Jahren alles verpasst zu haben? Kinder wird sie in diesem Alter nicht mehr bekommen, aber Partner- und Freundschaften kann man lebenslang eingehen; seine Bedürfnisse und Interessen kann man ebenfalls verfolgen, natürlich immer gemessen an den eigenen persönlichen und materiellen Möglichkeiten.

Wer seine Interessen nach dem öffentlich als gültig empfundenen Familienideal ausrichtet, nach dem eine Frau, die auf sich hält, Kinder zu gebären hat, der wird natürlich irgendwann merken, dass es zu spät ist – die Mutter kann daran nicht Schuld sein, denn bei der hat »es« ja geklappt, und die ist nun gleichwohl »unglücklich« 93 Jahre alt! Und überhaupt: Die bedrängenden Einflüsse der Kindheit, gegen die man sich übrigens zumindest nachträglich und in Gedanken ohnehin auflehnen kann, sind mit dem Auszug aus dem Elternhaus vorbei, es sei denn, man teilt immer noch Moral und Denkweise der Eltern. Minderwertigkeitsgefühle werden oft zwar nahegelegt, aber nicht oktroyiert, sondern man leistet sie sich selbst, sie sind ein kognitives Eigenprodukt. Bei Irmgard standen im Leben immer Moral und Interessen im Konflikt, und sie hat sich mal für die Moral (das war die Regel), mal ein wenig für ihre Interessen entschieden, so z.B. gegen den »falschen« Mann, der 16 Jahre der richtige war...

Aggressionen und Schuldgefühle sind eben keineswegs etwas »Natürliches«, das man »akzeptieren« muss – sagt der Klientin schon der Verstand, aber er leugnet es auch wieder, um das moralische Selbst- und Weltbild nicht zu gefährden. Darum ist sie in ihren intellektuellen Ansätzen des Begreifens zu unterstützen, nämlich darin, ihre eigenen Belange aufzufinden und anzuerkennen, denn das noch zu führende Leben ist ihres.

Der Brief an die Mutter ist ein Zeugnis ihrer widersprüchlichen Gefangenheit im ausweglosen gedanklichen Kreisen zwischen moralischer Pflichtvorstellung und individuellen Wunschbildern, die sich von Ersteren nicht lösen können – was ist das Leben wert, wenn ich inzwischen am Mutterideal gescheitert bin? Über meine Mutter erhebe ich mich dadurch, dass ich sie für schuldig erkläre dafür, mich verkorkst zu haben, ein letztes Selbstbewusstsein als Opfer, aber inkonsequent: Wenn die Mutter für ihr Verhalten verantwortlich ist, dann bin ich für meins auch der Urheber, darum kann die Mutter vielleicht doch nichts dafür... Aber nicht, weil man »von Natur« aus willenlos durch die Welt taumelt, sondern man sich für sein Tun entscheidet. Wenn man sein Leben als verkehrt empfindet, sollte man vielleicht seine Handlungsmaßstäbe überprüfen, sich Rechenschaft über sein Denken und Handeln ablegen und dann sein Trachten und Tun ändern. Das ist Verstandestätigkeit, ein Stück menschlicher Natur.

**Zusammenfassende Bewertung der Fälle »ältere Klientinnen«:**

Die Klientinnen K8 bis K10 haben die Gemeinsamkeit, einerseits eine größere Entfernung zu der von den Eltern abhängigen Jugendzeit gewonnen, andererseits einen vermutlich größeren Teil ihrer Lebensspanne bereits eigenständig gelebt und hinter sich gelassen zu haben. Hier kommen bei Depressiven neue negative Denkmuster ins Spiel: Ich habe viel versäumt, und (nicht ich sondern) x oder y ist »schuld« – und diese moralische Qualifizierung unterscheidet sich sehr von der Feststellung, man selbst oder andere hätten fehlerhaft, eigennützig etc. geurteilt oder gehandelt. Nun gibt es viele niederschmetternde Erfahrungen als Legitimation für die Meinung, ins Auge gefasste Ziele verfehlen zu »müssen«: Man ist wegen der Schulkonkurrenz an den Bedingungen für eine bessere Karriere gescheitert, man hat den liebsten Menschen verloren (er ist gestorben oder gegangen), die Gesundheit machte mir einen Strich durch die Rechnung bestimmter Vorhaben oder direkt das Leben schwer, die Arbeitskonkurrenz hat mir Jobs verwehrt oder das Berufsleben engt mich existenziell ein. Obige Denkmuster aber ziehen nicht solche Faktoren ins Kalkül, um damit bestmöglich umzugehen, sondern sie lassen allesamt die eigene Subjektivität grundsätzlich untauglich aussehen: Wenn andere mich »verdorben« haben, das Glück mir nicht hold war oder ich unmittelbar versagt habe – fast immer folgt bei den Depressiven aus solchen Gedanken die eigene Entscheidungs- und Handlungsunfähigkeit und zu guter Letzt eine Selbstverurteilung, während Handlungsalternativen ignoriert werden und die umgebende Welt nicht infrage gestellt wird.

*Freiheits-/Ohnmachts-Gegensatz im Selbstkonzept:*
Auch die älteren Klientinnen lassen ein negatives Selbstbild erkennen, in dem das Subjekt an den vermeintlich vielen Möglichkeiten aus eigener Unzulänglichkeit scheitert. Die äußeren Umstände, um die man sich wegen unentwegter kritischer Selbstbeobachtung kaum kümmert, werden nur als Material persönlicher Niederlagen wahrgenommen, d.h. implizit gutgeheißen. Schuldzuweisungen an andere Personen nehmen daran nichts zurück: sie leugnen vielmehr die eigenen kognitiven und praktischen Spielräume – man definiert sich als reflexions- und willenloses Objekt fremden Einflusses.

*Kognitiver Auslöser der Depression:*
Hintergrund aller Symptome auch bei älteren Klientinnen sind unsachgemäße (kognitive) Erwägungen (vieles davon ist ihnen selbst gegenwärtig), und die verselbständigten physischen wie psychischen Erscheinungsformen sind vielfach strafende »Schlussfolgerungen« des gegen sich selbst gerichteten Körpers. Wer allerdings psychologische Therapie sucht, geht heimlich davon aus, dass nichts anderes als »Probleme« gelöst werden müssen – ein Rest von Logik, die auch ein »Versager« nicht missen möchte.

*Erfahrung und moralischer Standpunkt im negativen Selbstkonzept:*
Erfahrungen geben stets die Belege für sachlich inadäquate generalisierende Schlussfolgerungen in Richtung auf das individuelle Selbstkonzept her. Aber Ursache der Systematisierung der negativen Selbstbeurteilung und -positionierung ist die Verankerung der erkrankten Subjekte im moralischen Regelwerk des öffentlichen Diskurses mit seinen Ansprüchen an eine anerkannte und erfüllte Lebensführung in der bürgerlichen und kapitalistischen Welt.

*Bezug des Denkfehlermusters zum sozialen Denk- und Verhaltenskodex:*
Die älteren Klientinnen sind intellektuell fest positioniert in den gesellschaftlichen Freiheits- und Pflichtvorstellungen, nach denen den »Tüchtigen«, ihrer Sicht zufolge also denen, die den Normen treu sind (den »Normalen«) und sie praktisch erfolgreich erfüllen, die Welt gehört. Unter dieser Voraussetzung können nur die in der Praxis »unperfekten« Menschen sich selbst bzw. einander das Leben schwer machen.

*Institutionalisiertheit gesellschaftlich vorgegebener Subjektpositionierungen:*
Auch die älteren Klientinnen bezeugen immer wieder, wie hartnäckig und druckvoll insbesondere das Elternhaus dem gesellschaftlichen Nachwuchs die Prinzipien einer bürgerlich achtenswerten Lebensgestaltung vermittelt. Diese diskursiven Fremdpositionierungen werden aber nur in Selbstverortungen verwandelt, wenn die Betroffenen die Botschaft akzeptieren und schätzen lernen. Wäre stattdessen Domestikation am Werk, gäbe es nicht das depressive Leiden an der eigenen »Unzulänglichkeit« von Subjekten, die mit der Vorstellung eines selbstbestimmten und bedürfnisgerechten Lebens »schwanger« gehen und dabei *an sich* verzweifeln – mit falscher, durch Fremdbeeinflussung nahe gelegter und übernommener Selbsterniedrigung.

### 2.3.4 Ältere Klienten

#### K11 Rolf (2001/12) – Diagnose: Dysthymia (F34.1)

Hinzugezogen wurde der Bericht an den Gutachter. Wichtige Fragebogenabschnitte wurden nicht schriftlich beantwortet, sondern erst im Gespräch.

Der 58-jährige leitende Veterinär hatte früher Tiermedizin studiert, promoviert und war mit 26 Jahren zunächst wissenschaftlicher Assistent an der Universität. Dann wechselte er in einen großen Schlachtbetrieb und arbeitete dort seither erst als Tierarzt, später gesamtverantwortlich im Lebensmittelbereich.

Der Klient stellt sich wegen einer seit vier Jahren zum zweiten Mal massiv auftretenden depressiven Störung vor. Er leidet unter Schlafstörungen, Schweißausbrüchen, Antriebslosigkeit, ständigem Grübeln, Konzentrationsstörungen und starken Gefühlen der inneren Unruhe. Medikation: Gladem (SSRI), Stangyl. Er hegt oft Suizidgedanken und sagt: »*So kann ich nicht weiterleben.*« Außerdem setzen ihm Hypertonie, Diabetes und Tonsillitis zu. Als Auslöser benennt Rolf über Jahre erlebte berufliche Belastungen und Probleme im Beziehungsbereich. Vor vier Jahren nahm er an einer tiefenpsychologischen Therapie teil, verlängerte diese aber nicht, da keine Verbesserung der Symptome erzielt wurde, und wechselte auf Anraten der Amtsärztin und der Partnerin die Therapierichtung.

Die Mutter verstarb vor einem Jahrzehnt 81-jährig an Herzversagen, der Vater lebt vermutlich noch, aber an diesen hat der Klient keine Erinnerung, da der Vater nie mit der Familie zusammenlebte und vor 51 Jahren die Scheidung stattfand, weil er eine andere Frau kennengelernt hatte. Der Sohn wurde gemeinsam von der Großmutter und der Mutter aufgezogen. Die Erziehungsatmosphäre schildert er als kühl, von der sehr strengen Großmutter dominiert. Sie habe sämtliche Belange des Jungen interventionistisch bestimmt, auch die Mutter gegängelt. Zwischen Großmutter und Mutter sei es häufig zu Streitereien gekommen. Letztere erlebte der Klient als vom Leben enttäuscht, wenig herzlich und melancholisch/depressiv. Die Kindheit nennt er »*gestört*«. Er selbst sei als Heranwachsender sehr rückzügig und selbstunsicher gewesen. In der Schule fühlte er sich von Lehrern und Schulkameraden eingeschüchtert. Während des Studiums habe er eine etwas jüngere, »*gefühlsarme*« Medizinstudentin kennengelernt, die er bald heiratete. Der Ehe entstammt eine inzwischen 22-jährige Tochter. Beide Eheleute waren sehr karriereorientiert.

In seinem Beruf wie an der Uni arbeitete Rolf zuerst sehr ambitioniert, gewissenhaft und sehr gern. Als nicht bewältigbar schildert er die vorherrschenden Gepflogenheiten in seinem Betrieb wie Korruption, Einmischung seitens der Politik, Tierquälereien, Versicherungsbetrügereien und die damit einhergehenden und zum Teil sehr deftigen Auseinandersetzungen mit dem »*Proletenpack*«. Er habe sich geweigert, diesen Gebräuchen nachzukommen, was ihm den Ruf des schwierigen Vorgesetzten und mehr Arbeit eingebracht habe. Fachwissen, Zuverlässigkeit und gewissenhaftes Arbeiten würden an ihm von seinen Chefs geschätzt. Als weiteren Belastungsfaktor benennt der Klient den wechselnden sehr frühen Arbeitsbeginn. Ein Privatleben sei kaum möglich gewesen, die gewünschte Unterstützung der Frau vermisste er, er fühlte sich von ihr nicht geliebt, man entwickelte sich auseinander. Die Gattin, eine sehr engagierte Humanmedizinerin, übernahm nahezu ausschließlich die Erziehung der Tochter und regelte sämtliche Familienbelange. Seine einzige Erholung habe Rolf in seiner Passion klassische Musik und im Restaurieren von Antiquitäten gefunden. Vor 20 Jahren traten erste depressive Verstimmungen auf. Bald darauf begann er, regelmäßig täglich ein bis zwei Flaschen Wein und zusätzlich Schnaps zu trinken.

Vor elf Jahren trennte sich der Klient von seiner Frau, die ihm eröffnete, der Beruf sei ihr wichtiger als er (sie sind weiter verheiratet). Heute wohnt er mit Onkel, Tante und Cousine im eigenen Haus. Rolf sagt, er fühle sich schuldig wegen der Trennung, er glaube, versagt zu haben, vor allem wegen der seitdem extrem abweisenden Tochter, die seit zwei Jahren an Bulimie leide. Wegen Diabetes reduzierte er seinen Alkoholkonsum. Seit seinem letzten depressiven Zusammenbruch vor vier Jahren ist Rolf krankgeschrieben. Er unterzog sich einer intensiven Therapie, deren ausschließlicher Fokus die Aufarbeitung seiner Kindheit war; wegen Verschlimmerung der Symptome brach er diese ab.

Ebenfalls seit vier Jahren unterhält der Klient eine Beziehung zu einer 15 Jahre jüngeren, als sehr liebevoll beschriebenen Frau. Er klammere stark, sagt er, und versuche, jedes autarke Verhalten der Freundin zu unterbinden, was zu Auseinandersetzungen führe. Ansonsten lebt Rolf zurückgezogen und ist sehr auf die Freundin fixiert.

*Analyse:*
Der Klient ist in erkennbar gedrückter Stimmung. Er wirkt im Kontakt freundlich und offen, äußerst unruhig, unkonzentriert, wechselt ständig seine Sitzposition und betont häufig seine panikartigen Ängste vor seiner Rückkehr an den Arbeitsplatz.

Kognitiv belasten ihn zwei Faktoren, die er verhaltensmäßig nicht in den Griff bekommt: Beziehung und Familie auf der einen Seite und die berufliche Situation andererseits.

In seiner emotional entbehrungsreichen Kindheit hat Rolf wegen seiner starken Bevormundung durch die dominante Großmutter und wegen des melancholischen Auftretens der Mutter – deren defensives Reaktionsmuster er gleichsam übernahm – versäumt, an sich Selbstsicherheit und Durchsetzungsvermögen zu entwickeln. Auf der Suche nach Zuneigung schloss er später übereilt seine Ehe, in der er gleichsam eine Verlängerung dieser einengenden Bedingungen erlebte – die Frau übernahm in Ausnutzung seiner Selbstunsicherheit das Zepter in der Familie –, von der er sich auch deswegen vor einem Jahrzehnt löste. Er erlebte die Trennung jedoch nicht als »Befreiung«, weil er damit auch die emotionale Bindung zur Tochter aufhob, die wiederum ihr trautes Zuhause zerstört sah und ihrerseits physisch (Bulimie) und psychisch (Ablehnung des Vaters) hilflos reagierte. Die neue Beziehung zur liebevollen Freundin wird wiederum von ihm auch als Belastung und als Objekt des Scheiterns erfahren, da sein aus der Verlustangst begründetes Klammerverhalten diese nunmehr einschränkt und zur zunächst verbalen Gegenwehr veranlasst.

Der fachlich durchaus zu kompetentem Handeln befähigte Klient – über Schule und Studium mit Promotion und wissenschaftlicher Anstellung konnte er sich auf beruflicher Ebene deutlich emanzipieren – hat er gleichwohl auch seine Berufssphäre, in der er immerhin an leitender Stelle tätig ist, als Sphäre der Niederlage ausgemacht. Misszustände in seinem Zuständigkeitsbereich – wie regelwidriges Verhalten von Außenstehenden und Mitarbeitern, Arbeitszeiten, die ein befriedigendes Privatleben verhindern – interpretiert Rolf als Belege für eigenes Versagen, für seine Ohnmacht. Er kompensierte dies wie seine parallelen Probleme zuhause mit verstärktem Alkoholkonsum, mit weiteren Erkrankungen, mit Depression und Suizidgedanken. Der Klient hat sich offenbar nie ernsthaft mit der Möglichkeit einer realen Problemlösung auseinandergesetzt, sondern wegen der Probleme mit der Depression und ihren Folgewirkungen seine eigene Ausgrenzung betrieben. Im Fragebogen hat er auf die Frage, welche Maßnahmen er bisher selbst gegen seine Probleme unternommen habe, nicht bestimmte Änderungsvorstellungen oder Verhaltensänderungen angegeben, sondern nur »*Therapie*«.

Da der Leidensdruck stark ist und der Wille, aus seinem Krankheitszustand herauszukommen, ausgeprägt ist, seine reflexible Kompetenz sichtbar, sind die Voraussetzungen dafür gegeben, ihm die Depression als Resultat seines eigenen Selbstbilds und Selbstpositionierung im sozialen Umfeld deutlich zu machen und das darauf aufbauende Lebensprogramm zu korrigieren. Seine Selbst- und Fremdwahrnehmung, seine kognitiven wie emotionalen Ausdrucksmöglichkeiten und sein praktisches Bewältigungsspektrum sollten außerdem durch Übungen ausgeweitet werden.

### K12 Burkhard (2004/25) – Diagnose: rezidivierende depressive Störung, gegenwärtig schwere Episode ohne psychotische Symptome (F33.2)

Die Beschreibung erfolgt unter Einbezug des Berichts an den Gutachter.

Der 58-jährige leitende Beamte ist seit dem 21. Lebensjahr mit seiner drei Jahre jüngeren Frau verheiratet, ihrer Ehe entstammen ein heute 28-jähriger Sohn und eine 25-jährige Tochter. Das Ehepaar wohnt im eigenen Haus. Andere Partnerinnen hatte Burkhard bisher nicht.

Der Klient leidet seit drei Jahrzehnten unter depressiven Beschwerden. Er habe phasenweise entsprechende Stimmungsauslenkungen, einerseits reaktiv auf Eheprobleme, andererseits in den Wintermonaten, und führt auch aus: »*ich bin konfliktscheu u. setze oftmals meine Interessen beruflich/privat nicht durch*«. Seit zwei Jahren, beklagt er, nähmen die Depressionen in der Schwere zu, einhergehend mit Schlafstörungen, Erschöpfung, Leistungsminderung, Antriebsmangel, Tachykardie, allgemeiner Reizbarkeit und Schuldgefühlen. Er gibt als Auslöser eine seitdem bestehende Verliebtheit in eine Sekretärin an, die er nicht wagt, auszuleben, weil ihm seine Ehefrau deshalb massiv mit Suizidvorhaben drohe und er sich eine neue Beziehung nicht zutraut. Zudem seien die Arbeitsanforderungen sehr hoch. Medikation: Fluctin, Dilzem.

Die Eltern des Klienten sind verstorben, der Vater 79-jährig an Prostatakrebs, die Mutter mit 89 Jahren an Altersschwäche. Den Vater schildert Burkhard als »*zurückgezogen, verschlossen, ›heimlicher‹ Wissenschaftler, gegenüber Kindern autoritär, auf Leistung ausgerichtet*«. Sein damaliges Verhältnis zum Sohn war »*distanziert*«. Die Mutter war »*dominant, egozentrisch, geltungsbedürftig*«. Burkhard beschreibt ihr früheres Verhältnis zu ihm als »*materiell großzügig, kaum emotionale Zuwendung, wollte sich stets mit (erfolgreichem) Sohn schmücken*«. Dem fünf Jahre älteren Bruder, der vor zwei Jahren einem Herzinfarkt erlag, wurde er »*stets vorgezogen*«. Die Erziehungsatmosphäre beschreibt Burkhard als wenig liebevoll, sehr streng und leistungsorientiert, insbesondere die Mutter erlebte er als übergriffig und auf Konkurrenz ausgerichtet. Materiell war die Kindheit durch die Schwierigkeiten der unmittelbaren Nachkriegszeit geprägt. Es gab »*kein harmonisches Familienleben; geschäftliche Dinge haben alles überlagert und waren häufig Ursache für Streit*«. Der Sohn litt unter Albträumen und Ängsten (Verfolgungswahn), in der Schule fühlte er sich von Lehrern und Mitschülern eingeschüchtert.

Die Eltern, beide ein kleines Installationsunternehmen führend, zwangen den Bruder, das Geschäft zu übernehmen. Dem Klienten war zugedacht, Intellektueller zu werden, der damit das Reputationsinteresse der Mutter bedienen sollte. Er sei dem Bruder gegenüber in allem bevorzugt und als Vorzeigesohn im familiären und geschäftlichen Umfeld eingeführt worden. Burkhard empfand sich als ungeliebt und im Stich gelassen. Sein Gesundheitszustand sei damals schwankend gewesen. Er beschreibt sich als sehr rückzügig und im Umgang mit anderen extrem angepasst.

Gegen seinen Willen, Lehrer zu werden, absolvierte er auf Druck der Eltern ein Jurastudium mit beiden Staatsexamen und arbeitet seit knapp drei Jahrzehnten zunächst als Verwaltungsjurist und dann als leitender Beamter in einer zentralen Behörde. Seine Arbeitsweise schildert er als sehr engagiert und übergenau, er verhalte sich gegenüber Mitarbeitern und Vorgesetzten über die Maßen angepasst, was zu einer permanenten Erschöpfung mangels Frei- und Reproduktionszeit führe.

Die Eltern des Klienten seien von vornherein gegen seine frühe eheliche Verbindung gewesen, weil die Ehefrau, eine Sachbearbeiterin, als unstandesgemäß nicht in das Konzept der hybriden Mutter passte. Abwertende Übergriffe der Eltern hätten sich oft auf die Ehe äußerst konfliktsteigernd ausgewirkt. Burkhard habe seine Frau deswegen, um den Eltern zu gefallen, phasenweise regelrecht abgelehnt, dies umso mehr, als sich die Gattin als extrem und grundlos eifersüchtig erwiesen habe. In der Folgezeit bis heute sei es darum zu massiven Streitereien und zu Trennungsüberlegungen der Eheleute gekommen.

Vor 30 Jahren erlebte sich der Klient sowohl beruflich wie als Familienvater mit seinen Aufgaben, die er zuhause ebenso penibel wie beruflich wahrnahm, als überfordert und verfiel in eine starke Depression, die ärztlich behandelt wurde. Seither reagiert er sowohl auf Auseinandersetzungen in der Familie, vor allem mit der Ehefrau, als auch seit mehreren Jahren regelmäßig auf den Winter mit depressiven Verstimmungen. Vor drei Jahren entwickelte Burkhard zu seiner heute 36-jährigen Sekretärin einen quasi väterlichen beratenden Kontakt, den er auch gegenüber seiner Frau bekannte. Diese kontrolliert seitdem, ein Verhältnis unterstellend, den Klienten mittels Anrufen und persönlichem Erscheinen am Arbeitsplatz. Vor zwei Jahren gestand die mittlerweile in einem anderen Verwaltungsbereich tätige Sekretärin dem Klienten ihre Liebe. Dieser habe sich ebenso in sie verliebt und leide unter der Nichtrealisierbarkeit des Verhältnisses. Aus Vernunftgründen, so Burkhard, werde er keine Beziehung mit ihr eingehen. Zum einen befürchte er aufgrund seines Alters, wegen eines jüngeren und dynamischeren Konkurrenten verlassen werden zu können. Zum anderen würde er sie aufgrund seiner Eifersucht zu sehr einengen und damit auch die Beziehung scheitern lassen. Außerdem wolle er weder seine Frau sitzen lassen noch das damit verbundene familiäre Netz inkl. des etablierten sozialen Umfelds verlieren. Außer gemeinsamem Mittagessen, Händchenhalten, Küssen und zweimal Telefonieren komme es zu keinen weiteren Kontakten mit der Freundin. Beide hätten beschlossen, jeweils bei ihren Partnern zu bleiben. Gleichwohl habe die weiterhin ihn kontrollierende Gattin die intensivere Verbindung bemerkt und drohe permanent, sich zu töten, falls er ein Verhältnis unterhalte. Heftigste Streitereien träten auf.

Parallel fühlt sich Burkhard von seinem erheblichen Arbeitspensum, auch am Wochenende, vor dem Hintergrund seines besonderen Engagements überfordert. Die Folgen: »*Leistungsminderung, fehlende Identifikation mit Arbeit, Müdigkeit, Kontaktmangel*«. In der Familie herrscht »*gereizte Stimmung, häufigste Streitigkeiten aus geringstem Anlass*«. Seine ihn störenden Verhaltensweisen sind allgemein: »*ungeduldig sein, für alles verantwortlich fühlen, nicht nein sagen können*«. Er habe bereits einen Selbstmordversuch gemacht. Die Persönlichkeit der Ehefrau beschreibt er so: »*besorgt, ängstlich, gesellig, kommunikativ, kaum begeisterungsfähig, misstrauisch, eifersüchtig, uneinsichtig gegenüber eigenen Fehlern, chronisch unpünktlich*«. Sie stimmen in der Freizeitgestaltung überein, nicht aber in der »*Führung des Haushalts (Ordnung, Zeitmanagement, finanzielle Fragen)*«. Er will von ihr, dass sie sich »*mehr um Ordnung bemüht, mehr Zärtlichkeit, mehr Verständnis*«, sie von ihm »*mehr Offenheit und Fröhlichkeit*«, sie bemängele seine »*Verschlossenheit*«, er könne »*Fehler nicht verzeihen*«.

Der Klient beschreibt sich als einen, »*der sich gut anpassen kann*«, immer habe er »*versucht, möglichst wenig ›anzuecken‹*«, er ist stolz, »*keinen Misserfolg erzielt zu haben*«, er kann seine Gefühle schlecht äußern, fühlt sich schuldig, weil »*ich nicht mit offenen Karten spiele*«. Was ihn ärgert, ist »*Unordnung*«. Freunde würden ihn als »*zuverlässig, vertrauenswürdig, verständnisvoll, hilfsbereit*« kennzeichnen, wer ihn nicht mag, als »*arrogant und überheblich*«.

*Analyse:*
Burkhard hat über seine Depression seine Probleme vor allem im Beziehungsbereich, aber auch im ansonsten erfolgreichen Berufsleben in ein Leiden an sich selbst verwandelt, und dies schon seit Jahrzehnten. Statt sie praktisch durch Entscheidungen nach dem Maßstab der eigenen Bedürfnisse und Interessen anzugehen, hat er sie bestehen lassen und damit Belastungen und Konflikte verstetigt. Das heimliche Motiv dafür steckt hinter der sich teils selbstlobend, teils kritisierend zugeschriebenen »Angepasstheit«, dem »Nicht-Anecken-Wollen«, dem »Nicht-mit-offenen-Karten-Spielen«, der Adaption des Konkurrenzdenkens mit seinen Leistungsansprüchen. Seit der Kindheit hat er sich die Anerkennung der aufstiegsorientierten Eltern, die es an emotionaler Zuwendung fehlen ließen, durch Unterwerfung unter deren Erfolgskriterien »erkauft«. Damit festigte er zunächst seine Stellung als bevorzugter Sohn und als Vorzeigespross der Eltern im sozialen Umfeld. Gegen seinen eigenen Berufswunsch, Lehrer zu werden, studierte er folgsam Jura und geriet mit entsprechenden Abschlüssen auf die Karriereleiter, die er selbst anstrebte.

Die ausnahmsweise Auflehnung gegen elterliche Vorgaben durch Heirat einer »nicht standesgemäßen« Angestellten korrigierte er anschließend – das Hierarchiedenken und den Standesdünkel übernehmend – durch Distanzierungen von seiner Frau und durch Eröffnung einer Konfliktpraxis, die er noch selbst legitimiert mit ihrem Eifersuchtsverhalten, für das er selbst mit seinem Abstandnehmen der Auslöser war. Die seither üblichen Konflikte und Streits thematisierten aber nicht die Gründe für das beiderseitige Verhalten, sondern nahmen sich beliebiger Stellvertretergegenstände an

– beide hatten sich in ihrer sozial privilegierten und materiell gut ausgestatteten Situation eingerichtet und wollten daher am Status quo der Ehe nicht rütteln (seitens der Frau steht dafür die Suiziddrohung, er nennt das soziale Umfeld und das familiäre Netz, das er erhalten will). Die platonisch gebliebene neue Liebe hat da keine wirkliche Chance, obwohl sie dem Klienten durchaus eine späte Wiedergutmachung seines ewigen Zuwendungsdefizits signalisiert. Aber für ihn (und sie) ist die »Vernunft« stärker.

Auch die Herkunft der Berufsprobleme aus dem Lebenskonzept des Klienten liegt offen zutage. Nicht die Arbeit macht ihm als ihn fremdbestimmender Faktor zu schaffen, sondern das selbstauferlegte Pensum des leitenden Juristen reduziert seine Freizeit und seinen familiären Zeitspielraum, sogar an Wochenenden. Burkhard selbst führt dies auf seine übergroße Penibilität und Genauigkeit zurück, aber es ist vor allem die Nutzenerwägung des Karriereorientierten, die seinem Erholungsbedarf in die Quere kommt, und daraus haben »sich« (hat er) entsprechende Verhaltensweisen entwickelt.

Der Klient müsste seine Lebensplanung, seine Interessenlage und seine zwischenmenschliche Perspektive von Grund auf überdenken, um die krankmachenden Widersprüche in seinen Kognitionen und Handlungen aus dem Weg zu räumen. Es sind selbstgeschaffene Konflikte, die ihm zusetzen, solange er sich nicht zwischen den Alternativen entscheiden will.

### K13 Dietrich (1996/23) – Diagnose: schwere depressive Episode ohne psychotische Symptome (F32.2)

Der 59-jährige verheiratete Straßenbaumeister im öffentlichen Dienst hat die Volksschule besucht und trat mit 13 Jahren ins Arbeitsleben ein. Er hat zwei Lehren begonnen (Abbruch ohne sein Zutun: Firmenpleite, Tod des Lehrmeisters) und eine abgeschlossen, war Schreiner, Hilfsarbeiter in einer Fliesenfabrik, Hilfsschlosser (Gruppenführer), Kraftfahrer, nach einem Techniker-Straßenbaukurs per Abendschule mit Best-Abschluss Straßenbaukontrolleur und ist seit elf Jahren Straßenbaumeister in einer Behörde. Er wohnt mit der Frau im eigenen Haus. Die beiden Söhne sind 31 und 28 Jahre alt.

Der Klient stellt sich in der Praxis vor wegen »*Aggressivität u. Depression und weil ich erkannt habe, dass ich mir selber nicht mehr helfen kann*«. Sie machen ihn antriebslos und lustlos. Um 1980 begannen die Probleme mit dem Neubau seines Eigenheims, den er in Eigenregie organisierte (»*viel Arbeit, kein Urlaub*«). Danach häuften sich wegen mehrerer Knochen- und Leistenbrüche die Krankenhausaufenthalte, die ihn nervten und ungeduldig machten. 1990 wurde seine Mutter schwer krank und zum Pflegefall, was ihn zusätzlich viel Zeit kostete. Gleichzeitig belastete ihn sein Brusttumor, dann folgte beruflicher Stress durch Arbeitsumstellung, der Vater wurde ebenfalls zum Pflegefall und benötigte viel zeitlichen Einsatz, Hautkrebs wurde beim Klienten entdeckt, auch ein Miniskusschaden, vor einem Jahr passierte ein Knöchelbruch und ein Bänderriss. Die Folgen dieser Belastungen waren im Arbeitsbereich, dass er »*streitsüchtig, ekelhaft, aggressiv, bockig, leicht reizbar, tätlich«* wurde, in der Familie desgleichen, aber ohne Tätlichkeiten. Sein Behandlungsbedarf ist sehr stark, sein Problem extrem schwer bis »*vollkommen unerträglich*«. Selten hat er darüber mit der Ehefrau, öfter mit Freunden gesprochen. An Suizid dachte er auch: »*Irgendwann kommt die Frage, hat das Leben einen Sinn.*« Medikation: Seroxat.

Die Eltern des Klienten sind im hohen Alter an Alzheimer bzw. an Krebs gestorben. Der Vater war Hilfsarbeiter, die Mutter Hausfrau. Der Vater »*ließ sich führen, war fleißig und tat, was Mutter verlangte*«. Zum Sohn war dieser »*autoritär, später freundschaftlich*«. Die Mutter schildert Dietrich als »*dominant, teilte ein, hielt alles zusammen (Geld)*«. Sie dominierte auch in der Erziehung, »*wollte sich später in meine Ehe und Erziehung einmischen*«. Vertrauen konnte er den Eltern nicht, von Liebe war nicht viel zu spüren: »*Ich glaub, sie hatten keine Zeit.*« Strafen waren »*Schläge, und die nicht zu knapp*«, auch Verbote. Zum sozialen Milieu sagt er: »*Es herrschte Armut, aber wir brauchten nicht zu hungern.*« Dietrich hat einen verheirateten Bruder, der als Schlosser arbeitet. In seiner Kindheit, die er »*glücklich*« nennt, war sein Gesundheitszustand ausgesprochen schlecht; er war damals unterernährt und häufig krank, hatte Albträume, kam ins Stammeln und Stottern bei Angstzuständen, und diese stellten sich ein bei Züchtigungsgefahr zuhause oder in der Schule bzw. in der Gegenwart von Klassenkameraden, auch bei Bombenalarm (Zweiter Weltkrieg), wenn die Familie in den Keller ausweichen musste. Eingeschüchtert fühlte er sich sowohl von Lehrern wie von Schulkameraden. Krankenhausaufenthalte absolvierte er später u.a. wegen Fuß-, Leisten- und Oberschenkelhalsbruch, Brusttumor, Hautkrebs, einem Miniskusschaden, zweifachem Knöchelbruch und Bänderriss. Wegen eines Starkstromschlages hat er einen Herzinfarkt hinter sich. Wann er sich das letzte Mal richtig wohl fühlte, kann er sich nicht erinnern. Die Arbeit gefällt ihm inzwischen nicht mehr. Vorgesetzte schätzen an ihm »*Korrektheit, Zuverlässigkeit, Genauigkeit*«, sie kritisieren »*Überkorrektheit u. Gerechtigkeitssinn*«.

Sexuell fühlt sich der Klient nicht gehemmt, er bemängelt in der Ehe »*zu wenig Körperkontakt*«. Mit seiner Frau ist er seit 32 Jahren verheiratet. Sie sei ein »*Arbeitstier, opfert sich für die Kinder auf, gönnt sich wenig*«. Er würde sich wünschen, sie brächte mehr Zeit für die Beziehung auf und würde »*auf meine Wünsche mehr eingehen*«. Sie habe an ihm »*viel*« auszusetzen, hätte es lieber, »*wenn ich das mache, was meine Frau will*«. Seine Wünsche äußern und durchsetzen kann er, »*weil ich es will*«. In seinen Beziehungen zu anderen möchte Dietrich nichts ändern.

Sich selbst beschreibt der Klient so: er sei ein Mensch, der »*fleißig und sparsam war*«, der »*viel gearbeitet*« hat, der seit seiner Kindheit »*krank war und Rückschläge einstecken musste*«, der stolz ist, »*an mir gearbeitet, im Leben es zu etwas gebracht und etwas geschafft habe*«, mag schwer zugeben, »*dass ich auch Schwächen habe*«. Dietrich fühlt sich schuldig, weil »*ich hart und stur sein konnte*«; ärgert sich, »*wenn mir ein Fehler unterlaufen ist oder etwas schief ging*«. Mit seinem Problem gelinge es ihm, »*fertig zu werden*«. Wäre er spontan, würde er »*auswandern*«. Er traue sich durchaus, seine Meinung offen zu äußern, »*bringt aber nicht immer etwas, höchstens Ärger*«. Die Kontrolle über sich verloren hat er in Form von »*Wutanfällen bis hin zu Tätlichkeiten (bei Ärger oder Angstzuständen), Weinkrämpfen (wenn ich mir selber nicht mehr helfen konnte, Tod meiner Eltern, Wegzug der Enkelin*«, die ihm ans Herz gewachsen war*)*. Freunde würden sich von ihm wünschen: »*Ich müsste noch mehr an mir arbeiten, nicht alles so ernst sehen.*« Wer ihn nicht mag, findet ihn »*arrogant, überheblich*«. Und er selbst sagt: »*Von mir kann man alles haben, außer ich hab das Gefühl, ich werde ausgenützt.*« Bürokratie und die behördliche Hierarchie gehen ihm auf die Nerven:

»*man sollte nicht dumm, aber auf keinen Fall zu gescheit sein, dafür waren andere Köpfe da, die mehr verdienten, und die wären ja dann umsonst auf dieser Position [...] man sollte unauffällig sein, und wenn man was ausgeheckt hatte, möglichst seinen Vorgesetzten die Lorbeeren überlassen [...] Um Verbesserungen von Formblättern oder Arbeitsbedingungen einzubringen, wurden von unserer Seite oft Vorschläge gemacht. Die wurden dann abgelehnt. Nach einem halben Jahr kamen diese Vorschläge dann in leicht abgeänderter Form als Neuigkeit aus der oberen Dienststelle zurück, so als wäre alles von oben erfunden. Auch so kann man Geist, Mut, Ideen od. Kreativität der Mitarbeiter einschränken od. unterdrücken. Dafür blieb dann Unangenehmes wie Winterdienst, Rufbereitschaft usw., 24-Stunden-Dienst an uns hängen [...]*« Und das Resümee: »*Bedingt, weil man auch älter wird, immer mehr die Gesundheit an einem nagt, das ganz ungute Umfeld, der Druck u. Stress, u. in der Zukunft wird es bestimmt nicht besser, wäre ich doch froh, wenn ich mich in den verdienten Ruhestand setzen könnte (bevor es zu spät ist). Ich weiß jetzt schon, dass mir nicht langweilig wird, dafür hab ich mir zuviel aufgespart, was ich noch tun möchte, und Hobbys sind ja auch noch da, außerdem ist die Welt doch schön, wenn man Zeit hat; man muss sie nur sehen.*«

*Analyse:*
Dietrich hat tatsächlich gewichtige nachvollziehbare Gründe, niedergedrückter Stimmung zu sein: der Verlust der Eltern, der kraftraubende und verschleißende Einsatz für das familiäre Heim, die heute deutlich angeschlagene physische Gesundheit mit lebensbedrohlichen Elementen, der wachsende Stress im Beruf von Extrabelastungen bis hin zu unfairen Behandlungen durch Vorgesetzte etc. Er hat diese Beeinträchtigung allerdings kompensiert mit (grundlosen) Aggressionen gegen andere und mit depressiven Stimmungsauslenkungen gegen sich selbst (»ich weiß mir nicht mehr zu helfen«). Die Depression ist jedoch nicht so weit fortgeschritten, dass es bei ihm zu einer endgültigen Selbstverurteilung gekommen wäre. Er hat sich stattdessen als ein Tatmensch, der sich im Leben durchgekämpft hat, der seine Interessen zu verfolgen vermag, genügend Willensreserven und Zukunftsperspektiven erhalten, dass er diese kompensatorischen Reaktionen rückgängig machen und zur kognitiven wie praktischen Selbsthilfe übergehen kann. Sein Selbstbewusstsein ist für ein solches Umkehrprogramm hinreichend intakt und entwickelt.

Schon Dietrichs Ausfüllen des Fragebogens scheint in ihm Erinnerungen an Auswege aus seiner psychischen Bedrängnis geweckt zu haben – am Anfang wusste er sich nicht mehr zu helfen, gegen Ende fallen ihm von selbst einige Handlungsrichtungen ein, die Erfolg versprechen könnten.

**Zusammenfassende Bewertung der Fälle »ältere Klienten«:**

Auch für die Klienten K11 bis K13 ist der fortgeschrittene Stand der Lebensgestaltung Anlass, vor sich Rechenschaft abzulegen über das im Leben Erreichte bzw. Versäumte, und sie sehen sich nicht nur enttäuscht, sondern in einer jeweils (eingebildeten) spezifischen Sackgasse aus eigener Schuld und Unzulänglichkeit, für die sie sich selbst verantwortlich machen. Verantwortlich sind sie aber »nur« für eine unzutreffende Selbstpositionierung in ihrem sozialen Umfeld, die mittels adaptierter ideologischer Konstrukte aus der Gesellschaft vorgenommen wurde. Statt die Überlegung anzustellen, welche Fehlorientierungen für die Depression ursächlich waren, wollen sie sich als psychisch krank, d.h. in ihrer Persönlichkeit fehlkonstruiert ernst genommen wissen.

*Freiheits-/Ohnmachts-Gegensatz im Selbstkonzept:*
Alle drei Klienten haben im Berufsleben vergleichsweise gut dotierte Positionen erreicht und lassen darüber auch eine Portion Stolz auf ihre vergangene Tüchtigkeit erkennen. Andererseits sehen sich alle drei beruflichen Leistungsanforderungen und Belastungen ausgesetzt, denen sie nur schwer standhalten zu können glauben. Bis auf K13 führen sie dies aber auf Grenzen der eigenen Arbeitsfähigkeit zurück, also auf einen persönlichen Mangel bei der Erfüllung von irgendwie selbstverständlichen Vorgaben. Wo diese in Ordnung gehen, sagen sie sich, muss ich – auf relativ höherem Niveau als andere – unzulänglich sein. K13 hingegen hat in der Kritik an den betrieblichen Zuständen ein Vehikel gefunden, die eigene Lage neu zu kalkulieren, und damit eine erste neue Handlungsperspektive zurückgewonnen, die generalisiert werden sollte. Bis auf den letzten Fall ist auch auffallend, wie hilflos die älteren Klienten mit ihren privaten Problemen umgehen, die vielfach auch über die mangelnde Vereinbarkeit des beruflichen Stresses mit den Beziehungsbedürfnissen verstärkt werden, aber vermittelt über das selbstgewollte »Workaholic«-Verhalten der Ehemänner.

*Kognitiver Auslöser der Depression:*
Keiner der älteren Herren kommt auf die Idee, seine Depression hätte nichts mit seiner Art der Lebensgestaltung zu tun – sie ahnen selbst, dass ihr vielleicht verquerer Umgang mit ihrem Problemkomplex einen Schlüssel zur Lösung enthalten könnte. Die kognitive Kausalität ist offensichtlich.

*Erfahrung und moralischer Standpunkt im negativen Selbstkonzept:*
Die lebensgeschichtlichen Bezüge der Klienten haben alle eine sehr persönliche Färbung: Sie reflektieren jeweils ihre Art des Umgangs mit Realitäten, um darzustellen, wie einsatzfähig, aber auch mit Schwächen behaftet sich ihre Subjektivität an der sozialen Wirklichkeit abarbeitet: Die leistungsori-

entierte und moralische Selbstpositionierung ist manifest. Diese will aufzeigen, dass ihr Handlungsvermögen seine existenzbedrohenden Grenzen hat und zur Unfähigkeit übergeht. Denn dies zeigt sich beim depressiv Erkrankten: Ich kann mir, »verkorkst« wie ich bin, nicht mehr helfen.

*Bezug des Denkfehlermusters zum sozialen Denk- und Verhaltenskodex:*
An den Wiederholungen der weltkonformen Lebensmotivationen, der Erfahrung des Scheiterns der Selbstpositionierungen im Zwischenmenschlichen und in der Arbeitswelt zeigen sich die Konturen des Verhaftetseins im gesellschaftlichen Normen- und Wertesystem immer deutlicher, einer ideologischen Bindung, die in den Berichten ja nicht nur psychisch Kranke, sondern auch die gesunden Bezugspersonen in der Regel teilen.

*Institutionalisiertheit gesellschaftlich vorgegebener Subjektpositionierungen:*
Wie verblüffend sich auch die große Verbreitetheit der »common-sense«-Konformität darstellen mag, aufgezwungen wurde sie niemandem – die Vehemenz, mit der Klienten vom Umfelddiskurs übernommene Anschauungen vertreten, manchmal aber auch verlassen, bezeugt dies.

## 2.3.5 Berufstätige Klientinnen

### K14 Claudia (1995/5) – Diagnose: Dysthymia (F34.1)

In diesem Analysefall wurden von mir zusätzlich eigene schriftliche Aufzeichnungen (mein Bericht an den Gutachter) hinzugezogen, die Gesprächsnotizen integrieren, da der beantwortete Fragebogen an relevanten Stellen keine Einträge enthält.

Die Probandin ist 35 Jahre alt, ledig, hat einen Partner, ist seit einem Jahrzehnt Beamtin im Außendienst (Betriebsprüferin), hat Abitur und wurde mit 19 Jahren berufstätig, hat eine unauffällige Kindheit ohne besondere Krankheiten hinter sich; Schule, Ausbildung und Beruf verliefen geradlinig und ohne Brüche. Ihre Eltern leben im Rentenalter bei guter Gesundheit. Mit ihrem 28-jährigen Bruder, der bei den Eltern lebt, hat sie guten Kontakt, ihre Kindheit bewertet sie als »*glücklich*«, der Vater sei »*ruhig, großzügig, sensibel, zeigt seine Gefühle nicht*«, die Mutter erlebt sie als »*liebevoll, empfindlich, versucht, Einfluss zu nehmen, großzügig*«. Ihre Erziehungsatmosphäre schildert Claudia als angenehm und nahezu konfliktfrei (»*selten Streit, gute Atmosphäre, viele gemeinsame Unternehmungen*«), es habe »*Akzeptanz*« und »*Vertrauen*« geherrscht, auf der anderen Seite habe sie aber das Verhältnis zur Mutter sehr belastet und tue dies immer noch. Während der Vater ruhig und sehr im Hintergrund agiert und sie respektiert habe, sei die Mutter noch heute ein »*Sensibelchen*« und verhalte sich der Tochter gegenüber nach wie vor verbal sehr übergriffig. Sie »*sagt, ich muss wissen, wie ich leben will, versucht aber trotzdem, mich zu beeinflussen. Möchte an meinem Leben teilhaben.*« Sie wolle Claudia in allen Lebensbelangen dirigieren und ihr indirekt und moralisierend ihr eigenes, sehr rigides und tradiertes Frauenrollenverhalten aufoktroyieren. Bei den geringsten Anzeichen einer Zuwiderhandlung reagiere die Mutter mit demonstrativen Depressionen, Weinen und drohe mit ihrem frühen Tod. Claudia fühle sich schuldig und versuche, den Vorstellungen der Mutter zu genügen. Im Umgang mit Gleichaltrigen (»*ungestörtes Auskommen mit allen*«) habe sich die Probandin bereits in der Kindheit und Jugend sehr angepasst verhalten und auf das Äußern der eigenen Wünsche und Bedürfnisse aus Angst vor Ablehnung verzichtet. Im heutigen Bekannten- und Freundeskreis habe sie das Image der selbstlosen »Mutter Theresa«. Ihr Verhältnis zu den Mitarbeitern schätzt sie als »*freundschaftlich*« ein. Sie erwäge eine berufliche Veränderung, weil sie sich oftmals überfordert empfinde und sie gleichzeitig die Arbeit langweile.

Sie möchte, dass ihr Partner »*mehr auf mich eingehen, meine Wünsche respektieren, (mich) in sein Leben miteinbeziehen*« solle. Er bemängelt an ihr aus ihrer Sicht: »*er kann mir nichts recht machen, ich fordere zu viel von ihm, will eine zu enge Beziehung*«. Er will »*weniger Stimmungstiefs u. Gefühlsschwankungen*«.

Die Probandin leidet nach eigenen Angaben an einer depressiven Symptomatik, die sich seit ca. zwölf Jahren im Lauf ihrer vier Liebesbeziehungen entwickelt habe. Auch hier habe sie nur indirekt gewagt, ihre Wünsche zu äußern, und versucht, alles für den jeweiligen Partner zu tun und jedes Nichterfüllen ihrer Bedürfnisse als Ablehnung ihrer Person gewertet. Massive depressive Verstimmungen, oftmals begleitet von Weinen, seien während dieser Zeit überfallartig aufgetreten. Die Partner hätten darauf mit Schuldgefühlen und/oder mit Ratlosigkeit reagiert. Nun sei sie seit neun Monaten mit einem Mann befreundet, dem gegenüber sie sich in bekannter dependenter Manier verhalte; ihre depressiven Reaktionen (Vorwürfe) auf ihr Gefühl mangelnder Bedürfniserfüllung/mangelnder Anerkennung ihrer Person lösten Streit aus, und der Partner drohe mit Beendigung der Beziehung. Zuletzt sei die depressive Verstimmung zeitweise durchgängig gewesen und sie habe auf entsprechende Impulse mit exzessiver sportlicher Betätigung wie 100 km Radfahren an einem Tag, Bergsteigen, Joggen etc. reagiert. Manchmal verschaffe sie sich Genugtuung mit Versuchen, den Partner zu verletzen, indem sie vor gemeinsamen Freunden und Bekannten seine Unzulänglichkeiten (z.B. dass er nicht Englisch sprechen könne, weniger Allgemeinwissen habe) vorführe. Gelegentlich versuche sie ihn auch mit Storys über nichtexistente Verhältnisse zu anderen Männern eifersüchtig zu machen. Claudia sieht sich einerseits als Opfer, bemerkt aber ansatzweise, dass ihr Verhalten nicht adäquat ist, um Zuneigung und Zuwendung zu erhalten, sieht aber keine Möglichkeit, eigenständig eine Änderung bei sich und im Verhältnis zu anderen zu bewirken.

Von der Therapie erwartet sie »*Respekt*«, »*Vertrauen*«, »*Anleitung*«, will »*sich selbst besser kennenlernen*«, »*lernen, eigene störende Verhaltensweisen zu ändern*«.

Selbstbeschreibung: Claudia »*will es immer allen recht machen*«, habe immer »*auf andere Rücksicht genommen*«, es »*fällt mir schwer, Entscheidungen zu treffen*«, stolz ist sie auf ihre »*Freizeitaktivitäten*«, leidet, wenn andere »*auf mich keine Rücksicht nehmen«*, vermisst an der Mutter, »*dass sie akzeptiert, wenn ich anders lebe, als sie das gerne hätte«*, ärgert sich, »*wenn ich ungerecht behandelt werde«*, wünschte sich vom Vater, »*dass er seine Gefühle besser zeigt«*, sie könnte sich selbst besser helfen, wenn sie »*unabhängiger von der Meinung anderer«* wäre. Mit ihrem Problem »*gelingt es mir, Schwierigkeiten vor mir herzuschieben«*. Ihr Wohlmeinende schätzen sie nach eigener Einschätzung als »*gutmütig, großzügig, treu, vertrauensvoll, hilfsbereit, unentschlossen, anspruchsvoll«* ein, wer sie nicht mag, hält sie für »*hochmütig, verschlossen«*.

*Analyse:*
Bei Claudia haben sich die Bindungen in der angenehmen familiären Umgebung besonders an ihre Mutter so sehr verfestigt, dass sie deren moralische Ansprüche an eine Lebensführung, die die Mutter für Frauen als verpflichtend empfindet, internalisiert hat, obwohl sie sich wegen anderer Vorstellungen von Daseinsgestaltung dagegen wehren möchte. Gründe für die große Bindungsbereitschaft sind offenkundig emotionale Zuneigung und Anerkennung der intellektuellen Autorität der Mutter, aber auch die breite Akzeptanz ihrer moralischen Maßstäbe. Auf Basis dieser Konstellation empfindet sie angesichts der Differenz zur Mutter Schuldgefühle, andererseits sieht sie sich als Opfer der dominierenden Forderungen und Drohungen – eine eingebildete Hilflosigkeit, denn eine 35-jährige berufstätige Frau ist dem nicht alternativlos ausgeliefert. Es geht hier um einen Konflikt, den Claudia zunächst mit sich austragen müsste (Interesse versus Moral), um die Differenz auch mit der Mutter argumentativ ausfechten zu können (oder auf Distanz zu gehen). Die moralische Unterwerfung unter die mütterlichen Wohlverhaltenskriterien hat Claudia auch auf ihr Verhalten gegenüber anderen Menschen, insbesondere Partnern, übertragen und pflegt eine Anpassung an deren Ansprüche so, dass ihre eigenen Wünsche und Bedürfnisse zu kurz kommen, weil sie die Beziehung stabilisieren will – ein berechnendes Wohlverhalten. Ihr Defizit der Interessenerfüllung wirft sie wiederum z.B. dem Partner vor, der ihr Zukurzkommen doch erahnen müsse, und depressive Phasen stellen sich bei ihr ein. Unwillige Reaktionen vom Partner auf entsprechende Vorwürfe beantwortet sie ihrerseits »zur Strafe« mit verbalen Überlegenheitsspielchen (Erfindung anderer Partnerverhältnisse), die ein Selbstbewusstsein demonstrieren, das sie nicht hat, aber gerne hätte – ein typisches Konkurrenzverhalten nach dem Motto: Ich könnte auch die Beziehung verlassen, wenn ich wollte (aber um sie zu erhalten). Dabei ist ihr ja nicht unbekannt, dass dieses der Mutter abgeschaute taktische Vorgehen – drohen, um den anderen zu binden – nicht gerade sympathiefördernd, also letztlich kontraproduktiv ist.

In Schule und Beruf ist Claudia offensichtlich bei allen als wohl klein empfundenen Drangsalen bisher ihren Weg gegangen, weil sie die dort praktizierten Verhaltensmaßstäbe teilt. Leistungsdruck in der Arbeit lastet sie sich selbst an (hält sich partiell für überfordert), während sie ansonsten die berufliche Routine »langweilig« findet; das diffuse Vorhaben, deswegen den Job zu wechseln, zeugt von Vertrauen in die Arbeitswelt, das ihr Passende schon bereitzuhalten – im öffentlichen Dienst Mitte der 90er Jahre wohl noch sehr verbreitet.

Claudia ist mit ihrer leichten Depression, die sie auf die für sie unbefriedigenden persönlichen Verhältnisse fokussiert, ein sehr willfähriges »Kind« zeitgeistlicher Ansprüche an die Individuen, für ihr Glück selbst verantwortlich zu sein, weil die Welt vermeintlich alle Chancen offenhält, wenn man sich leistungsmäßig in der Konkurrenz bewährt und sich ansonsten den alltäglichen Anforderungen bereitwillig fügt (Anpassung). Sie ist streckenweise offenkundig aus eigener Sicht mit ihrem opportunistischen Dependenzverhalten gut gefahren. Die Modi der Konkurrenz und der Anpassung hat sie sich so sehr zueigen gemacht, dass sie diese auch im Privatleben praktiziert, wo das Liebesideal und das Ideal des partnerschaftlichen Miteinander ja gerade als komplementäres Gegenbild zu »Ellenbogengesellschaft« und unbedingter Gebotserfüllung zuhause sind. Auf diese Weise praktiziert Claudia konsequent zeitgeistkonforme Handlungsweisen, die ihren persönlichen Neigungen dienen sollen, aber ihrer Erfüllung letztlich widersprechen (Moral kontra Bedürfnisse etc.), was sie sogar noch wahrnimmt. Ihr Problem ist – per mütterlicher Erziehung wurde sie z.B. dazu angehalten – gleichwohl selbstgeschaffen, und sie kann es darum (nur) selbst überwinden, indem sie sich ihrem inkonsequenten (= falschen) Gedankengebäude stellt. Die Vorstellung, unschuldiges Opfer der Mutter zu sein, ist abwegig. Dass die Probandin meint, ihr eigenes Verhalten korrigieren zu müssen, ist eine gute Voraussetzung – sie hat sich noch zu verdeutlichen, warum.

### K15 Lissy (1998/21) – Diagnose: Dysthymia (F34.1), ängstliche (vermeidende) Persönlichkeitsstörung (F60.6)

In dieser Darstellung werden in meinen Berichten an den Gutachter verarbeitete Gesprächsnotizen zusätzlich zum Fragebogen herangezogen.

Lissy ist 33 Jahre alt, ledig, Erzieherin in einer Kinderkrippe, hat mittlere Reife und trat mit 16 Jahren ins Arbeitsleben. Der Vater war Kraftfahrer, die Mutter Hausfrau, beide sind heute im Rentenalter und gesundheitlich alters- bzw. berufsbedingt etwas angeschlagen. Lissy hat eine Schwester, verheiratet, Einzelhandelskauffrau, mit der sie heute keinen Kontakt pflegt.

Vor sechs Jahren stellte sie sich zum ersten Mal in der Praxis vor, weil sie seit zwei Jahren verstärkt phasenweise unter massiven depressiven Verstimmungen leide. Damals nahm sie vor allem Bezug auf wachsende Schwierigkeiten im Umgang mit dem Widerspruch zwischen ihrem Berufsbild und den realen Anforderungen am Arbeitsplatz: Leitung und Kollegen würden den Kindergarten als Aufbewahrungsstätte betreiben, sie selbst wolle eher fördern, mehr Wissen vermitteln. Diese Diskrepanz habe sie an die eigene Kindheit erinnert, wo Zuwendung und Interesse fehlten. Lissy berichtet, sie habe große innere Vorwürfe und Hassgefühle ihren Eltern gegenüber entwickelt. Sie fühle sich außerdem vollkommen erschöpft, in ihrem Handeln regelrecht gelähmt und gesundheitlich anfällig (Bauchspeicheldrüsenentzündung etc.). Den einzigen Halt habe sie in einer kirchlichen Glaubensgemeinschaft gefunden; außerhalb davon lebe sie sehr zurückgezogen und fühle sich schnell von anderen ausgenutzt. Freundschaften zu anderen Frauen habe sie nur oberflächlich und zu Männern zunächst nicht gehabt. Sie führt dies darauf zurück, dass sie ihre Wünsche und Bedürfnisse anderen gegenüber zu wenig äußern und durchsetzen könne.

Vor fünf Jahren beschloss die Klientin, sich auf eine intime Beziehung einzulassen. Nach einer erlebten »Testphase« konnte sie das Zusammensein zunehmend genießen, was ihr auch von Bekannten positiv rückgemeldet wurde. Nach einer Weltreise des Freundes gestand dieser ihr, drei Affären gehabt zu haben und jetzt nicht zu wissen, ob er ihr weiterhin »treu« sein könne. Lissy, die den »*Mann für's Leben*« gefunden zu haben glaubte, war nun »*am Boden zerstört*«. Ihr Versuch, trotzdem die Beziehung aufrecht zu erhalten, um ihn nicht zu verlieren, wurde kurz darauf vom Partner mit einer neuen Beziehung und der Beendigung der Bindung beantwortet. Nach anfänglichen massiven Suizidgedanken waren bei Lissy phasenweise depressive und dysphorische Verstimmungen und Einsamkeitsgefühle die Folge. Selbstzweifel im Kontext ihres Umgangs mit Männern allgemein und bezüglich künftiger Partnerschaften kamen bei ihr auf.

Lissy wirkte jetzt bei der Vorstellung zurückhaltend und sehr selbstunsicher. Sie versuchte, ihre Schilderung distanziert zu geben, um sie zu entdramatisieren, konnte aber Weinen nicht unterdrücken, was sie aggressiv gegenüber der Therapeutin machte. Ihr Leidensdruck ist sehr stark, und sie zeigt eine ausgeprägte selbstkritische Änderungsmotivation.

Sie beschreibt ihre Kindheit als »*gestört*« mit diversen Angstzuständen:

*»Angst vor dem Alleingelassen-Werden, ausgelacht zu werden, mit anderen nicht ›mithalten‹ zu können, Angst, alleine in den Keller zu gehen, Angst vor körperlicher Strafe.«*

In ihrer Phantasie spielten »*›Räuber‹ im Keller*« oft eine Rolle. Sie berichtet von einem sehr rigiden Erziehungsmilieu: Der Vater sei »*passiv, zurückhaltend, konfliktunfähig, leicht ausfällig werdend, trotzdem in allem dominant*«, von ihm her gab es »*keinerlei Einschränkungen, aber auch keinerlei Ermutigung oder Unterstützung*«. Die Mutter war »*immer ›aktiv‹, sehr ›mitteilsam‹, laut, unwissend-naiv, unselbständig – angepasst, keine feste eigene Meinung, hielt mich zur ›Arbeit‹ an (Haushalt), nachlaufend*«. Die Eltern hätten sich mehr um das Abbezahlen des Hauses und ihre eigene Reputation als um die Kinder gekümmert. Die Atmosphäre zwischen den Eltern war

*»für mich undurchsichtig u. inkonsequent: einerseits ›herzlich‹, andererseits lautstarke Auseinandersetzungen (emotional und völlig unsachlich geführt), keine (offene) ›Versöhnung‹«.*

Geliebt und akzeptiert empfand sich Lissy von den Eltern nicht, vertrauen konnte man ihnen nicht, sagt sie. Strafen waren früher »*Einsperren im Tankraum, Schläge mit Lederriemen oder Ohrfeigen*«. Ein prägendes Erlebnis gab es für sie, als sie 19 Jahre alt war: Die Beschimpfung »*Du Arschloch*« durch den Vater, »*als ich ›schuld‹ war, dass ein Kuchen nicht in's Auto eingeladen war, der zu einer Fam.-Feier mitgebracht werden sollte (ich wusste nicht, dass das meine ›Aufgabe‹ gewesen war)*«. Probleme der Kontaktaufnahme zu anderen Menschen hat Lissy nicht.

In der Schule hat sich Lissy im Umgang mit Gleichaltrigen schwer durchsetzen können und deshalb immer Aggressionen verspürt. Freundschaften hätten die Eltern unterbunden.

Im Rahmen ihrer Selbstbeschreibung sagt Lissy, sie »*denkt zuviel*«, immer »*quälte ich mich als ›Einzelkämpfer‹ durch*«, seit der Kindheit »*komme ich nur mühsam vorwärts*«, »*ich war immer schuld, aber nie wirklich*«, die Mutter war für sie »*nie da/ansprechbar*«, hatte nie »*Zeit für mich, mir zuzuhören...*«, Vater war immer »*auf der Arbeit/unterwegs*«, er zeigte nie »*konkrete Unterstützung, Ermutigung in dem, was ich gerade mache oder gerne möchte*«. Andere halten sie für »*immer zuverlässig?*«, Feinde habe sie keine, sich selbst beschreibt sie als »*oft zu gut für diese Welt*«. Sie ist gläubige Christin, denkt daran, in ein Projekt der Entwicklungshilfe zu gehen. Beruflich bereitet sie einen Wechsel vor. Persönlich will sie »*›inneren‹ Frieden bekommen, emotionale Stabilität, einen ›echten‹ Partner kennenlernen und wieder Vertrauen lernen können*«, die Trennung vom bisherigen Partner auch räumlich vollziehen.

*Analyse:*
Die auf eigene Probleme konzentrierten, wenig reflektierten Eltern haben es der Probandin durch emotionale Kälte, Gleichgültigkeit und moralisch unterlegte erzieherische Härte schwer gemacht, ein gesundes Selbstwertgefühl zu entwickeln. Sie hält sich dadurch für geschädigt, lässt Hassgefühle zu und gibt den Eltern die Schuld; ihre Selbstunsicherheit aber »pflegt« sie oft regelrecht und zieht sich in ihre Depression zurück; ihren eigenen Anteil an der geringen Selbsteinschätzung und an ihrem gestörten Verhältnis zur Welt und zur sozialen Umgebung leugnet sie damit. Lissy hat sich wegen der häuslichen Erfahrungen eine entsprechende Distanz zu anderen zugelegt, ist zunächst sehr misstrauisch, empfindet sich schnell als ausgenutzt, kommt sich »zu gut« für diese (schlechte) Welt vor und hält sich für eher *zu* reflektiert (»ich denke zuviel«).

Dass sie Mitgestalterin scheiternder Beziehungen ist, verliert sie entsprechend aus dem Blick. Dazu passt, dass sie sich von den familiären Verhaltensvorgaben nicht gelöst hat; sie praktiziert diese und die zugrunde liegenden moralischen Maßstäbe teilweise selbst: »Einzelkämpfertum«, vorwärtskommen wollen, den Partner »für's Leben« zu vereinnahmen suchen, gut sein und Gutes tun wollen, im Glauben und in einer Glaubensgemeinschaft Halt finden wollen, ein moralischer Rettungsanker (Selbstfindung, Selbstbestätigung im Altruismus, also im moralischen Bessersein als andere), der sie davon enthebt, die eigenen Bedürfnisse und Interessen in Kontakten und Beziehungen zu anderen einzubringen. Die depressiven Verstimmungen erinnern sie aber daran, dass sie realiter mit diesem Lebenskonzept zu kurz kommt, zumal sie mit ihren Schuldzuweisungen – etwa wenn sie endlich einen »echten« Partner finden will – ihre eigenen Handlungswirkungen außer Acht lässt. Sie ist nicht »zu« reflektiert, sondern wenig geneigt, ihre eigenen Widersprüche aufzudecken, um sich der »ungerechten« Wirklichkeit praktisch ernsthaft stellen. Das Fehlverhalten der Eltern hat sie nicht so verarbeitet, dass sie sich davon emanzipieren kann. Das im »common sense« verankerte Einzelgängertum, von den Eltern offenbar auch in der Familie gepflegt, hat sie übernommen und so ein den eigenen Wünschen entsprechendes soziales Verhalten nicht geübt – ihre Flucht in kirchliche Gemeinschaften war dafür kein vollwertiger Ersatz, sondern praktiziert nur das komplementäre Ideal zum daneben verfolgten Konkurrenz- und Einzelgängerdasein.

Ihr Unwohlsein darin, die Unzufriedenheit auch mit sich selbst sowie ihre implizite Selbstkritik, die sachliche Auseinandersetzung mit Problemen einfordert, sind allerdings ein hoffnungsvoller Ausgangspunkt für eine Therapie, die mit ihr gemeinsam den Bezug zwischen Selbstkonzept und gestörtem Verhältnis zum sozialen Umfeld aufdeckt und dann zu korrigieren versucht.

### K16 Alice (1995/3) – Diagnose: Dysthymia (F34.1)

Alice ist 31 Jahre alt, ledig, Verwaltungs-Angestellte in einer Behörde, hat mittlere Reife, eine Wirtschaftsschule und die Berufsschule besucht, wurde dann Phonotypistin, Redaktionsassistentin, kaufmännische Angestellte und ist heute Sachbearbeiterin, sie fühlt sich überfordert, der Arbeitsdruck ist groß. Sie hat mehrere Jobwechsel wegen der Kollegen und der Arbeit hinter sich.

Sie kann sich nicht erinnern, wann sie sich das letzte Mal wohlgefühlt hat. Sie leide immer wieder an

*»Rückenschmerzen, Kopfschmerzen (Cervicalmigräne), Heuschnupfen, Erkältungen, Schilddrüse (nervös, abgeschlafft), Gewichtsproblemen, Kreislaufbeschwerden, die aber eher psychosomatisch einhergehen«.*

Medikation: Anafranil (TZK), Amitripylin (TZK). Zur Abfolge der Symptome berichtet sie:

*»Angst vor den Mitschüler(innen), vor den Lehrern (mit wenigen Ausnahmen), war immer ruhig und unauffällig, errötete ständig, wenn ich aufgerufen wurde (war mir stets peinlich).«*

Als begleitende Lebensumstände erwähnt sie:

*»musste viel lernen von meinen Eltern aus, wollten nur gute Noten sehen. Durfte kaum unter der Woche raus zum Spielen oder Freund besuchen, war oft wütend deswegen.«*

Während der Ausbildung in einer Kanzlei litt sie unter Zittern bei Geschäftsessen, vermied stets eine Gesprächsbeteiligung, wurde in der Behörde nervös, wenn Diskussionen geführt wurden, legte in der Redaktion Unsicherheit gegenüber den Chefs an den Tag, hatte nach der Probezeit gekündigt, da sie das Betriebsklima als unfreundlich empfand. Gleichzeitig: »*Stand noch unter dem Druck der Eltern, die sich sogar in die Ausbildung einmischten. Standen nie hinter uns.*«

Prinzipiell hegt sie das Gefühl, überfordert zu sein, und leidet generell unter der Angst, in der Arbeit Fehler zu machen, nicht fertig zu werden oder bei den Arbeiten nicht ohne Hilfe weiter zu wissen. Ihr Misstrauen gegenüber Kollegen und Chefs ist ausgeprägt. Sie unterhält kaum Kontakt zur Familie, bei Treffen herrscht eine gezwungene Atmosphäre. »*Wollte '92 nach Amerika, als mein damaliger Freund zurückgeschickt wurde. Hat mich dann sitzengelassen.*« Alice will sich von anderen nicht einengen lassen, ist ungeduldig Partnern gegenüber. Sie ist zwar unternehmungslustig, was aber nicht vorhält. Sie findet nur wenige Menschen sympathisch.

Sie hält sich für nervös, zurückhaltend, aggressiv, zu angespannt, entmutigt, hat Angst vor Abwertung, ist schnell erschöpft. Schon zuvor hat sie an Verhaltens- und einer tiefenpsychologisch orientierten Therapie teilgenommen. Ihre aktuelle Behandlung findet sie lebensnotwendig und ihre Lage vollkommen unerträglich. Als Kind hatte sie ständig Angst vor Horrorträumen (vor Albträumen, die sich ständig wiederholten: Fratzen, Bedrohung durch Tiere und Menschen); sie musste mit der Zwillingsschwester trotz Angst immer im Dunkeln schlafen, und diese Angst hat sie noch heute, auch Angst vor Kellergängen, zu denen die Eltern sie trotzdem zwangen. Sie hatte Angst vor Mutter und Stiefvater (die oft Schläge austeilten, Wutausbrüche zeigten und Beschimpfungen losließen), sie wollte daher immer weglaufen.

Als beängstigende Erlebnisse nennt sie:

»[...] *mussten meine Zwillingsschwester und ich immer im Dunkeln schlafen, obwohl wir solche Angst hatten. Zogen wir die Jalousien heimlich leicht hoch, wurden wir von den Eltern ausgeschimpft, und sie wurden wieder zugezogen. Ich habe heute noch Angst vor der totalen Dunkelheit. Wir hatten damals im Kinderzimmer immer das Gefühl, dass sich jemand im Zimmer befindet oder neben mir oder ihr (wir hatten ein Etagenbett) lag oder uns an den Haaren ganz leicht zog. Wenn ich dann ganz leise zu meiner Schwester ins obere Bett kroch (meine Eltern durften nicht wissen, dass wir in einem Bett schliefen), hatte ich das Gefühl, dass jemand nach meinem Bein griff, während ich auf der Leiter stand. Wenn meine Eltern uns kontrollierten und sahen, dass wir in einem Bett schliefen, wurden sie furchtbar wütend und trennten uns sofort.*«

Heute meint Alice, solche Angstsituationen vermeiden zu können.

Sie pflegt kaum Kontakt zur Familie. Der Vater ist mit 40 Jahren an Alkoholsucht gestorben (Klientin war 20), der Stiefvater ist heute 50 Jahre, eher gutmütig, wird aber von der Mutter gegen Tochter aufgehetzt; er ist von Beruf Kanalarbeiter, hat Bandscheibenschaden. Die Mutter, heute 50, fand gut, dass die Tochter brav war und gute Noten heimbrachte, versuchte sie aber zu drücken, schätzt Alice heute als eiskalt und arrogant ein. Sexualität war zuhause verpönt, Aufklärung gab es nicht. Mutter leidet an Depressionen und ist arbeitsunfähig. Die berufstätige Zwillingsschwester leidet phasenweise an Depressionen.

Bezugspersonen sind der neue Freund und die Zwillingsschwester. Alice wünscht sich eine glückliche und friedliche Familie, vom Partner Liebe und Geborgenheit. Der Freund ist ihr überlegen, intelligent, manchmal grob, versucht, den Macho zu spielen, ist manchmal deprimiert, hält Freundin für dickköpfig, für gefühlsmäßig zu vorsichtig, er hat Angst, sie könne ihn verlassen, er will mehr Zuneigung und einen offeneren Umgang.

Zur Selbsteinschätzung gibt sie folgende Auskünfte: Alice nennt sich »*depressiv*«, will aber nicht aufgeben. Sie fühlt sich

»*etwas verloren, haltlos, belastet mit Selbstvorwürfen, oft traurig, enttäuscht vom Leben, von den Mitmenschen, meistens bedrückt, fühle mich eingeengt, in eine Rolle gepresst, die ich gar nicht will*«, orientierungslos »*wie jemand, der in der Wüste herumirrt*«, so gehetzt, »*dass ich oft denke, man sucht in mir das Opfer, weil ich so ruhig bin und sie vielleicht meinen, dass ich mich nicht wehren kann. Ich zeige dann schon meine Zähne, aber es kostet immer wieder so viel Kraft.*«

Sie hat nach ihrer Selbstdiagnose – wohl unter Bezug auf frühere Therapiebehandlungen – eine »*eher situationsbedingte Angstneurose*«, fürchtet sich, falsche Entscheidungen zu treffen, ist eher ein trauriger Mensch, kämpft aber, wenn es darauf ankommt, hat so manche Freunde enttäuscht und verletzt, fühlt sich antriebslos, ist wenig entscheidungsfreudig, grübelt zu viel, zeigt daher oft Erschöpfung und Unkonzentriertheit, ist selten heiter und unbekümmert, wertet sich selbst ab, ist nervös und ruhelos. Sie hat oft »*Versagensängste*«, ist »*stressanfällig*«:

»*Ich habe in meinem jetzigen Beruf meinen Ehrgeiz glücklicherweise wiedergewonnen, wobei ich auch in diesem oft recht nervös bin und zum Zittern anfange oder zum Schwitzen. In der Kantine beim Mittagessen habe ich die letzten paar Tage auch gezittert [...] Ich bin darüber sehr unglücklich und ärgere mich auch über dieses Fehlverhalten.*« – »*Ich bin mit meinem Aussehen eigentlich sehr zufrieden und weiß auch, dass ich bei Leuten ankommen kann. Aber oft bin ich so zurückhaltend und gehemmt, dass viele Leute meinen, ich sei langweilig oder wisse nichts beizutragen.*«

*Analyse:*
Alice leidet einerseits unter den Lebensgefühlen einer ausgeprägten Unsicherheit und einer tiefsitzenden Versagensangst, die sich auf die meisten Daseinsbereiche erstrecken, ohne dass sich ihre Belege in hervorstechenden realen Misserfolgen dort fänden; sie haben sich vom Realitätsbezug deutlich verselbständigt (z.B. Zittern in der Kantine). Andererseits ist die Klientin selbstbewusst genug, um ihr Aussehen, ihr Ankommen bei anderen und ihre beruflichen Leistungen positiv einzuschätzen und den Schluss ziehen zu wol-

len, ihre Depression, ihre selbstbezichtigende Einstellung und ihr gehemmtes Verhalten als unbegründet einzusehen und entsprechend zu ändern.

Hier ringt ihre Vernunft, die die depressiven Phasen als rational unangemessen empfindet, mit dem tiefersitzenden Lebensgefühl, in dem sich vergangene und vielleicht noch wirksame Urteile von Eltern, Lehrern, Mitschülern, beruflichen Instanzen etc. niedergeschlagen haben und aus denen sich ein deprimierendes Selbstbild geformt hat. Der Bezug zum sozialen Werte- und Normensystem ist, vermittelt über Kontaktpersonen, Medien etc., offensichtlich: Die Realität wird auch mit ihren Drucksituationen als Sphäre freier Betätigung akzeptiert, daher werden die Gründe für alle Probleme gleich in der eigenen Person gesucht, wie schon in der Erziehung nahegelegt. Das verbreitete Konkurrenzdenken mit der zwanghaften Erfolgsuche und der damit einhergehenden Versagensangst, von den Eltern seit frühester Schulzeit mit enormem Druck und wenig emotionaler Zuneigung auf die Töchter übertragen und von Schule und Berufstätigkeit bestätigt, hat sich tief im Selbstkonzept und ihrer sozialen Selbstpositionierung verfestigt. Der moralische und leistungsorientierte Anspruch, funktionieren zu müssen und sich keine Blöße geben zu dürfen, überlagert jede Pragmatik der Aneignung adäquater Coping-Strategien und des Lernens aus Fehlern, die immer passieren können.

Dass neue, dem eingefahrenen Selbstkonzept entgegenstehende aktuelle Einsichten nicht gleich die festsitzende Einstellung zu sich löschen, ist naheliegend, denn sie sind noch nicht hinreichend ausgearbeitet – die Klientin ärgert sich über ihr Verhalten, kann es aber nicht ablegen. Verhaltenstherapie wird als Lebenshilfe gesucht, mit einiger Aussicht auf Erfolg, denn Alice wehrt sich in Phasen vernünftiger Überlegung gegen ihr Leiden, ist darum auch noch nicht »konsequent« depressiv, sondern zeigt selbst Ansätze zur Korrektur dysfunktionaler depressogener Denkstrukturen in Form falscher gedanklicher Generalisierungen.

### Zusammenfassende Bewertung der Fälle »berufstätige Klientinnen«:

Die Klientinnen K14 bis K16 sind berufstätig, aber ihre Denkschemata haben sie offensichtlich vor dem Erleben der Konkurrenzpraxis aus zuvor ihnen vermittelten Diskursbotschaften verinnerlicht. Die zuvor übernommene Leistungs- und Bewährungsmoral wirkt offenbar oft stärker auf die Psyche als die Neigung, die Wettbewerbsrealität in Schule und Arbeitswelt genauer zu analysieren. Ihre Selbstunsicherheit und Minderwertigkeitsgefühle erwachsen aus dem Vergleich ihres Tuns mit solchen nicht infrage gestellten theoretischen Anforderungsmaßstäben. Kennzeichnend ist auch die verbreitete Praxis, Kriterien der Konkurrenz ausgerechnet auf das Privatleben, speziell das Verhältnis zum Partner, anzuwenden, als ob hier nicht gerade das Gegenteil eines Gegeneinander, nämlich Zweisamkeit und Harmonie die Glückserwartungen bestimmt.

*Freiheits-/Ohnmachts-Gegensatz im Selbstkonzept:*
Der Widerspruch, sich auch als Frau per »Einzelkämpfertum« in der Welt durchsetzen zu wollen, aber sich so geringzuschätzen, dass man sein Scheitern quasi vorwegnimmt und die verbreitete methodische Zurücksetzung der Frauen im Beruf gleichsam legitimiert, wird in den Fallbeispielen praktiziert, ohne den Kampf jeder gegen jeden damit infrage zu stellen – eher hält eine moderne Frau sich selbst für generell untalentiert, für unfähig, ihren »Mann« zu stehen. Das geht manchmal so weit, dass man sich ein Rest-Selbstbewusstsein zulegt, indem man bei allen Scheiternsängsten noch seinen ausgezeichneten moralischen Eigenwert hoch hält – »ich bin zu gut für diese Welt« (womit man trotzdem nichts gegen die Welt und ihre Ellenbogenfreiheiten gesagt haben will). Wie unglaubwürdig ein solcher Standpunkt im eigenen Selbstverständnis ist, zeigt die psychische Niedergedrücktheit, das ausgelaugte Selbst.

*Kognitiver Auslöser der Depression:*
Mit solchen Orientierungsmustern ist von vornherein die kognitive Verursachung der Depression freigelegt: Man ist selber seiner schlechten Stimmungen Schmied, auch wenn sich die dazugehörige Symptomatik längst verselbständigt hat.

*Erfahrung und moralischer Standpunkt im negativen Selbstkonzept:*
Depressive legen oft einen intellektuellen Erfindungsgeist an den Tag, der den Erfahrungsbezug für das negative Ichkonstrukt gelegentlich nur noch erahnen lässt. Das Urteil, man sei der Bewährungsanforderung der Welt nicht gewachsen, zehrt vielfach nur noch von der Differenz der eigenen Ansprüche an sich zur eigenen Wettbewerbsnorm. Ein Depressiver ist kein Empiriker, sondern vor allem ein moralischer Mensch, der sich an den eigenen Kriterien bewähren will und darum zuerst im eigenen Kopf am Ergebnis leidet.

*Bezug des Denkfehlermusters zum sozialen Denk- und Verhaltenskodex:*
Er wurde soeben beschrieben. Die Unterwerfung unter das Freiheitskonzept des »common sense« ist der Ausgangspunkt der Selbsterniedrigung und des Leidens des an sich selbst. Man will sich im Vollzug der einzelkämpferischen Durchsetzungsregeln beweisen und kommt zum Ergebnis, dem nicht gewachsen zu sein. Wie sehr sich das diskursiv übermittelte Orientierungsmuster gegenüber der Konkurrenzwirklichkeit emanzipiert hat, demonstriert der verbreitete Brauch, die größten Kämpfe in Beziehungen auszufechten, die doch von Zuneigung geleitet sein müssten. Ein Konkurrenzfan ist anscheinend vielfach ein schlechter Liebhaber!

*Institutionalisiertheit gesellschaftlich vorgegebener Subjektpositionierungen:*
Die individuelle und oft radikale Ausgestaltung des menschlichen Gegeneinander ganz losgelöst von der Konkurrenz im Erwerbsleben zeugt von der großen Freiheit in der Art und Weise, wie gesellschaftliche Verhaltensvorgaben in die eigene Lebensgestaltung übernommen werden. Eine eherne Institutionalisierung sozialer Ge- und Verbote sähe anders und gleichförmiger aus.

### 2.3.6 Berufstätige Klienten

**K17 Martin (1998/8) – Diagnose: Dysthymia (F34.1)**

Der 52-jährige Verwaltungsangestellte ist heute EDV-Fachberater in einer Krankenkasse, schloss früher mittlere Reife ab und trat mit 14 Jahren ins Berufsleben. Er übte vor der jetzigen Arbeit Tätigkeiten als Schriftsetzer, DV-Operator und EDV-Arbeitsvorbereiter aus. Er ist gegenwärtig zum zweiten Mal verheiratet und hat zwei Söhne.

In die Therapiepraxis kommt der Klient wegen einer leichten Depression aufgrund von Problemen mit der Arbeit, wo er sich teils überfordert, teils gelangweilt fühlt, und wegen finanzieller Belastungen privat, bei denen es keine Aussichten auf einen Ausweg gebe. Ihren Beginn fanden die Beschwerden in der Feststellung der Basedowschen Krankheit (Schilddrüsenüberfunktion) vor 14 Jahren und den Folgebehandlungen (Kortison, Bestrahlung), wonach auch Potenzstörungen, Erkältungen, Durchfälle und Müdigkeit auftraten. Das Engagement in der Arbeit ließ daraufhin merklich nach (*»unkonzentriert, lustlos, Egal-Gefühl«*), ebenso die Freizeitaktivität. Er fand *»keinen Antrieb, privat das Leben in Ordnung zu bringen«*, hatte *»Angst vor sexuellem Versagen«*, lieferte schlechte Leistungen ab, litt unter finanziellen Problemen und *»Kontaktschwierigkeiten mit Frau, kein Sexualleben«*.

Der Vater war Schriftsetzer, der Alkoholiker wegen der Kriegserlebnisse gewesen sei, um zu vergessen, und starb vor 15 Jahren an Magendurchbruch. Die Mutter leide unter Depressionen, seit sie in Rente ging, und ist inzwischen 74 Jahre alt. Den Vater beschreibt Martin als *»intelligent, geschickt, Angeber, Alkoholiker«*, die Mutter als *»hilfsbereit, aber schimpft immer«*, sie war zu ihm *»hart aber herzlich«*. Das Verhältnis der Eltern zu den beiden Söhnen sei vertrauensvoll und *»gut«* gewesen. Einige Jahre hatten die Großeltern die Erziehung übernommen. Das familiäre Milieu war *»Unterschicht«*. Der geschiedene Bruder, zu dem er ein freundschaftliches Verhältnis pflegt, ist selbständig.

In der Kindheit, die er *»glücklich«* nennt, litt der Klient unter Albträumen, Stammeln und Stottern. Das Lernen in der Schule, wo er sich von Mitschülern und Lehrern eingeschüchtert gefühlt habe, sei ihm leicht gefallen, aber die Leistungen seien schwankend gewesen – es hat ihn offenbar nicht zur Leistung getrieben. Seine Hobbys in der Kindheit seien *»Lesen, Mädchen«* gewesen. Sexuell konnte ihn die religiöse Erziehung, die heute keine Wirkung mehr auf ihn ausübt, nicht beeinträchtigen: *»Auf dem Land klärt man sich selbst auf«*, was für ihn mit sechs Jahren erledigt war, und er hat seine Vorkenntnisse auch gleich in diesem Alter an einer Gleichaltrigen ausprobiert, bis die Mutter kam und ihn bestrafte. Er habe bisher *»ca. 250«* Partnerinnen gehabt. Unzufrieden ist Martin mit seinen nunmehr vorhandenen Potenzproblemen und der daraus resultierenden Versagensangst. Die beiden bisherigen Ehefrauen kennzeichnet er als *»Alkoholikerinnen«*. Seine Bedürfnisse äußern und durchsetzen kann er nicht (*»ich bin zu gutmütig«*). Geredet habe er über seine Probleme bisher mit niemandem, auch keine Therapie besucht.

In der Arbeit komme er mit den Kollegen gut aus, Konflikte gebe es manchmal wegen der »*Dummheit der Mitarbeiter*«. An der Tätigkeit gefällt ihm »*der kurze Arbeitsweg*«, unzufrieden ist er auch: »*6 Leute in einem kleinen Raum, keine Möglichkeit, privates zu tun*«. An den Vorgesetzten moniert er: »*kleine Ausrutscher werden hoch aufgehängt*«, aber sie schätzen seine »*fachliche Leistung*«. Sie kritisieren an ihm »*mangelnde Disziplin, keine Teamfähigkeit*«.

Martin beschreibt sich als einen Menschen, »*der gerne lebt*«, der »*nie ausdauernd*«, aber stolz auf »*meine Leistung in der Arbeit*« war, der ohne solche Sorgen um sein Ansehen »*mehr Erfolg bei den Frauen hätte*«, der sich ärgert über die »*Dummheit der Mitmenschen*«, der seinen Vater immer für einen »*super Typen*« hielt. Er selbst will »*endlich etwas tun*« und – wäre er spontan – würde er »*kündigen*«. Martin rastet auch schon mal aus, hat »*Wutanfälle, wenn etwas nicht nach meinem Willen ablief*«. Auch nennt er sich »*hilfsbereit, ehrlich*«.

Seine Vorstellungen vom Sinn des Lebens sind nüchtern und sachlich:

*»der biologische Sinn des Lebens besteht darin, erwachsen zu werden, sich fortzupflanzen (seine Art zu erhalten) und dann zu sterben. Das Erwachsenwerden besteht in 1. Linie darin, für sich selbst zu sorgen, d.h. das, was man zum Leben braucht, selbst zu erarbeiten. Entsprechend seinen Fähigkeiten versucht man, Geld zu verdienen, um eine Familie zu gründen, sich das Leben angenehm zu gestalten und für die Zeit nach dem Arbeitsleben vorzusorgen. Wird dieser Ablauf durch Störungen von außen oder einen eigenen Fehler durchbrochen, so muss man entweder die Störung beseitigen oder die Fehler wieder ausmerzen. Eine Störung von außen kann z.B. sein, dass man versucht, seine Arbeit bestmöglich zu erledigen; fehlende Anerkennung und immer höhere Anforderungen führen jedoch dazu, dass irgendwann der Zeitpunkt kommt, dass man sich sagt, ich kann nicht mehr. Man ist überfordert, und diese Unzufriedenheit wirkt sich auf das Privatleben aus. Es fehlt an Energie, privat sich zu engagieren. Man lässt alles schleifen und es kommt zu einem Teufelskreis, aus dem man nur schwer wieder rauskommt... man fragt sich, für was arbeite ich eigentlich. Um das Ziel, einen angenehmen Lebensabend, zu erreichen, nicht aus dem Auge zu verlieren, denkt man schon mal darüber nach, die in diesem Staat mögliche Unterstützung ohne Arbeit auszunützen, um wenigstens das Rentenalter zu erreichen, ohne dass man sich für nichts totgeschuftet hat. Es wäre schön, wenn das, was man sich erarbeitet, auch einem bleibt, um sich wenigstens die kleinen Wünsche erfüllen zu können. Mal sehen, irgendwie wird es schon funktionieren.«*

*Analyse:*
Der Klient leidet an einem depressiven Beschwerdebild, das eine unmittelbare (inkorrekte) kognitive Reaktion auf krankheits- und behandlungsbedingte physische Einschränkungen ist. Er hat beruflich und privat Versagensängste, die deutlich vor allem aus körperlichen und konditionellen Leistungsminderungen (Müdigkeit, Schlaffheit, Impotenz) resultieren, gefolgt von einer Antriebsminderung, die auch sein praktisches Problemlösungsverhalten reduziert. Hier ist er noch auf der Ebene des Realisten. Seiner reflektorischen Selbstdarstellung ist gut zu entnehmen, dass er die selbstkritische Wendung

als generalisierende »Schlussfolgerung« aus seinen physischen Defiziten noch nicht so weit getrieben hat, dass er die Bedürfnisse und Interessen aus den Augen verloren hätte. Er will sich nicht schicksalsergeben »totschuften«, bevor er altersmäßig die Gelegenheit wahrnehmen kann, sich mit seiner Rente »wenigstens die kleinen Wünsche« zu erfüllen. Auch die Überlegungen zu »Störungen von außen« und eigenen Fehlern lassen erkennen, dass er zwar eine Art mechanische Reaktion des Ich auf mangelnde Anerkennung und höhere Anforderungen etc. unterstellt, die bis zur Selbstaufgabe gehen kann (»Zeitpunkt kommt, dass man sagt, ich kann nicht mehr«), er diesen Weg aber nicht beschreiten will und eine, wenn auch defensive Alternative möglich ist (»schwer wieder herauskommt«). Er hat zwar nicht den gedanklichen Durchbruch gefunden, wenn er mit staatlicher Unterstützung im Arbeitslosigkeitsfall kalkuliert, aber die Suche nach praktischen Lösungen der Probleme belegt seinen noch erhaltenen Realitätssinn.

Mit dieser Orientierung demonstriert Martin, dass er noch nicht zum »konsequenten« Depressiven geworden ist. Er hat sich nicht von seinen Selbstzweifeln übermannen lassen, sondern setzt weiterhin auf seine Fähigkeit, mit fremder (therapeutischer) Unterstützung seinen selbstgeschaffenen »Teufelskreis« zu durchbrechen. Dass dieser sein Werk ist, wäre zu erkennen für ihn sinnvoll, wozu aber alle Voraussetzungen gegeben sind.

### K18 Lukas (2001/2) – Diagnose: Dysthymia (F34.1), ängstliche (vermeidende) Persönlichkeitsstörung (F60.6)

Der Bericht an den Gutachter wurde einbezogen.

Der 53-jährige verheiratete Produktionsingenieur hat die Realschule abgeschlossen und ist zum Bildtechniker und, während der Berufstätigkeit, noch als Diplom-Ingenieur der Nachrichtentechnik ausgebildet worden. Mit 19 Jahren trat er ins Berufsleben ein und arbeitet seit 35 Jahren zunächst als Bildtechniker, Bildingenieur und jetzt als Produktionsingenieur beim Fernsehen. Die dreiköpfige Familie lebt in einer Eigentumswohnung.

Wegen massiver depressiver Verstimmungen und Selbstsicherheitsproblemen kommt der Klient in die Praxis. Als Grund gibt er eine von ihm selbst veranlasste Überforderung am Arbeitsplatz an, auf die er mit chronischen Magen- und Darmbeschwerden reagiere. Er sei lustlos, grüble über sein Leben nach und bleibe sehr zurückgezogen mit seiner Familie. Medikation: Jarsin (Johanniskraut).

Die Eltern leben im hohen Alter noch. Der Vater war, so Lukas, »*egoistisch, geldgierig, sparsam, kontaktfreudig*«, dessen Einstellung zum Sohn »*passiv, nur Interesse an meinen schulischen Leistungen, etwas stolz*«. Die Mutter kennzeichnet er als »*religiös, keine eigene Meinung, verletzend, ungerecht, sparsam, leicht gekränkt*«. Sie sei zu ihm »*umsorgend, wenig Freiheiten lassend, beeinflussend*« gewesen. Das Erziehungsmilieu nennt er desolat, sehr religiös geprägt und vor allem auf Leistung hin ausgerichtet. Doch war »*die Verträglichkeit der El-*

*tern untereinander gut. In den letzten Jahren der häuslichen Gemeinschaft häufig Streit zwischen Eltern und mir.«*

Schon in der Kindheit, die er als »*gestört*« bezeichnet, sei der Klient von Ängsten vor Krankheit und Tod heimgesucht worden. Seine Phantasien hätten sich darauf gerichtet, »*mächtig zu sein, unbesiegbar*«. Sein Bruder sei von den Eltern ihm gegenüber immer als »*großartiges*« Vorbild dargestellt worden, wogegen er nichts habe setzen können. Lukas habe sich deshalb in Kindheit und Jugend anderen gegenüber immer gehemmt und unsicher gefühlt. Der drei Jahre ältere Bruder sei früher aufgrund von Lebensmittelmangel bei Onkel und Tante aufgewachsen und später von diesen adoptiert worden. Den Übertritt auf das Gymnasium habe der Klient nicht geschafft, aber die Realschule gut abgeschlossen. Seine Stärken waren Mathematik und Naturwissenschaften, seine Schwächen: Sprachen.

Nach dem Studium heiratete er. Schon damals sei bei ihm ein Zwölffingerdarmgeschwür festgestellt worden, das seither jedes Jahr und oft mehrmals wiederkehre. Seit seiner Ausbildung arbeitet er im Fernsehbereich, weil er sich – neben der Freude an der Tätigkeit – gegenüber den Kollegen habe beweisen und als etwas Besonderes von anderen habe abheben wollen. Er sei damit und der eingehandelten Mehrarbeit unter starken Leistungsdruck geraten. Der Umgang mit den Mitarbeitern sei sachlich-kollegial, Gründe für gelegentliche Konflikte seien »*meine Gründlichkeit, mein Arbeitseifer*«. Außerdem sei ihm aufgefallen, dass er sich in Auseinandersetzungen mit Kollegen sehr unsicher und konfliktunfähig fühle und mit Schwitzen, Erröten und Stottern reagiere. Ihm gefällt, in der Arbeit »*um Rat gefragt zu werden*«. Seine Vorgesetzten seien »*weitgehend gerecht, aufgeschlossen auch für persönliche Probleme*«; sie schätzen seine »*Zuverlässigkeit, Vielseitigkeit*«.

Depressionen und eine erhebliche Verschlechterung der Magenprobleme seien vor elf Jahren eingetreten, als er zum Produktionschef befördert worden sei. Einerseits mache es ihn stolz, so weit im Beruf gekommen zu sein, andererseits hätten sich die Selbstzweifel verstärkt – er befürchte, den Berufsanforderungen nicht mehr gewachsen zu sein. So könne er vor einer neuen Fernsehproduktion, die er vorbereite, nicht einschlafen. Er arbeite nächtelang genaue Produktionsabläufe aus, um so Fehler, die ohnehin unwahrscheinlich seien, zu vermeiden. Insgesamt fühle er sich dadurch sehr überlastet, mit der Folge starker Magenbeschwerden, die er mit Sostril behandeln lasse. Ihn plage Angst vor Schmerzen, die ihn zwinge, immer wieder in den Körper »*hineinzuhorchen*«. Er leide unter massiven Depressionen, sehe keine Möglichkeit der Änderung und denke auch an Suizid.

In der Freizeit könne er sich nur wenig erholen und lebe sehr zurückgezogen mit der Familie. Auch hier sei er nicht genussfähig. Er befürchte z.B. bei Urlaubsreisen auftretende Erkrankungen bei seiner Frau und sich selbst und ist bemüht, nur ins nahe Ausland zu reisen. Die Ehefrau, die Lukas vor 27 Jahren geheiratet hat, sei sehr um ihn bemüht und habe ihm auch vorgeschlagen, den Beruf aufzugeben und, dass sie selbst für den Unterhalt der Familie, zu der eine heute 14-jährige »*ruhige, zurückhaltende*« Tochter gehört, sorgen könne. Darin sehe er aber keine Lösung. Er habe autogenes

Training und Tennisspielen begonnen, um den Berufsängsten zu begegnen. Die Therapie hält Lukas für lebensnotwendig.

Die wichtigsten Menschen im Leben sind für den Klienten die Ehefrau und die Tochter. Die Gattin nennt er *»zärtlich, mitfühlend, harmoniebestrebt, optimistisch«*, sie stimmen in *»Freizeitgestaltung, Politik, Auswahl der Freunde, Kindererziehung«* überein, sie sollte aber *»mehr Verständnis für meinen religiösen Glauben«* haben. Sie bemängelt an ihm *»meinen mangelnden Optimismus, mein fehlendes Selbstbewusstsein«*. Störend findet sie *»meine Niedergeschlagenheit, meine Ungeduld«*. Er selbst möchte seine Magenschmerzen reduzieren und selbstbewusster werden, *»spontaner auf andere Menschen zugehen können«*. Lukas findet auch: *»Ich nehme insbesondere berufliche Probleme viel zu ernst«*, er kennzeichnet sich als einen Menschen, der *»es nicht versteht, zu leben«*, der *»selten glücklich war«*, der stolz ist, *»dass ich mein Studium neben meinem Beruf geschafft habe«*, der ungern zugibt, *»dass ich nicht schlagfertig bin«*, der nicht vergibt, *»wenn jemand ein Angeber ist«*. Von der Mutter hat er immer vermisst, *»gelobt zu werden«*, vom Vater *»Zärtlichkeit«*. Mit seinem Problem gelingt es ihm, *»in der Familie Aufmerksamkeit zu erzeugen«*. Spontan würde er gern *»alles liegen und stehen lassen«*.

Lukas beschreibt sich zusammenfassend:

*»zuverlässig, ausdauernd, zurückhaltend, leicht gekränkt, mache mir zu viele Sorgen, zu wenig lebhaft, still, zurückgezogen, schwer Kontakt findend, traurig, nicht impulsiv, nicht spontan, ängstlich (vor Fehlern, vor Krankheiten, vor der Zukunft)«*. Ihn stört *»mein fehlendes Selbstvertrauen, dass ich zu wenig Ruhe und Gelassenheit habe, dass ich mich zu wenig freuen kann, dass ich zu ungeduldig bin«*. Freude macht ihm *»gut essen, mit meiner Frau schmusen, mit meiner/einer Frau intim zusammen sein, mit Freunden etwas unternehmen, Tennis spielen, im Garten arbeiten, gelobt zu werden, jemand eine Freude machen, erfolgreich zu sein, von anderen geliebt zu werden, faul sein, mit meiner Tochter spielen [...].«*

*Analyse:*
Der Klient hat sich seit seiner Kindheit, in der er wenig emotionale Zuwendung erfuhr, unter starken Leistungsdruck setzen lassen, insbesondere von den Eltern, von diesen auch starke Selbstzweifel und wenig Selbstbewusstsein mit auf den Weg bekommen. Die rigide Erziehung veranlasste ihn, kein Selbstvertrauen zu entwickeln, stattdessen sich gehemmt und selbstunsicher anderen gegenüber zu verhalten. Selbstgewähltes Vehikel seiner psychischen Stabilisierung war entsprechend der durch übermäßigen Einsatz errungene Erfolg in Schule, Studium und Beruf, aber immer begleitet von alten/neuen Ängsten, Erfolge durch Versagen gegenüber neuen Anforderungen nicht halten zu können; Ausdruck dafür waren schon früh die Magen-/Darmbeschwerden.

Lukas gehört zu den Menschen, die auch einen angestrebten deutlichen Aufstieg in der Karriereleiter nicht als Bestätigung ihrer Leistungsfähigkeit und als Befreiung aus unsicheren Lebenslagen erleben, sondern als neue Bedrohung interpretieren, was ihre Gesundheit noch mehr beeinträchtigt.

So war gerade seine Beförderung zum Produktionschef in der Fernsehsparte der Auslöser für beginnende Depressionen und für die Verstetigung der Magen-/Darmbeschwerden.

Das vergleichsweise harmonische Ehe- und Familienleben, vor allem das gute Einvernehmen mit der Ehefrau und ihre emotionale Zuwendung, bewährten sich kaum als Entlastung aus dem selbstaufgebauten beruflichen Leistungsdruck. Obwohl sicherlich objektive Zwänge im Fernsehbetrieb die psychischen Belastungen mitbedingen, hat Lukas in dieser Richtung offenkundig nie Anstrengungen unternommen, angesichts zugänglicher Kollegen und Vorgesetzter bezüglich Zeit und Pensum der Arbeit Erleichterungen zu erwirken. Weil er bisher selbst den meisten Leistungsdruck und Bewährungszwang auf sich ausgeübt hat, blieb dies als Thema außen vor. Deshalb war auch der erstaunliche Vorschlag der Gattin, selbst für die Familie zu sorgen, damit er kündigen und so aus der psychischen Klemme finden kann, keine Alternative für ihn, der immerhin auch schon Suizid ernsthaft erwogen hat.

In seinem Leidensdruck und seinem ausgeprägten Änderungswillen sollte Lukas die Chance ergreifen, aus dem Zirkel seiner Selbstpeinigung zu entfliehen und zur Umsetzung seiner Bedürfnisse und Interessen finden; auf die Unterstützung durch die Familie kann er dabei bauen. Das bedeutet allerdings, sich von einer lebenslangen Erwartungs- und Handlungsroutine theoretisch wie praktisch zu distanzieren, was kein leichtes Unterfangen ist.

### K19 Alexander (2003/24) – Diagnose: Angst- und depressive Störung (F41.2), somatoforme Störungen (F45.8)

Die Angaben schließen Daten aus dem Bericht an den Gutacher ein.

Der 22-jährige und ledige Finanzvollziehungsbeamte hat mittlere Reife abgeschlossen. Er wuchs bis zum 13. Lebensjahr in einem kleinen Ort in Ostdeutschland auf und zog anschließend mit seiner Familie nach Bayern um. Seine drei Jahre jüngere Schwester ist zur Hotelfachfrau ausgebildet.

Er kommt wegen einer seit knapp einem Jahr bestehenden massiven Angst- und Depressionsstörung in die Praxis und klagt über Schlafstörungen, Antriebsmangel, zirkuläres Denken, Weinattacken und über phasenweise ausgeprägte Suizidgedanken. Außerdem leide er unter Schwitzattacken, Herzrasen, Schüttelfrost, Durchfällen und dem Gefühl, in Ohnmacht zu fallen. Der Patient sagt von sich selbst: »*Ich bin am Ende.*« Als Auslöser benennt Alexander sein Unvermögen, den beruflichen Anforderungen zu entsprechen. Medikation: Insidon (TZK), Imap.

Der Vater ist 49 Jahre alt, war früher Berufssoldat in der DDR, ist jetzt (in Westdeutschland gesuchter) Fachpfleger im Reha-Bereich, er sei sehr von sich eingenommen, konkurrenzorientiert, immer auf der Suche nach neuen Herausforderungen und forderte Erfolge auch von den Kindern ein. Die 44-jährige Mutter, leitende Horterzieherin, sei berufsbedingt zuhause immer sehr erschöpft, habe sich deswegen wenig um die Kinder gekümmert und ist ebenfalls auf gute schulische Leistungen des Nachwuchses aus gewesen. Der

Klient war zunächst ein sehr guter Schüler; seit dem fünften Lebensjahr betrieb er sehr erfolgreich Leistungssport als Geräteturner, schied aber zur Enttäuschung der Eltern wegen häufiger und langwieriger Infekte nach vier Jahren, ohne Ehrengrade errungen zu haben, aus diesem Sportprogramm wieder aus. Nach dem umzugsbedingten Schulwechsel stellte sich heraus, dass er dem westdeutschen, als wesentlich höher erfahrenen Lern- und Wissensniveau nicht gewachsen war. Er musste, ebenfalls zur Enttäuschung der Eltern, vom Gymnasium auf die Realschule wechseln, wo er wieder ein guter Schüler wurde; seine Traumvorstellung aber, Steuerberater oder Rechtsanwalt zu werden, zerschlug sich ohne Abitur damit. Er visierte deswegen auf Wunsch der Eltern die mittlere Laufbahn als Finanzbeamter an. Bis zum Jahr 2000 ließ er sich zum Finanzsekretär, bis 2002 dann zum Finanzvollzieher ausbilden, den höchstmöglichen Rang im mittleren Dienst. Dieser Schritt war mit einem Umzug verbunden, wonach er sehr einsam lebte und in der Freizeit über das Internet-Chatten in eine Scheinwelt abtauchte, mit Konzentration auf die sadistische SM- und BDSM-Szene und Gor. Alexander beschreibt die Gor-Werke so:

*»Bücher-Zyklus über eine Parallelwelt der Erde, wo noch Ehre mit dem Schwert verteidigt wird, ein anderes, nämlich richtiges Gesellschaftsbild vorherrscht. Die Frau ist dem Mann als Sklavin untertan.«*

Solche Phantasien lebte er in Rollenspielen im Internet aus. Vor zwei Jahren lernte er auf diesem Wege eine 18-jährige Schülerin kennen, mit der er bis heute eine Beziehung unterhält und die auch seine sexuellen Vorlieben teile. Vom Chatten, schon in einer Zeit mit depressiven Phasen, hat er sich inzwischen verabschiedet. Der Klient berichtet, dass er sich aufgrund dieser Beziehung so wohl wie noch nie im Leben gefühlt habe.

Vor einem Jahr arbeitete Alexander, nach einer zweijährigen Innendienstphase, erstmals als Vollzieher im Außendienst, was auch seiner Wunschvorstellung entsprach:

*»Die Arbeit faszinierte mich, und ich wollte sie unbedingt machen, zumal es eine der anspruchsvollsten Tätigkeiten in meiner Laufbahn ist.«*

Dort sah er sich aber vielfach provoziert und unter Druck gesetzt – zum einen von den besuchten Personen der »*sozial schwachen Schicht*« und deren Bedenkenlosigkeit, Schulden zu machen, und der Despektierlichkeit und Respektlosigkeit der Schuldner ihm gegenüber, vor allem aber von seiner Behörde und ihrem Soll, täglich 15 Schuldenfälle erfolgreich angehen zu müssen:

*»Es baute sich in mir eine immer größere Angst auf, früh nicht zu wissen, wo man anfangen soll, und wie man die 15 Schuldner zusammenkriegen soll. Obwohl ich dies immer geschafft habe, raubte es mir den Schlaf und schließlich auch das Wochenende. Ich dachte nur noch an die Arbeit, träumte jede zweite Schuldnerbegegnung und*

*arbeitete diese so erneut auf. An manchen Tagen fuhr ich geschafft direkt aus dem Bezirk zu meiner Freundin, nur um herzhaft zu weinen.«*

Seine Reaktion war als Folge die Kombination von Angst und Depression mit den Begleiterscheinungen

*»Bewusstwerden meiner Fehlentscheidung«, »große Frustration und Versagensangst«, »Weinkrämpfe«, »Unzufriedenheit wurde zur Verzweiflung«, »Gefühl der Ausweglosigkeit«, »Zukunftsangst«.*

Der Wechsel des Bezirks brachte etwas Besserung, die Menschen waren höflicher, aber die Ängste blieben. Seinen Gesuchen, wieder in den Innendienst zurückversetzt zu werden, wurde zunächst nicht entsprochen. Zudem lehnte die Freundin seinen Anspruch auf permanente Betreuung ab: Sie

*»[...] kann und will mit meiner Krankheit nichts zu tun haben. Fühlt sich einerseits überfordert und andererseits nicht zuständig. Zog sich von mir zurück und verwies mich an meine Eltern oder die Ärzte.«*

Er kontaktierte daraufhin wieder mehr die Eltern. Anfang dieses Jahres wurde endlich seinem Versetzungswunsch stattgegeben. Danach war der Klient jedoch genauso außerstande, zu arbeiten (*»spontane Depressionen [...] machten mir Einarbeiten und Konzentration schwierig bis unmöglich«*). Freizeitaktivitäten fielen aus: *»In depressiven Phasen kann ich mich auch im Krankenstand zu nichts aufraffen.«* Jetzt ist er krankgeschrieben und verbringt die Wochenenden bei den Eltern, von denen er sich erstmals unterstützt fühlt: *»Eltern machten sich große Sorgen, setzten sich aber voll für mich ein und halfen mir, den richtigen Weg zu finden (z.B. Arztbesuch beim Neurologen).«* Alexander nutzt nun jeden Kontakt zur Freundin und arbeitet ehrenamtlich ab und an als Internetbeauftragter für eine Rettungshundestaffel.

Der Klient empfindet die Therapie als *»lebensnotwendig«*, die Probleme als *»sehr schwer«*. Geredet hat er darüber mit Arzt, Eltern, Freundin, Kollegen und Vorgesetzten. Zweimal dachte er in letzter Zeit an Suizid:

*»Nachdem mir mein Vater erklärt hatte, dass die für mich erlösende Kündigung nur noch mehr Probleme bringen würde, war der Wunsch schon sehr greifbar.«* Nach Rückzug der Freundin *»steigerte sich die Verzweiflung bis zum Unerträglichen. Ein weiteres Mal wurde es ernst, weil Gespräche mit Vorgesetzten und ehemaligen Kollegen mich wieder aus dem Gleichgewicht brachten und mir einen Depressionsschub verpassten.«*

Die Medikamenteneinnahme (Antidepressiva) hält er für wirkungslos. Über seine Partnerin sagt der Klient:

*»Meine Freundin ist eine zielstrebige, sehr schnell reizbare Person, die sich wohl unbewusst nach einem starken Partner sehnt, aber sich nur schlecht unterordnen oder arrangieren kann und deshalb Konflikte hervorruft.«*

Übereinstimmung gibt es im Bereich »*negative, realistische – pessimistische Weltanschauung, reserviertes Verhalten bei anderen Menschen*«. Sie sollte »*einfach aktiver sein, wenigstens einmal mein Interesse teilen, auch mal rausgehen, öfter Lust auf Sex haben, wäre auch sehr schön*«. Sie bemängelt »*mein ständiges Meckern über alles mögliche*«, sie sollte mehr »*Interesse für (meinen) Gesundheitszustand zeigen*«.

Für die gesundheitliche Anfälligkeit Alexanders könnte folgendes Geburtsfaktum eine Rolle spielen:

»*Meine Mutter hatte bereits einmal eine Fehlgeburt erlitten. Wegen ernsthafter Gefahr, dass ich auch ›abgehen könnte‹, musste meine Mutter mehrere Wochen in stationäre Behandlung und bekam ›Fauestan‹, ein Mittel, was die Gebärmuttermuskeln ruhig stellen sollte und auch mich ruhig stellte, auch noch nach der Geburt und vielleicht auch länger.*«

Seine Mutter nennt ihn manchmal ihr »Fauestan-Baby« – »*wegen meiner manchmal etwas tranigen Art*«.

Seine schulischen Begabungen sind Englisch, später wurde es Deutsch: »*Besonders schreiben liegt mir.*« In der Schule fühlte er sich von Mitschülern eingeschüchtert. An der Arbeit gefällt ihm jetzt »*das Gehalt, die Möglichkeit auf spätere Sicherheit*«, unzufrieden ist er mit der »*Tätigkeit, Arbeitszeit und Ergebniswürdigung*«. An seinem alten Vorgesetzten in den letzten zwei Jahren sieht er nur das Negative, dieser sei »*ein menschliches A.-Loch, fachlich schwach, gegen seine Kollegen und unloyal*«, an der neuen Vorgesetzten erkennt er an: »*setzt sich für ihre Leute ein, freundlich und überlegt*«.

Den Vater schildert er als

»*gebildeten Mann, der immer rastlos auf der Suche ist, seinen beruflichen und privaten Weg zu gehen. Ein typischer Blender, der zu Hause schläft und murrt und in der Arbeit und Freizeit den großen Macher, Kasper etc. markiert.*«

Dessen Beziehung zum Sohn sei so: »*Mein Vater mag mich wahrscheinlich, aber mehr wohl nicht.*« Alexander sieht seine Mutter als

»*durchschnittlich gebildete Frau, mit sozialer Ader und Hang zur Selbstgeißelung. Auf der Suche nach Glück und Geborgenheit irgendwann stehen geblieben. Scheint vom Leben nichts Großes mehr zu erwarten.*« Ihre Stellung zum Sohn: »*Früher stellte meine Mutter meine Schwester und mich wg. der Arbeit zurück, weil sie überfordert war. Heute bereut sie dies mehr, als nötig wäre. Meine Mutter hat mich von klein auf von ganzen Herzen geliebt und tut dies wohl heute noch. Sie ist glücklich, wie ich mich entwickelt habe.*« Mit der jüngeren Schwester gab es immer Probleme: »*Mit meiner Schwester hatte ich früher wegen jeder Kleinigkeit Streit, wir hatten beide immer einen Grund zu ›giften‹. Später nahm meine Schwester mich als Konkurrenz und falschen Ansporn wahr, weshalb sie mich auch heute noch regelrecht hasst und dann unglücklich ist, wenn ich nach Hause komme – leider.*«

Über das Verhältnis der Eltern zueinander und zu den Kindern sagt Alexander:

*»Meine Eltern leben recht normal miteinander. Ich denke, es ist alles ein gewohnter Rhythmus ohne besondere Höhen und Tiefen. Im Urlaub kommt es wegen der unterschiedlichen Erwartungshaltung der beiden immer zu schwerem Streit bis zu Trennungswünschen. Inzwischen ist meine Mutter von der Verhaltensentwicklung meines Vaters irritiert. Das Verhältnis zu den Kindern ist normal, meine Mutter übernahm hauptsächlich die Erziehung und wollte dabei die Fehler ihrer Eltern nicht wiederholen.«*

Andere kennenzulernen fällt dem Klienten schwer, weil »*ich a) nicht weiß, wie ich mich verhalten soll und b) viele Menschen mit meiner ›Art‹ nicht zurechtkommen*«. Seine Wünsche umsetzen kann er schon. Die aktuellen Probleme bespricht er mit der Partnerin, den Eltern, Freunden und Kollegen. Die Therapie soll »*warmherzig*« und »*engagiert*« sein, er will darüber wieder gesund werden.

Seine Statements zur Selbstbeschreibung sehen so aus: Er ist ein Mensch, der »*über alles mögliche unheimlich viel nachdenkt, über Tod, Endzeit, über Probleme*«, und zwar »*über viel zu viel*«, hatte immer »*Angst vor dem Tod*«, ist stolz über seine »*Fähigkeit zu schreiben*«, er kann »*viel zu viel*« nicht vergeben, »*weil ich sehr nachtragend bin (über Jahre)*«, von seiner Mutter bekam er nie »*Respekt vor einem ›Nein‹ meinerseits*«. Was ihn ärgert? Da »*fällt mir spontan nichts ein, aber über was ärgere ich mich eigentlich nicht…*«. Vater »*war immer ein Vorbild, bis ich älter wurde*«, der Klient hätte gern von diesem »*vielleicht mehr Aufrichtigkeit und Zuneigung*« gehabt. Was ihm helfen würde wäre »*vielleicht die Kündigung und ein damit verbundener Neuanfang*«. Die Kontrolle über sich verloren habe er »*schon öfter. An Wutanfälle kann ich mich erinnern, wenn ich am PC arbeite und irgendwas überhaupt nicht klappt. Weinkrämpfe hatte ich während meiner depressiven Anfälle und einmal nach einem Streit mit meiner Freundin.*« Vom besten Freund denkt er sich, dass dieser ihn »*aufrichtig*« und »*langweilig*« findet. »*Jemand, der mich nicht mag, würde wahrscheinlich meine provokante direkte Art kritisieren und mich als nervig und anstrengend bezeichnen.*« Und er selbst?

*»Ich würde mich als nett und humorvoll bezeichnen. Auf jeden Fall nicht als umgänglich, obwohl sich das vielleicht inzwischen auch gebessert hat. Ich kann Menschen gut einschätzen, aber wohl schlechter zuhören, als ich mir das einbilde. Ich denke, dass ich hilfsbereit bin, und wenn ich mich für jemanden einsetze, dann mit aller Kraft.«*

*Analyse:*
Der sehr jungenhaft wirkende, sich eloquent und offen zeigende Klient hat zu seiner Angst- und Depressionsstörung und ihren somatischen Begleitsymptomen eine sehr naive Stellung; er will einfach »geheilt« werden, ohne sich dabei im Klaren zu sein, dass seine Krankheit mit seinem kognitiven Selbstkonzept zu tun haben könnte – sein ausgeprägtes intellektuelles

Selbstbewusstsein lässt ihn das zunächst ausschließen und die Störung eher wie eine Infektion »verstehen« und daher bagatellisieren. Sein wortreicher Bericht – er verfasste noch neben den Antworten zum Fragebogen ein Exposé über sich zum besseren Verständnis seiner Persönlichkeit – ist merklich vom Stolz getragen, literarisch auf der Höhe zu sein, nicht aber in der Meinung geschrieben, mit seiner Argumentation Hinweise auf depressionsrelevante Denkweisen zu geben. Im Gegenteil, er ist der starken Überzeugung, er denke »viel zu viel«, »unheimlich viel über alles Mögliche« etc.

Alexander hat sich, offenbar über das sehr persönlich gefärbte Erleben zweier Gesellschaftsordnungen, die sein Leben und insbesondere seine schulische Karriere aus der Bahn warfen und damit seine karriereorientierten Zukunftsvorstellungen (Steuerberater, Rechtsanwalt) zurechtstutzten, eine scheinbar abgeklärte »negative, realistische, pessimistische Weltanschauung« zugelegt, verbunden mit einem »reservierten Verhalten gegenüber anderen Menschen«. Seine mannbetonten Macher- und Herrschaftsphantasien – eine Macho-Variante der Konkurrenzorientierung – betätigte er virtuell, d.h. am PC, mit Gor-, SM- und BDSM-Rollenspielen, die aber der Aufhebung seiner Einsamkeit nicht förderlich waren, und mit dem eigenen Berufswunsch, Finanzvollziehungsbeamter im Außendienst zu werden (exekutive staatliche Autorität gegenüber säumigen Steuerzahlern).

Die Realität dieser Tätigkeit aber – hohes Fallpensum, Respektlosigkeit der Schuldner – ließen ihn dann an seiner eigenen Durchsetzungskompetenz verzweifeln. Der Klient, der stolz ist, andere Menschen gerade in seiner Abgeklärtheit schnell zu durchschauen, zu Frauen die »richtige« Einstellung zu haben (sie sind zum Dienen da), merkt aber andererseits, dass er anderen wenig zuhören kann und dass die Freundin, die geistesverwandt in ihm einen energischen Durchsetzer erwartet, dem Liebesbedürftigen die gewollte Zuwendung verwehrt, weil er sich depressiv hängen lässt. Die Depression selbst repräsentiert sein Scheitern an seinen eigenen Maßstäben, weil er aus Einzelerfahrungen eine Generalisierung auf die Arbeit und die Zukunft seines Verhaltens vornimmt und sich deswegen zum Scheiternden deklariert. Hier sind Zweifel angesagt, ob sein eigenes Menschenbild das ist, was seinem Gefühlshaushalt und seiner Zukunftserwartung gut tut.

Der Leidensdruck des Klienten und sein Problemlösungswille bieten Aussicht auf Erfolg, wenngleich er selbst noch kein Gefühl für und schon gar keine Einsicht in den Grund seiner Erkrankung entwickelt hat.

**Zusammenfassende Bewertung der Fälle »berufstätige Klienten«:**

Die Klienten K17 bis K19 fügen sich ins bisherige Bild. Ihre Berufstätigkeit nehmen sie als Sphäre der Selbstbehauptung und Durchsetzung, aber die Art des dort festgestellten Problems ist individuell unterschiedlich, je nach persönlichem Maßstab.

*Freiheits-/Ohnmachts-Gegensatz im Selbstkonzept:*
Gerade der letzte Fall deutet eine komplizierte Problemlage an. Zunächst noch unter DDR-Bedingungen sozialisiert, hat sich der Klient als Heranwachsender die Konkurrenzorientierung in der virtuellen Welt des Internet zueigen gemacht: Der Mann hält sich die Frau als Dienerin, und die Guten siegen über die Bösen. Die Berufswahl passt in dieses Konzept: Für die Finanzbehörde auf Jagd nach Steuersündern gehen, als Autorität gegenüber Zahlungsverweigerern auftreten wollen. Die gar nicht ideale Durchsetzungsrealität aber warf den Klienten psychisch aus der Bahn; die Wirklichkeit entspricht nicht dem Ideal, der Klient sieht *sich* überfordert.

*Kognitiver Auslöser der Depression:*
Die Eigenwilligkeit der Klienten bei der Interpretation der sozialen Umstände bezeugt in allen Fällen, dass die unbeirrt festgehaltene, weil nicht zur Kenntnis genommene Differenz der Selbstverwirklichungs-Erwartungen gegenüber den vorgefundenen Umständen den Ausgangspunkt der Depression bildet. Die unsachgemäße Positionierung des Selbst im sozialen Umfeld entpuppt sich als Ursache des negativen Selbstkonzepts.

*Erfahrung und moralischer Standpunkt im negativen Selbstkonzept:*
Berufstätige erleben eine praktische Einverleibung in die Arbeitswelt, die viele in Konflikt mit ihren Vorstellungen von einer freien Selbstverortung bringt. Dies führen sie nicht gegen die Zustände in der Berufswelt ins Feld, sondern lasten sich selbst die bedrängenden Resultate an, weil sie vermeintlich in ihrer Bewältigungskompetenz versagt haben.

*Bezug des Denkfehlermusters zum sozialen Denk- und Verhaltenskodex:*
In solchen geistigen Gemengelagen äußert sich die Adaption öffentlich vorherrschender Denk- und Moralpositionen unmittelbar; man ist den gültigen Verhaltensnormen und ihren Leistungsmaßstäben nicht gerecht geworden.

*Institutionalisiertheit gesellschaftlich vorgegebener Subjektpositionierungen:*
Die individuelle Sichtweise, die sich Klienten über ihre Weltpositionierung zurechtlegen, spricht gegen eine automatische gesellschaftliche Inszenierung, obwohl die autoritäre Verbreitung idealistischer Freiheitskonzepte und ihnen entsprechender Verhaltensnormen als frappierend angesehen werden kann.

### 2.3.7 Arbeitslose Klienten

**K20 Nadja (1995/4) – Diagnose: Angst- und depressive Störung (F41.2), somatoforme Störungen (F45.8)**

Die 56-jährige Nadja ist verheiratet, hat einen volljährigen Sohn, war seit ihrem 16. Lebensjahr bis vor einem Jahr als Arbeiterin im Textilbereich tätig und ist heute nach der Entlassung arbeitslos. Sie wurde mit der Familie als

Deutschstämmige nach 1945 aus Osteuropa (Rumänien) ausgewiesen, hatte eine sehr schwere Kindheit, wuchs ohne Vater und unter einer strengen Mutter auf, die sie seit dem neunten Lebensjahr nach der Schule und in den Ferien arbeiten ließ und hart abstrafte, indem sie sie häufig schlug und in den Keller sperrte. In der Schule wurde Nadja eingeschüchtert. Sexuell nennt sie sich gehemmt, ihr erster Partner war ihr Ehemann, der heute »*loyal*« zu ihr steht, der gern mehr »*Aufheiterung*« bei ihr sähe.

Seit Kindheit und Jugend leidet sie unter Angstzuständen, Magengeschwüren, Albträumen, schwankenden Gesundheitszuständen, war laufend in ärztlicher Behandlung. Später hatte sie häufiger Schweißausbrüche, Schlafstörungen, innere Unruhe, litt unter grundlosem Weinen und Kopfschmerzen, war vor einigen Jahren mehrfach im Krankenhaus wegen Migräneattacken, Osteoporose und gynäkologischen Problemen. Medikation: Insidon (TZK), Psychotonin (Johanniskraut).

Ihren psychischen Zustand schildert Nadja so:

Wohlgefühlt hat sie sich seit Jahren nicht mehr. Heute und seit sie arbeitet, gehören Schlafstörungen, Angstzustände mit Schweißausbrüchen, Magenbeschwerden, innere Unruhe, grundloses Weinen, Kopfschmerzen mit Migräneanfällen, Rückenschmerzen (Osteoporose), Depressionen, seelische Belastungen zum Alltag. Die Auswirkungen waren im Arbeitsbereich die Reduzierung auf Teilzeit, dann die kürzliche Kündigung (sie hatte die Kontrolle über sich verloren in grundlosem Weinen und einem Wutanfall gegen eine Kollegin). Ihre ältere Schwester, zu der sie ein gutes Verhältnis hat, ist wegen Berufsunfähigkeit (Erschöpfungsdepression) bereits Rentnerin.

Ihr Urteil über sich:

Sie hält sich für einen »Versager« und für sehr sensibel, findet ihre Situation lebensbedrohlich. Ihr fällt es schwer, Kontakte zu schließen, ihre Interessen zu äußern und durchzusetzen. Sie sucht in der Therapie, was ihr früher vorenthalten wurde, wie Verständnis, Vertrauen, Warmherzigkeit, Anleitung zur Problembewältigung, mehr Spontaneität, will sich besser kennenlernen.

*Analyse:*

Ihre negativen Erlebnisse seit der Kindheit, wie harte, freudlose und karge Lebensumstände in einer feindlichen Umgebung (rumänische Nachbarn, strenge, aggressive und lieblose Mutter, einschüchternde Lehrer, abgebrochene Volksschule) hat sie offenkundig früh als Argument gegen sich selbst gekehrt, Anforderungen in der Arbeit und Angriffe gegen die eigene Person zum Anlass für eine Selbstverurteilung genommen – mit Krankheitsfolgen. Wo ihr die soziale Umwelt zugesetzt hat, entnimmt sie das Verdikt gegen sich, der Welt und dem Leben nicht standhalten zu können.

Die Aufhebung des Versagenssyndroms geschieht über die Unwirksammachung der Fehlorientierung, dem sozialen Umfeld sei nichts anzulasten, weil das vermeintliche eigene Unvermögen zum Grund für das lebensbegleitende Ungemach erklärt wurde.

Die kognitive Kausalität der Depression ist eindeutig, die Ohnmachtsvorstellung im Selbstkonzept ist als Kehrseite des Freiheitskonzepts auffindbar, der Stoff für die Selbstverurteilung ist den Erfahrungen entnommen, die falsch generalisiert werden, der »common-sense«-Bezug erschließbar – eigentlich sind alle Möglichkeiten vorhanden, sagt sich Nadja trotz der negativen Erlebnisse, aber ich bin unfähig. Hier macht nicht die Freiheit krank, sondern das Freiheitsideal, das die Welt verklärt, die eigentlich selbst im schlechten Licht dastehen müsste.

### K21 Martin (1997/8) – Diagnose: Anpassungsstörungen (F43.2)

Der 41-jährige verheiratete Restaurantfachmann (Kellner: Chef de Rang) ist verheiratet, hat Hauptschulabschluss, eine Lehre zum Restaurantfachmann in einem großen Hotel absolviert und trat mit 17 Jahren ins Berufsleben ein. Er übte seine letzte Position als Chef de Rang auf Probe aus, wurde nicht übernommen und ist deshalb jetzt arbeitslos: »*bin zu langsam, zu unkonzentriert bei der Arbeit*«. Die vier Jahre jüngere Ehefrau ist als Bürokauffrau tätig.

Der Klient klagt über »*Schlaflosigkeit, ständige innere Unruhe, Zukunftsangst, müde, Appetitlosigkeit, Depression*«. Seine Probleme seien »*extrem schwer*«, die Therapie ist »*lebensnotwendig*«. An Selbstmord habe er während und nach seiner letzten Stelle bereits fast täglich gedacht – »*aus Verzweiflung, da es während meiner Arbeit trotz Anstrengung nicht geklappt hat und da ich zum 4. Mal die Stelle verloren habe*«. Aus Verantwortung für seine Frau werde er sich jedoch nicht umbringen. Er habe »*durch berufliche Niederlagen (ausgenutzt sein) keine Orientierung mehr, wenig Selbstvertrauen*«. Durch die beruflichen Probleme und die dortige Verunsicherung (»*ständige Versagensangst*«) ist er auch »*in der Ehe ständig überfordert, keine Zeit, keine Lust*«, in der Freizeit leistet er sich »*kaum Unternehmungen im Gegensatz zu früher, viel geschlafen, zu wenig Abwechslung*«. Mit Frau, Mutter und Bruder habe er bereits über seinen schlimmen Zustand geredet. Medikation: Tagonis (SSRI), Stangyl.

Der Vater ist 68 Jahre, war Redakteur und ist heute in Rente; er leidet unter Diabetes und hat eine Herzoperation hinter sich. Er wird vom Sohn beschrieben als »*konservativ, äußerst ehrgeizig, workaholic, aufgeschlossen*«. Seine Einstellung Martin gegenüber war »*wenig motivierend, wenig hilfsbereit und unterstützend, kritisierend, unaufgeschlossen*«. Die Mutter ist 67 Jahre alt und Hausfrau. Der Klient kennzeichnet sie als »*aufgeschlossen, liebevoll, hilfsbereit*« und sie habe ihn motiviert. Die Eltern sind jetzt geschieden. Geliebt und akzeptiert fühlte er sich »*im Prinzip ja*«, vertrauen konnte er ihnen »*teilweise*«. Martin hat noch zwei Halbbrüder, der eine ist selbständig, der andere Rechtsanwalt; zu beiden unterhält er gute Kontakte. In seiner Kindheit litt der Klient unter Appetitlosigkeit, Kopfschmerzen, Depressionen und Angstzuständen. In der Schule fühlte er sich von Mitschülern eingeschüchtert. Seine guten Unterrichtsfächer waren Englisch, Deutsch und Geschichte, seine Schwächen zeigten sich in Rechnen und Biologie. Wegen eines Schädelbruchs (mit zehn Jahren), einer Oberkieferoperation (mit 23 Jahren) und einem doppelten Bruch am linken Unterarm (mit 30 Jahren) war er jeweils im Krankenhaus.

Das Verhältnis Martins zu den Arbeitskollegen war sachlich-kollegial, Konflikte gab es manchmal wegen der Arbeit und der Arbeitsabläufe. Die letzte Berufstätigkeit gefiel ihm »*gar nicht*«, die Gründe sind:

»*unregelmäßige Arbeitszeit, unregelmäßige Freizeit, keine oder zu kurze Pausen während der Arbeit, zuviel Stress und Hektik bei der Arbeit, keine angemessene Bezahlung.*«

(2000,- DM netto mtl.). Die Vorgesetzten erwiesen sich als »*teilweise beleidigend, unterdrückend, ständig kritisierend, verständnislos*«. Sie schätzen an ihm zwar »*Pünktlichkeit, Zuverlässigkeit, Freundlichkeit, Einsatzbereitschaft*«, sie kritisierten an ihm aber:

»*zu langsam für die Arbeit, schlechte Konzentration während der Arbeit, manchmal zu hektisch, nervös, fachlich nicht kompetent genug, d.h. ich kann keine Azubis richtig unterweisen.*«

Beruflich kam Martin bei ersten Adressen – Hotels, Restaurants, einem Linienschiff – in München, am Starnberger See, in Baden-Baden, Frankfurt a.M. etc. unter.

Die Beschwerden beim Klienten begannen vor zwölf Jahren, als die Eltern nicht zur Hochzeit kamen. Vor zehn Jahren fing er an, sich beruflich überfordert zu fühlen, war dort unzufrieden wegen zu vieler Überstunden und zu wenig Anerkennung. Als es auch noch eine Ehekrise gab – Liaison der Frau mit einem anderen Mann – verfiel Martin in Depressionen. Dann fand er eine Stelle, in der er Erfolge verbuchen konnte, entwickelte aber »*zunehmend Abneigung z.B. gegen Stadt, Politik, Menschen*« im Zusammenhang mit wachsendem Stress; die Ehekrise wurde in dieser Zeit bewältigt. Vor sieben Jahren gab es »*Probleme mit Familie (Mutter, Schwägerin), Kontakte abgebrochen. Enttäuschung, Verletzungen, Wut, Depression*«. Vor fünf Jahren fand der Klient eine neue erfolgreiche Beschäftigung in der Wahlheimat München, einige Jahre später folgten »*viele berufliche Niederlagen, schwere Depressionen*«. Am Beruf moniert er generell

»*unregelmäßige Arbeitszeit, d.h. mal früh, mal spät, oder Teildienst – vormittags und abends, unregelmäßige Freizeit, d.h. mal wochentags, mal Wochenende, zu viele Überstunden, die nicht bezahlt oder in Freizeit abgegolten werden, starker Druck von oben durch Vorgesetzte bei der Arbeit, ständiger Zeitdruck, mäßiger Verdienst.*«

Eine Alternative dazu kann sich Martin schon vorstellen:

»*regelmäßige AZ, regelmäßige FZ, weniger ÜStd., weniger Druck bei der Arbeit, angemessener Verdienst, dadurch Spaß und Erfolg bei der Arbeit, Anerkennung, mehr Toleranz*«.

So etwas hätte auch, sagt Martin, positive Auswirkungen auf Freizeit und Ehe, mit gemeinsamen Urlauben, besserer Krisenbewältigung, seelischer und geistiger Annäherung.

Die Ehefrau nennt er *»intelligent, witzig, selbstbewusst, hilfsbereit, kontaktfreudig, äußerst erfolgreich, sehr gläubig«*, sie kennen sich seit zwölf Jahren und sind seit fünf Jahren verheiratet. Sexuell gehemmt ist Martin *»manchmal, wenn mich meine Frau zu sehr drängt«*. Geschlechtsverkehr haben sie noch ein- bis zweimal im Jahr; früher war es häufiger, dann gab es eine Affäre, nach der man sich weniger als monatlich sexuell vereinte. Sie stimmen interessensmäßig überein in den Bereichen *»Musik, Radlfahren, Urlaub, Einrichtung, Konzert (Rock/Pop), Geld, Haushalt, Kochen«*, finden aber keine Übereinstimmung *»im Bett, Kinder, Politik, Zeit mit Partner, Unternehmungen, (allgemein) Religion, ständiges Beten zu jeder Gelegenheit«*. Die Partnerin bemängelt an ihm, er sei *»zu langweilig, zu faul, zu schlampig, zu unsportlich, zu gefühllos«*, sie sähe ihn lieber mit *»Charme, liebevoller, fröhlicher, interessierter, unternehmungslustiger, religiöser«*. Vor allem stört sie seine *»Gleichgültigkeit, negative Einstellung allgemein«*. Andere Menschen kennenzulernen fällt dem Klienten schwer, *»brauche lange, bis ich Vertrauen zu anderen habe«*.

Martin hält sich für einen Menschen, der *»sehr negativ ist, egoistisch, misstrauisch, bin mit allem unzufrieden«*. Seit seiner Kindheit sei er *»schwierig, launisch«*. Er ist stolz auf seine Frau, auch darauf, *»was ich bisher erreicht habe (beruflich, privat), und was ich schon alles gesehen habe«*. Schwer zugeben kann er, *»dass ich Fehler habe und mache«*. Ohne die Sorgen um sein Ansehen *»wäre ich spontaner, flexibler (beruflich)«*. Ihm tut weh, *»wenn ich ungerechtfertigt kritisiert werde, verleumdet werde«*. Am Erwachsenwerden störte ihn *»der immer stärker werdende Leistungs- und Verantwortungsdruck«*. Er selbst könnte sich so helfen: *»nicht immer zu denken, dass ich bei allem versage«*. Mit mehr Spontaneität würde *»ich mehr wagen bzw. mich bemühen, um in einen anderen Beruf zu kommen«*. Die Kontrolle über sich verloren hat er schon, *»wenn man mich lange nervt, verleumdet, beleidigt«*. Er selbst beschreibt sich als *»teilweise verschlossen, kontaktscheu, gutmütig, hilfsbereit, freundlich, zuverlässig, treu«*.

*Analyse:*
Bei diesem Klienten ist der berufliche Druck, vermittelt über seine fehlgeleitete Interpretation, entscheidender mentaler und kognitiver Auslöser seiner Depression und ihrer Folgesymptome. Diese Belastungen haben eine objektive und eine subjektive Seite. Die sachliche Abteilung beschreibt Martin partiell am Beispiel der letzten Arbeitsstelle sehr klarsichtig:

*»unregelmäßige Arbeitszeit, unregelmäßige Freizeit, keine oder zu kurze Pausen während der Arbeit, zuviel Stress und Hektik bei der Arbeit, keine angemessene Bezahlung.«*

Die große Konkurrenz beim Dienstpersonal im Hotel- und Gaststättenbereich – z.B. ausländische Arbeitskräfte nehmen gerade in diesem Sektor fast jede Arbeit zu schlimmsten Konditionen an – nutzen die selbst im Konkurrenzkampf stehenden Arbeitgeber bekanntermaßen aus, um in den Zeitvorgaben, bei der Arbeitsdichte und in den zeitlichen Bedingungen die Anforderungen hochzuschrauben, um Kosten zu sparen. Vorgesetzte ergänzen dies mit entsprechender Gängelung und mit Mobbing, wenn ihnen das Arbeitsergebnis nicht passt, ohne den Mangel benennen zu können: »*teilweise beleidigend, unterdrückend, ständig kritisierend, verständnislos*«. Sie verwandeln die Nichterfüllung von Vorgaben in Mängel der Beschäftigten und greifen auch williges und ausgewiesenes Personal gern so an: »*zu langsam für die Arbeit, schlechte Konzentration während der Arbeit, manchmal zu hektisch, nervös, fachlich nicht kompetent genug, d.h. ich kann keine Azubis richtig unterweisen*«.

Der Klient übernimmt trotz Einsicht in die äußere Bedrängung letztlich doch die Schuldzuweisung und damit die Versagensperspektive (denn Entlassung ist gerade ihm als Höherrangigem schon viermal passiert) und generalisiert seine Selbstzweifel. Diese Selbstbezichtigung als Loser hindert ihn nun auch, nach Arbeitsalternativen Ausschau zu halten (hat keinen Sinn bei einem Ausgepowerten wie mir). Grund für seine Selbstverurteilung ist zugleich, dass er selbst durchaus ein Parteigänger beruflicher Rangkämpfe ist, soweit er darin vorankommt. Wer seine Besserstellung seinem Talent zuschreibt, nimmt umgekehrt auch seine Aussortierung als Beleg für sein Nichtkönnen. Dabei hat er andererseits sogar verstanden, dass man bei guten Arbeitsverhältnissen, ordentlicher Bezahlung und Leistungsanerkennung auch gute Arbeit abliefern kann, während Druck von oben Sensible tatsächlich nervös macht und zu Fehlern verleitet.

Die benannten Schlussfolgerungen des Klienten manifestieren sich in der Depression, die wiederum Auswirkungen auf den generellen gesundheitlichen Zustand des Betreffenden hat, und alles zusammen wiederum auf das Verhalten in Beziehung und Privatleben, was Martin ebenfalls geläufig ist. Die Voraussetzungen für eine Veränderung seiner Stellung zu sich und der Welt und damit für die Reduzierung der Krankheit sind damit gegeben. Ob der Erfolg schnell zu erreichen ist, muss sich erst zeigen.

## K22 Wolfgang (2000/3) – Diagnose: mittelgradige depressive Episode (F32.1), Tinnitus

Der 57-jährige verheiratete und vor vier Jahren gekündigte Geschäftsführer und Regionalleiter einer großen Automobilvertriebsfirma wohnt mit seiner Frau und einem minderjährigen Sohn zur Miete. Zwei weitere Söhne sind bereits berufstätig. Er hat Hauptschulabschluss, trat mit 14 Jahren ins Arbeitsleben und wurde zunächst zum Kfz-Handwerker ausgebildet. Nach sechs Jahren als Berufssoldat wurde er Fahrlehrer, war vier Jahre Kundendienstmeister, dann Werkstattleiter, technischer Bezirksleiter und Fachberater für eine Automarke und schließlich zehn Jahre lang in seiner jetzigen gehobenen Stellung als Geschäftsführer und Regionalleiter tätig.

Der Klient kommt in die Praxis mit den Problemen »*innere Unruhe, Schlaflosigkeit, Minderwertigkeitsgefühl, wie geht es in Zukunft weiter*«. Die Kündigung des Arbeitsplatzes sei für ihn ein Schock gewesen, in den darauffolgenden Monaten hätten »*Depressionen, Niedergeschlagenheit, Minderwertigkeitsgefühl*« begonnen, als Absagen auf vielfältige Bewerbungen eintrafen; er fasste den Gedanken, den »*Sprung in die Selbständigkeit*« zu wagen, aber vollzog diesen aus Verunsicherung nicht. Auswirkungen seines Zustandes in der Familie: »*Physische und psychische Belastung durch mein jetziges Auftreten. Meine Frau spricht mir immer Mut zu.*« In der Freizeit macht sich eine Reaktion des sozialen Umfelds bemerkbar: »*Die wenigen Freunde werden zurückhaltender*«. Wolfgang zweifelt, noch einen »*akzeptablen Arbeitsplatz*« ergattern zu können. Maßnahmen, gegen die Niedergedrücktheit anzugehen, waren: »*Mit der Fam. in Erholung gefahren, Bücher gelesen, sportl. Zerstreuung*«. Er nimmt Schlaftabletten, mit denen der Nachtschlaf gelingt. Mit der Ehefrau und Freunden hat er über sein Problem gesprochen. Medikation: Imap, Aurorix (MAO-Hemmer), Dogmatil (Neuroleptikum, Antipsychotikum, auch gegen massiv ausgeprägte affektive Zustände), Stangyl.

Der Vater ist mit 31 Jahren im Krieg gefallen. Geheiratet hat die Mutter neu, als er sieben Jahre alt war. Die heute 77-jährige Mutter lebt noch, sie sei senil geworden. Es gab von der Mutter zu ihm »*keine familiäre Beziehung*«. Das Thema Vater spricht der Klient so an: »*Da ich einen Stiefvater hatte, kann ich nur auf eine schwere Jugendzeit zurückblicken. Außerord. autoritär.*« Das Verhältnis zur Mutter war zwiespältig: »*Kaum Bindung zu mir. Ich war immer nur drittes Rad am Wagen.*« Er hebt aber eine »*herzliche geschwisterliche Zuneigung*« zwischen den Kindern hervor. Seine Kindheit sieht Wolfgang als »*gestört*« an. Geliebt und akzeptiert fand er sich nicht. Prägendes Erlebnis war für ihn der »*Rauswurf aus der Familie durch meinen Stiefvater 1960*«, der Klient war 17 Jahre alt.

Seine erste Ehe schloss der Klient mit 19 Jahren, nach sieben Jahren ging das Paar auseinander. Seine zwei ersten Kinder stammen aus dieser Verbindung. Mit seiner zweiten Frau ist er nun 27 Jahre verheiratet, sie kannten sich zuvor bereits drei Jahre. Er beschreibt sie so: »*Meine Frau ist eine herzensgute Mutter und eine überall gern gesehene Erscheinung. Ruhe und Güte selbst.*« Die übereinstimmenden Interessensgebiete sind Familie, Sport und Bekanntschaften, in der »*Handhabung der Finanzen*« gibt es Differenzen. Sie wünscht sich von ihm, dass er »*verbraucherbewusster das tägliche Leben bestreitet*« und bemängelt seinen »*Pessimismus*«. Sie hätte gern, »*dass ich meine Freizeit nicht nur der Fam. opfere*«, seine »*Sparsamkeit*« mag sie nicht. Die drei Kinder sind inzwischen 35, 34 und 15 Jahre alt; mit ihnen habe er erziehungsmäßig keine Probleme gehabt. Andere Menschen kennenzulernen fällt Wolfgang schwer, weil »*ich sehr konservativ eingestellt bin*«. Seine Wünsche und Bedürfnisse äußern und durchsetzen könne er durchaus. Er sei ein Mensch, der »*Grundsätze hat*«, der während seines ganzen Lebens »*für die Familie gesorgt*« habe, der seit der Kindheit über »*Ehrgeiz und Durchsetzungswillen*« verfügte, der auf den »*beruflichen Werdegang und meine Familie*« stolz ist, der sich schwertut, zuzugeben, »*dass ich kein Chef mehr bin*«. Er kann seinem Stiefvater nicht vergeben, dass er ihn nicht »*aufs Gymnasium ließ*«. Wolfgang beschreibt sich als

»*subtilen, pessimistischen Zeitgenossen*«, dem »*Unordnung, Laisser-faire-Einstellung zum Dasein, Streit in der Familie, Hausmann zu sein*« nicht passen, der »*unehr-*

*liche, unlautere Leute/Gesprächspartner«* ablehnt. Er sucht sich »*eine Aufgabe für Zielstrebigkeit, Fleiß, Einsatz«* und hätte gern, »*dass ich meinem Sohn ein Studium ermöglichen kann«: »Meine Vorstellung ist ein Arbeitsplatz, welcher meine Kenntnisse fordert und die Sicherheit des Ausscheidens erst mit dem Erreichen der Altersgrenze garantiert. Ich bin gerne bereit, zur Absicherung meiner Familie überproportional zu arbeiten.«*

*Analyse:*
Der arbeitslose Klient, der zuletzt ganz in seiner kompetenzbestimmten Chefrolle aufgegangen war, hat von dieser Warte aus »konservativ« die Welt betrachtet und gutgeheißen. Umso mehr musste es ihn persönlich treffen, mit der Entlassung quasi aus heiterem Himmel plötzlich seine Entbehrlichkeit zu erleben. Er hatte sich zeitlebens von »Ehrgeiz und Durchsetzungswillen« leiten lassen und erkennt nicht, dass eine Firma in ihrer Personalpolitik nicht nur Können und Einsatz gelten lässt, sondern aus Ersparnisgründen auch mal auf gute Leute verzichtet, vielleicht weil sie Chefs über 50 Jahre einfach zu alt findet. Die Idealisierung der Welt erzeugt nun eine Selbstverleugnung und in der Folge gesundheitliche Beschwerden.

Allerdings ist es nicht so, dass Wolfgang schon ernst gemacht hätte mit einer entsprechenden Selbstverurteilung und massiven Selbstzweifeln; seine aktuelle Depression hat noch eine große Nähe zur »normalen« Niedergeschlagenheit bei Schicksalsschlägen. Seine falsche kognitive Generalisierung vollzog nur den ersten Schritt, mit der vermeintlich so gut geordneten (Berufs-)Welt zu hadern und sich ungerecht behandelt zu sehen. Sein »Minderwertigkeitsgefühl« bezieht sich auf *eine* faktische Disqualifizierung, ohne dass er tatsächlich schon an seiner beruflichen Wertigkeit zweifeln würde. In der Familie verfügt der Klient über eine Stütze, die ihn zusätzlich davor noch bewahrt. Aber sein altbackenes Ehrverständnis lässt ihm keine Ruhe in dem Bestreben, seine voll von ihm vertretene Ernährerrolle wieder aufzunehmen.

Wolfgang ist daher nicht davor gefeit, seine Selbstzweifel zu verstärken und damit das Gefühl der Ausweglosigkeit. Der entthronte Chef käme vorerst nicht auf die Idee, jeden gesetzlich »zumutbaren« Job dankend anzunehmen, wenn denn überhaupt einer bereitstünde – das wäre Verrat an seinen hehren Prinzipien; eher macht er sich »selbständig« und bereitet so vielleicht die nächste Niederlagenetappe vor, mit der möglichen Folge einer schlimmeren Depression?

Wolfgang war, trotz Verwehrung des Gymnasiums, intellektuell erfolgreich auf Konkurrenz gepolt (Leistungsideologie), hat auch die unwirtlichen Familienverhältnisse psychisch ohne große Schäden überstanden, nur die Erfahrung des abrupten beruflichen Erfolgsabbruchs und ihre Bewertung hat ihn nun aus seiner planvollen Bahn geworfen. Seine fortgesetzte Idealisierung der realen Beschäftigungsbedingungen hindert ihn daran, seine psychische Niedergedrücktheit zu überwinden und ein realistisches Zukunftsmodell für sich zu entwerfen.

Ein weiterer Arbeitslosenfall ist auch K23.

**Zusammenfassende Bewertung der Fälle »arbeitslose Klienten« :**

Die Klienten K20 bis K22 eint die Gemeinsamkeit, ihre Arbeit verloren zu haben. Dieses Schicksal kann Menschen in fast allen Rängen der Marktwirtschaft zustoßen, weil Arbeitsverträge von Arbeitgebern und Arbeitnehmern gekündigt werden können, ohne Rücksicht auf die damit verbundenen Existenzprobleme nehmen zu müssen, und die sind bei abhängig Beschäftigten, zumal mit Familie, ungleich größer als bei Arbeitgebern, die am Arbeitsmarkt leicht Ersatz für »Mitarbeiter« finden. Aber Entlassene werden nicht automatisch depressiv, dazu ist eine »Eigenleistung« erforderlich. Für viele Menschen ist die Berufstätigkeit identitätsstiftend, nicht nur eine wahrgenommene Gelegenheit, weil sie der diskursiv übermittelten Ideologie anhängen, Erfolg sei Resultat eigener Fähigkeiten und Tüchtigkeit, statt wahrzunehmen, dass der Arbeitsmarkt Individuen sehr unterschiedlich und oft »ungerecht« bedient.

*Freiheits-/Ohnmachts-Gegensatz im Selbstkonzept:*
Wer sich seiner prekären Lage als Arbeitnehmer in abhängiger Stellung bewusst ist, also auch seiner Kündbarkeit aus den verschiedensten Arbeitgeberkalkulationen heraus, der würde zwar von einer Entlassung hart getroffen, aber würde dadurch kein psychisches »Wrack«. Um darüber depressiv zu werden, muss er sich zusätzlich falsche Vorstellungen von seiner Beschäftigung machen: etwa die, wegen seiner Leistung unentbehrlich zu sein, und deswegen bei einer Kündigung zu glauben, er würde nicht mehr gebraucht, weil er inzwischen versagt habe. Allgemeiner formuliert: Wer das Ideal vertritt, jeder komme entsprechend seiner Leistung voran, kehrt ein Scheitern in der Karriere und gar seine »Freisetzung« sofort gegen sich selbst: Ich bin unfähig.

*Kognitiver Auslöser der Depression:*
Die Arbeitslosigkeit ist *das* Erlebnis, das vielfach zum Stoff für Selbstverurteilung genommen wird, seit der gesellschaftliche Diskurs Entlassungen nicht mehr den Arbeitgebern anlastet, sondern ökonomischen Zwängen oder individuellem Verschulden. Diese öffentliche Botschaft kommt auch bei »chronischen« Selbstzweiflern an, die die (gute) Welt nur als Sphäre ihrer (Nicht-)Bewährung betrachten. Hier ist, jedenfalls bei den vorgestellten Klienten, die kognitive Kausalität als Ursache der Depression mit Händen zu greifen.

*Erfahrung und moralischer Standpunkt im negativen Selbstkonzept:*
Arbeitslosigkeit ist ein elementarer, aber in der Regel unpassender Erfahrungsbeleg für die Ohnmächtigerklärung der eigenen Subjektivität.

*Bezug des Denkfehlermusters zum sozialen Denk- und Verhaltenskodex:*
Obwohl die Arbeitslosigkeit ein wesentlicher Bestandteil der Arbeitnehmerexistenz in der freien Marktwirtschaft ist, weswegen für ihr Eintreten ei-

ne soziale Zwangsversicherung besteht, gehört die per Vorurteil getroffene Erklärung von Arbeitslosigkeit als selbstverschuldet zum üblichen Repertoire von Marktwirtschafts- und Konkurrenzanhängern. Dieses Argument stammt aus dem gesellschaftlichen Diskurs, den sich darum auch negativ Betroffene zueigen machen, obwohl sie bei Analyse ihres »Falles« wahre Kündigungsgründe erschließen könnten. Im Einklang mit den öffentlichen Wertvorstellungen deklassifizieren sie sich jedoch üblicherweise moralisch selbst – wäre ich »besser«, wäre mir das nicht passiert.

*Institutionalisiertheit gesellschaftlich vorgegebener Subjektpositionierungen:*
Die Ideologie, in dieser Gesellschaft sei jeder selbst seines Glückes Schmied, also im Umkehrfall auch seines Unglückes, ist zwar weitgehend Allgemeingut; aber man könnte auch kraft eigener Überlegung anders über Karrierebrüche oder die Aussortierung aus dem Arbeitsleben befinden – und hätte weniger Schaden davon.

## 2.3.8 Klienten ausländischer Abstammung

### K23 Antonio (1997/11) – Diagnose: Dysthymia (F34.1)

Der Bericht an den Gutachter wurde hinzugezogen.

Der 40-jährige italienischstämmige Techniker ist ledig. Er schloss nach der Hauptschule eine Feinmechanikerlehre in einer großen Optikfirma ab und übte seither an verschiedenen Arbeitsstellen seinen Beruf aus. Nach einer Weiterbildung zum Maschinenbautechniker arbeitete er in dieser Funktion in diversen Firmen. Seit fünf Jahren ist er arbeitslos, weil die letzte Stelle wegrationalisiert worden sei, und er nahm Gelegenheitsjobs an, z.B. als Schankanlagentechniker, Reiseleiter und Skilehrer.

Der Klient stellt sich wegen einer ausgeprägten depressiven Symptomatik zur Therapie vor. Sie bestehe seit drei Jahren und verschlechtere sich progredient. Er leide unter Antriebslosigkeit, Weinkrämpfen, einem Gefühl von Hoffnungslosigkeit, Unruhezuständen, einer phasenweisen Aggressivität und Schlafstörungen. Er zählt auf: »*mangelnde Distanzierung, Depressionen, Gefühlsschwankungen [...], geistig krank (etwas)*«: »*Ich krieg das Leben nicht mehr in den Griff.*« Außerdem beklagt er Darmbeschwerden und Migräneattacken, zudem eine Schuppenflechte im Kopfbereich. Als Gründe für seine Beschwerden nennt er seine Arbeitslosigkeit und die Trennung von seiner Freundin. Nach einer Gehirnerschütterung aufgrund eines Motorradunfalls vor 19 Jahren habe Antonio mehrmals im Jahr Migräneattacken. Medikation: Imap, Saroten.

Die Eltern Antonios sind 76 und 74 Jahre alt und bei mäßiger Gesundheit. Der Vater war früher Speditionsschaffner, die Mutter Hausfrau. Den Vater beschreibt der Klient als »*weichherzig, unterwürfig, immer arbeiten für die Familie, dauernd Streit mit Mutter*«, er habe alles für den Sohn getan; die Mutter kennzeichnet er als »*tyrannisch, hart, hat mit allem geschlagen, was sie fand, keine Streicheleinheiten, immer Streit mit Vater, man kann ihr nichts recht machen*«.

Antonio hat noch eine 36-jährige berufstätige Stiefschwester aus der ersten Ehe des Vaters und einen 34-jährigen Bruder, der als Beleuchter arbeitet. Die Erziehungsatmosphäre schildert der Klient als von der tyrannischen, streitsüchtigen Mutter bestimmt. Sie sei gegenüber den Kindern sehr distanziert gewesen und habe sie wegen jeder Kleinigkeit verprügelt. Der Vater dagegen sei herzlich und gutmütig gewesen. Heftige Streitereien zwischen den Eltern hätten auf der Tagesordnung gestanden. Seine Kindheit nennt er gleichwohl »*glücklich*«. Das familiäre Milieu erlebte er als »*bürgerlich, Unterschicht*«. In der Schule fühlte er sich von Lehrern eingeschüchtert. Er sei früher ein richtiger Draufgänger gewesen; er habe sämtliche Sportarten ausgeübt und sehr viele kurzzeitige Frauenfreundschaften gepflegt. Sexuelle Hemmungen habe er nicht. Vor sieben Jahren lernte er, wie er sagt, eine gleichaltrige Frau kennen und wollte mit ihr eine Familie gründen; die Beziehung sei auch sehr harmonisch verlaufen. Aufgrund der Arbeitslosigkeit habe er keine Möglichkeit mehr gesehen, diese Perspektive zu realisieren.

Der Klient berichtet, er arbeite schon gern, mag sich aber ungern von jemandem etwas sagen lassen. Es sei deshalb oftmals zu Auseinandersetzungen mit Vorgesetzten gekommen und damit zu häufigem Arbeitsplatzwechsel: »*Beendigung des Arbeitsverhältnisses wegen Unzuverlässigkeit, unsauberer Arbeit, Nichtbezahlen der Rechnungsblöcke*«. Er hielt sich nach der letzten Kündigung (Grund: »*Konjunkturschwäche*«) mit Gelegenheitsjobs über Wasser wie zuletzt Schankanlagenreiniger und Kurierfahrer. Sein Einkommen sei derart gering ausgefallen, dass er Kredite habe aufnehmen müssen. Im Umgang mit der Partnerin sei er zunehmend gereizt gewesen und habe vermehrt Alkohol getrunken, was schließlich zur Trennung seitens der Freundin führte. Er reagierte nach eigener Auskunft mit massiven Depressionen, verließ über mehrere Tage das Haus nicht, vernachlässigte die Körperhygiene, ernährte sich ausschließlich von Fastfood und brach außer zum Bruder jegliche Kontakte zu Freunden und Bekannten ab. Vor einem Jahr trat zudem eine langwierige Darmentzündung auf, deren Nachfolgebeschwerden noch heute ärztlich versorgt werden. Seinen Jobs ging der Klient zunächst gar nicht mehr nach. Erst bei drohendem Offenbarungseid quäle er sich wieder sporadisch in die Arbeit. Antonio suchte auf Anraten des Bruders mehrere Psychologen auf, die aber nach seinen Angaben seinen Zustand für »normal« und eine Therapie für unnötig gehalten hätten. Vor einem Jahr begab er sich in ergotherapeutische Behandlung, die er aber für wenig hilfreich zur Linderung seiner Beschwerden angesehen habe.

Als störende Verhaltensweisen benennt er: »*Unzuverlässigkeit, Schludrigkeit, Depressionen, Aufbrausen, keine Gelassenheit*«. Die Therapie hält er für »*lebensnotwendig*«, seine Probleme für »*sehr schwer*«. Mit allen Bekannten und Freunden habe er über seine Schwierigkeiten gesprochen, an Selbstmord dachte er 1977: »*ich saß im Rollstuhl, Weihnachten, und wusste nicht, ob ich jemals wieder gehen kann*«.

Antonio schreibt über sich noch zusammenfassend:

*»Der Ist-Zustand gefällt mir gar nicht, keine Frau, keine Kinder. Ich lebe so dahin für mich alleine, kein Geld, um zu leben, kein Theater, keine Platten, keine Konzerte, keine neuen Klamotten. Nur leben und Geld auftreiben für die nächsten Tage. Und das ständige Warten, dass endlich meine Gelder frei werden und ich wieder mein Leben bestimmen kann. Dazu kommt noch, dass ich mir einen Job suchen sollte, um die Schulden abzubauen. Ich kann mich jedoch nicht dazu aufraffen, weil mir gar nichts einfällt, was ich tun möchte. Mir fehlt einfach die Initiative, irgendetwas Sinnvolles zu tun. Was ist schon sinnvoll: arbeiten, essen, Steuern zahlen?*
*Wobei wir beim Sinn des Lebens wären. Der Sinn des Lebens ist meiner Meinung nach, Kinder zu haben, zu kriegen, damit das Leben weitergeht. Damit jemand da ist, um den man sich kümmern kann. Den man aufwachsen sieht. Außerdem geben Kinder jede Menge Freude und Spaß. Aber das wird's bei mir wohl nicht mehr geben, wenn es noch lange so weitergeht. Jetzt kann ich wieder anfangen, rumzurennen als Single und Frauen anzumachen. Dabei habe ich gar keine Lust mehr dazu. Der Soll-Zustand wäre nämlich, einen freien Job zu haben, bei dem man genügend Geld verdient, um eine Familie gut durchzubringen. Und eine Frau wie die Gabi, bei der man ziemlich sicher sein kann, dass sie bei einem bleibt. Der nicht nach 7 Jahren einfällt, anders zu leben und Mann und Kinder einfach aufgibt. Aber es sollte wohl nicht sein. Aus diesem Grunde gebe ich auch die Hoffnung nicht auf, diesen Soll-Zustand zu erreichen. Nur zum augenblicklichen Zeitpunkt sehe ich da gar keine Chancen, je wieder an die Gabi oder eine ähnliche Frau ranzukommen. Ich hatte das ja schon alles und hab' es kaputt gemacht.«*

*Analyse:*
Antonio ist ein durchaus lebenstüchtiger und praktisch findiger Zeitgenosse, der sich in vielen Situationen schon oft bewährt hat. Deswegen hat man streckenweise den Eindruck, er brauche eher Lebensberatung als Therapie. Seine depressiven Stimmungen sind noch in der Anfangsphase, deuten aber bereits an, welche seiner kognitiven Festlegungen Hindernisse in der eigenständigen Bewältigung seiner Lebensprobleme darstellen.

Da ist zum einen seine Stellung zur Berufstätigkeit: Mit der idealistischen Einstellung, »ich lasse mir nicht gern von jemandem etwas sagen« (klar, das tut niemand gern), abstrahiert er von den tatsächlichen autoritären Verhältnissen auf dem Arbeitsmarkt und in der Wirtschaft (Chefs bestimmen über Untergebene). Er legt sich mit seinem auf Selbstbestimmung geeichten Ehrenkodex überall mit seinen Vorgesetzten an, vermutlich ohne die Wichtigkeit der Anlässe vorher zu gewichten, und handelt sich immer neue Kündigungen ein, obwohl er den Arbeitsanforderungen gewachsen ist. Gibt es aber im Privatleben Schwierigkeiten, arbeitet er – seinen Stimmungen nachgebend – auch noch unkonzentriert und nachlässig. Mit dem Ergebnis der Kündigung in persönlich schwierigem Moment geht der Klient dann aber nicht reflektierend um, z.B. durch Korrektur leichtfertig unangemessenen Verhaltens (»Beendigung des Arbeitsverhältnisses wegen Unzuverlässigkeit, unsauberer Arbeit, Nichtbezahlen der Rechnungsblöcke«), sondern als schicksalhaftem Ereignis (»Konjunkturschwäche«). Er tut so, als ob die Welt für ihn eingerichtet sei, aber er sich in seiner Einfallslosigkeit in ihr nicht zurechtfindet: »Dazu kommt noch, dass ich mir einen Job suchen sollte, um die Schulden abzubauen. Ich kann mich jedoch nicht dazu aufraffen, weil mir gar nichts einfällt, was ich tun möchte.« Man arbeitet, was man möchte, aber leider fällt einem kein Wunsch ein. Könnte das daran liegen, dass der Arbeitsmarkt nicht sehr wunschgemäß eingerichtet ist? Antonio ist da von einer anderen Idee eingenommen: Er sagt, es liege an ihm, aber hält nicht sein unreflektiert unfolgsames Verhalten fest, sondern meint ein Unvermögen, als etwas Schicksalhaftes verstanden: er sei »geistig krank (etwas), ich krieg das Leben nicht mehr in den Griff«.

Ähnlich verläuft Antonios kognitive Wendung bei seinem Beziehungsproblem. Er lernt durchaus leicht neue Freundinnen kennen. Dann sagt ihm eine besonders zu, sie verstehen sich gut, es läuft harmonisch ab, und dann geht seine private Rechnung nicht auf, weil die Entlassung seinem Ziel, eine Familie ernähren können zu wollen, in die Quere kommt. Darüber frustriert eröffnet er ihr, die gemeinsame Lebensperspektive sei nun infrage gestellt (ein Mann muss eine Familie ernähren können, hat er sich zurecht gelegt), und weil er trotzdem nach Neigung leben will, dies ihm aber nun erst einmal verunmöglicht ist, trinkt er sich laufend einen Rausch an und behandelt nun auch seine Freundin aggressiv und aufbrausend. Das zusammen veranlasst die Partnerin, sich von ihm zu trennen. Auch hier merkt er durchaus, fehlerhaft gehandelt zu haben, macht dies aber mit einem generalisierenden Schuldbekenntnis zu etwas Unveränderlichem: »[...] hab' es kaputt gemacht.« Nun mag er nicht mehr, denn es kann sich nur wiederholen: »[...] sehe ich da gar keine Chancen, je wieder an die Gabi oder eine ähnliche Frau ranzukommen. Ich hatte das ja schon alles [...].« Auch hier wird der Schritt zu dem Urteil vollzogen, mit ihm stimme eben etwas nicht – er sei geistig krank, und dann relativierend: »etwas«.

Die Familienanamnese gibt da nur einige Hinweise, vom wem er Handlungs- und Denkweisen abgeschaut, d.h. übernommen hat. Die tyrannische Mutter hat ihn keineswegs gehindert, später seinen eigenen Kopf durchzusetzen, aber vielleicht hat er von ihr impulsives Auftreten bei Stimmungsauslenkungen emotional »geerbt« (adaptiert), andererseits aber vom Vater das Ehrverhalten und die moralische Verpflichtung zur finanziellen und praktischen Fürsorge für die Familie angenommen. Die Eltern entscheiden also nicht, wie man wird, aber sie leben Beispiele an Existenzweisen vor, und die Kinder entscheiden, was ihnen als Vorbild zusagt – oder nicht.

Der Migrationshintergrund scheint für Antonio nicht mehr erheblich. Vielleicht erinnern die rigiden Selbstbehauptungsvorstellungen ein wenig an italienischen Männerstolz, vielleicht ist die Befähigung des Klienten, sich immer wieder jobmäßig durchzubeißen, der Erinnerung an die väterliche Hartnäckigkeit in der Existenzsicherung entlehnt. Oder auch nicht. Jedenfalls kann mit Antonio die unsachgemäße kognitive Selbstpositionierung und sein euphorisierendes Weltverständnis und sein darauf fußendes diminuierendes Ichkonzept aussichtsreich besprochen werden.

**K24 Eleni (1999/9) – Diagnose: Dysthymia (F34.1), Somatisierungsstörung (F45.0), Multiple Sklerose**

Der Bericht an den Gutachter wurde einbezogen.

Die 48-jährige Verkäuferin mit griechischem Migrationshintergrund kam nach Abbruch der Realschule mit dem 18. Lebensjahr von Thessaloniki nach Deutschland. Sie ist verheiratet und hat einen Sohn. Eleni arbeitete als Hilfskraft in einer Textilfirma, blieb eine Zeitlang wegen der Kindererziehung zuhause und ist als Verkäuferin in einem Backshop beschäftigt.

Die Klientin leidet seit dem zwölften Lebensjahr an einer sich seit fünf Jahren massiv verstärkenden depressiven Störung. Sie beklagt Weinkrämpfe, Schlafstörungen, Konzentrationsstörungen, Angstzustände, Grübeln und Suizidgedanken, verbunden mit ständiger Gereiztheit und Aggressivität. Als Auslöser für die Zunahme der Symptomatik benennt Eleni ihre 1995 diagnostizierte Multiple Sklerose (MS) mit fluktuierendem Verlauf, wobei insbesondere Gleichgewichtsstörungen, Sehstörungen und eine allgemein verminderte Belastbarkeit und Ausdauer ihre Leistungsfähigkeit erheblich einschränkten. Die Klientin habe starke Ängste, dass sie bei einer weiteren Verschlechterung ihrer MS ohne Hilfe sein wird, da ihr Mann und ihr Sohn sie nicht unterstützen würden. Entsprechend heftig seien die ehelichen Auseinandersetzungen. Zusätzlich leide sie unter Asthma Bronchiale und einem LWS-Syndrom.

Eleni ist von Geburt an bei Pflegeeltern aufgewachsen, ihre leiblichen Eltern lernte sie nie kennen. Die Pflegeeltern sind inzwischen verstorben. Die Erziehungsatmosphäre schildert die Klientin als lieblos; die tyrannische Pflegemutter habe sie wenig beachtet und häufig geschlagen. Der Pflegevater habe sich überhaupt nicht um sie gekümmert. Als 12-jähriges Kind erfuhr sie, dass die Eltern nicht ihre leiblichen waren. Sie fühlte sich hintergangen und hegte Hassgefühle gegenüber beiden Elternpaaren. Seitdem überkommen sie depressive Verstimmungen und Asthmaanfälle. Eleni berichtet, dass sie bereits als Kind auf Ablehnung mit heftigen Aggressionen reagierte und sich nichts gefallen ließ. Ihre Kindheit nennt sie »*glücklich*«. Sie litt als Kind unter Platzangst (Klaustrophobie). Die Familie war sehr religiös, die Erziehung erfolgte entsprechend den Gepflogenheiten der griechisch-orthodoxen Kirche.

Vor 19 Jahren heiratete sie einen vier Jahre älteren Landsmann, der als Angestellter bei der Kommune tätig ist. Den Ehemann nennt sie »*sehr korrekt, logisch, vernünftig und manchmal sturköpfig*«, aber auch einen »*klassischen mediterranen Macho und Chauvinisten*«. Er sollte »*komische Anmerkungen weglassen und mich, so wie ich bin, akzeptieren, Gefühlswärme, auf meine Probleme hören*«. Ein Unterschied zwischen beiden: »*ich bin sehr ausgiebig* (ausgabefreudig), *mein Ehemann sparsam*«. Er bemängelt an ihr »*Leichtsinn, Aggressivität*«, auch »*unüberlegte vollendete Vorkommnisse*« (von ihr geschaffene vollendete Tatsachen) und sähe an ihr lieber »*ruhiges Verhalten, Vernunft, Koordination des gemeinsamen Haushalts bzw. Programmierung*« (Planung). Die Klientin nennt ihre Beziehung eine Vernunftehe. Von jeher um die Durchsetzung ihrer Interessen bemüht, habe sie sich von Beginn an mit dem Ehegatten in heftiger Auseinandersetzung befunden. Der Ehe entstammt ein heute 18-jähriger Sohn. Der Sohn sei das Ebenbild seines Vaters, zudem stottere er seit seiner Kindheit, vermeide deshalb Kontakte zu Gleichaltrigen und halte sich nahezu ausschließlich zuhause auf; er sei *intelligent, aber zurückhaltend«*, mit ihm habe sie sonst *»keine Schwierigkeiten«*.

Vor drei Jahren traten bei der Klientin erstmals Sehstörungen und Taubheitsgefühle in den Extremitäten auf und sie sei nach der MS-Diagnose regelrecht zusammengebrochen; zugleich verstärkte sich deutlich die Depression. Seitdem und mehr noch seit der Krankschreibung, auch trotz ärztlicher Aufklärung und empfohlener Rücksichtnahme würden sich Ehemann und Sohn ihr gegenüber äußerst despektierlich verhalten: sie sei zu langsam und schlampig bei der Erledigung des Haushalts, in Geldausgaben verschwenderisch, was sie vehement bestreitet – *»mein Mann und Sohn glauben, ich sei ein Simulant und eigentlich nur verrückt im Kopf«*. Sie hegt starke Angstgefühle bei dem Gedanken, bei steigenden krankheitsbedingten Einschränkungen auf die Pflege beider angewiesen zu sein. Zu berichten ist noch von einem Kuraufenthalt vor zwei Jahren. Eleni habe sich dort insgesamt wohlgefühlt, vor allem durch die Akzeptanz seitens des Behandlungspersonals und der Mitpatienten. Es wurden deutliche Erfolge hinsichtlich der LWS-Symptomatik und im Umgang mit ihren MS-Beschwerden festgestellt, die Depression sei etwas abgemildert. Nun traf sie der Tod der in Griechenland lebenden Pflegemutter wie ein Schock, sie brach die Kur ab und erledigte die Beerdigungsangelegenheiten in Griechenland. Parallel verschlechterte sich die depressive Symptomatik wieder, dann zusätzlich durch die Rückkehr in die unveränderte Familiensituation.

Andere Menschen kennenzulernen fällt Eleni schwer, weil *»ich misstrauisch bin«*. Sie hält sich für *»sehr verletzbar«*, seit der Kindheit *»finde ich mich nicht zurecht«*, ist stolz auf *»meine Eigenschaft, hilfsbereit zu sein«*, kann nur schwer *»meine eigenen Fehler zugeben«*, fühlt sich schuldig, weil *»ich meinen Eltern nicht das geboten habe, was sie von mir erwartet hatten«*. Von ihrer Schwiegermutter hätte sie mehr *»Zärtlichkeit, mehr Liebe und Verständnis«* gebraucht. Ihr Schwiegervater war immer *»zurückhaltend und unerreichbar«*. Am Erwachsenwerden störte Eleni der *»fehlende Beistand meiner Eltern«*. Ein Weg, wie sie sich selber helfen könnte, den sie aber nicht geht, ist, *»Hilfe von anderen Menschen in Anspruch zu nehmen«*. Mit ihrem Problem gelingt es ihr *»immer mehr, isoliert zu werden«*. Die Kontrolle über sich hat sie schon öfter verloren, durch *»Wutanfälle, Weinkrämpfe«*. Die besten Freunde finden sie *»gutmütig, ehrlich und leichtsinnig«*, wer sie nicht mag, würde sie als *»giftig«* beschreiben. Sie nennt sich selbst *»nicht stabil genug«* und will künftig *»mehr logisch und weniger gefühlsmäßig agieren«*, ärgert sich darüber, *»keine Ordnung in meinen Schreibunterlagen«* zu haben. Sie möchte

*»normal reagieren, nicht aggressiv sein, kein Misstrauen, nicht so oft weinen, [...] frei sein, unabhängig sein, korrekt sein, intelligent sein, verzeihen können«*. Sie will nicht *»schlampig sein, meiner schlechten Laune nachgeben, Angst haben, nachtragend sein,*

*dick sein, starrköpfig sein, verschwenderisch sein.«* Und: *»ich mag nicht, dass mein Mann geizig ist«.*

*Analyse:*
Die adipöse Klientin tritt bezüglich verbalem Ausdruck, Gestik und Mimik recht resolut auf. Sie ist im therapeutischen Kontakt sehr freundlich und bei der Thematisierung ihrer familiären Konflikte und MS-Problematik larmoyant und deutlich auf das Beklagen der somatischen Äquivalente bedacht. Leidensdruck und Änderungsmotivation sind sehr groß.

Ihr ausgeprägtes Selbstmitleid ist im Zusammenhang mit der Kindheitserfahrung einer mangelnden Akzeptanz durch die Pflegeeltern als Teil der individuellen Strategie zu werten, Anerkennung als Person, ersatzweise als Leidende in ihren Schwierigkeiten und Krankheiten zu bewirken. In diesem Bestreben übertreibt sie auch, ohne dass man aber ihre Probleme und Pathologien unterschätzen sollte (was Mann und Sohn wohl gelegentlich tun). Eleni hat sich wegen des früh erlebten Defizits an Zuneigung und Bedürfniserfüllung ebenso früh eine kompromisslose Interessenverfolgung und -durchsetzung als Handlungsmaxime zugelegt. Dies erklärt auch die Widersprüchlichkeit in der Einschätzung ihres menschlichen Umfelds und der eigenen Person. Das – vom eigenen Bedürfnis ausgehend – gehegte generalisierte Misstrauen, alle wollten ihr Böses, geht andererseits durchaus einher mit der Selbstkritik, zu misstrauisch zu sein, zu emotional und zu wenig rational, und im eigenen aufbrausenden Verhalten viele Gründe für Gegenaggressionen zu liefern.

In ihrem depressiven Zustand hat die Klientin die nüchterne Einschätzung ihrer Realität verloren und sich in der Vorstellung einer Kampfarena eingerichtet, in der sie sich ohnehin als resolute Powerfrau bei der Interessenverfolgung (das beginnt beim Einkaufen als Egotrip und endet im offensiv geführten Streit), aktuell aber auch als Kranke mit ihrem moralischen Anspruch auf familiäre Hilfestellung bewähren muss. Dadurch löst sie selbst nicht ein, was sie bei anderen vermisst: Zuneigung zu geben (sie führt nur eine »Vernunftehe«), andere wie Mann und Sohn in ihren Belangen ernst zu nehmen etc. Die Art ihres dominanten Auftretens bewirkt offenbar auch, dass ihr energisches Verfechten des Krankenstatus als »Simulieren« missverstanden wird und die tatsächlichen Krankheiten unterschätzt werden.

Selbstbild und Realitätsbezug sind also in der Therapie kognitiv auf den Prüfstand zu bringen, damit das Vorurteil, alle Welt habe sich gegen Elena verschworen, aufgebrochen werden kann. Die Klientin hat viel Negatives erlebt und ist in ihren Krankheiten tatsächlich hart getroffen; aber sie kann selbst viel dazu beitragen, mit den Gegebenheiten besser zurecht zu kommen – die Kur hat angedeutet, dass sie mental Abstand von eigenen negativen Orientierungen und dadurch von manchen körperlichen und psychischen Plagen gewinnen kann; vorausgesetzt, sie lernt, dass nicht nur die Änderung der Umstände, sondern auch die Korrektur ihres Selbstkonzepts Bedingung dafür sind.

Elenis starker Freiheits- und Durchsetzungsdrang scheitert partiell an der Wirklichkeit, weil sie diese kaum zur Kenntnis nimmt, indem sie von vornherein alle Menschen als Gegner auf sich bezieht und gegen die vermeintlichen Behinderer ankämpft. Die Benachteiligung in der Kindheit hat sie zum falschen Schluss verführt, ihr Ego sei als ihre Welt durchzusetzen. Die Welt ist in Ordnung, nur die Menschen bösartig. Ihre tatsächlichen Belange blieben dabei auf der Strecke.

### K25 Alenka (2002/11) – Diagnose: Dysthymia (F34.1), Somatisierungsstörung (F45.0)

Der erste Bericht an den Gutachter wurde hinzugezogen.

Die 50-jährige Klientin mit kroatischem Migrationshintergrund ist verheiratet und wohnt mit Ehemann und Sohn in einer Eigentumswohnung. Sie hat zwei inzwischen erwachsene Kinder. Sie arbeitete zuerst ein Jahrzehnt bei Siemens als Sofortmonteurin im Akkord und abends zusätzlich als Zugehfrau. Später wechselte sie wegen zu hoher Belastungen in ein großes Kaufhaus als Verkäuferin und wurde nach mehreren Zusammenbrüchen dort krankgeschrieben und vorübergehend verrentet (Erwerbsunfähigkeitsrente).

Alenka klagt über depressive Verstimmungen. Sie leide unter ständiger Erschöpfung, Antriebslosigkeit, Schwindelanfällen, Schlafstörungen, Kopfschmerzen, zirkulärem Grübeln über die Zukunft, und denke häufig an Suizid. Zusätzlich berichtet sie über Beschwerden im gastrointestinalen Bereich: Gastritis und Magengeschwür. Sie sieht einen Zusammenhang zwischen ihrem Beschwerdebild einerseits, ihrer Überbeanspruchung am Arbeitsplatz und ihrem schlechten Verhältnis zu ihrem Ehemann andererseits. Sie ist im Kontakt sehr zugewandt und freundlich, aber wirkt bei der Schilderung ihrer Probleme gehemmt aggressiv. Der Leidensdruck ist sehr hoch. Medikation: Tafil (Benzodiazepin).

Ihre Herkunftsfamilie lebte in ärmlichen Verhältnissen zunächst in Bosnien, die Erziehungsatmosphäre nennt sie desolat, heftige Streits zwischen den Eltern und das Verprügeln der Kinder seien an der Tagesordnung gewesen. Der Vater der Klientin, ein Arbeiter, sei cholerisch gewesen und habe die Familie dominiert. Sie kennzeichnet ihn als »*verschlossen, Kommunikation mit Kindern nur über die Ehefrau/Mutter*«; er verstarb 60-jährig an Nierenversagen nach einer Operation. Seine Einstellung zur Tochter war »*kritisch, aber doch besorgt*«. Die Mutter wird als schwach und streng beschrieben; sie war »*offen, kommunikativ*«, aber habe den Kindern weder Rat noch Hilfestellung geboten. Sie lebt mit 69 Jahren in Kroatien. Die religiöse Erziehung sei orthodox, aber nicht rigide gewesen. Alenka hat noch eine drei Jahre jüngere Schwester und einen sieben Jahre jüngeren Bruder, beide heute berufstätig und verheiratet, zu denen sie einen guten Kontakt pflege und mit denen auch damals ein »*gutes Einvernehmen*« bestanden habe.

Die Klientin absolvierte acht Volksschulklassen ohne Abschluss und verrichtete schon als Kind schwere körperliche Arbeit in der Landwirtschaft. Sie sei zu dieser Zeit wenig lebensfroh gewesen. Mit 15 Jahren wurde Alenka durch die Vermittlung einer Tante mit einem 18-jährigen Mann verheiratet, damit sie besser versorgt sei. Nach einem Jahr stellte sich heraus, dass der Ehemann ein Verhältnis mit ihrer Mutter hatte; sie ging daraufhin wieder in ihre Familie zurück, ließ sich scheiden und heiratete 18-jährig einen sechs Jahre älteren Mann, mit dem sie nach München übersiedelte. Der Ehe entstammen eine heute 32 Jahre alte Tochter und ein inzwischen 27-jähriger Sohn. Den Mann habe die Klientin nie geliebt und ihn nur zur Flucht aus der Familie benutzt, aber es aufgrund von Existenzängsten und tradierten Moralvorstellungen nie geschafft, sich von ihm zu trennen. Das Lebensziel wurde ausschließlich vom Gatten bestimmt, der als Kommissionär in einem Kühllager im Schichtdienst tätig ist, und bestand aus Arbeiten, Geldsparen und der finanziellen Unterstützung der Ursprungsfamilien. Zwischendurch war sie sieben Jahre lang mit einem anderen Mann *»sehr glücklich liiert«*, beendete aber diese Beziehung, weil dieser noch andere Verhältnisse unterhielt. Unglücklich über die Trennung und das Zurückgeworfensein auf die Familie erlebte sie sich durch die Mehrfachbelastung als Berufstätige, Hausfrau und Mutter zunehmend überfordert. 1980 traten Erschöpfungsgefühle, Deprimiertheit und Magengeschwüre auf. Sie wechselte in ein großes Kaufhaus als Verkäuferin in der Hoffnung, dort weniger belastende Arbeitsbedingungen vorzufinden. Die Beschwerden verschlechterten sich jedoch progredient, bis Alenka 1983 an Lungenentzündung, anschließend an Lungenembolie und ein Jahr später an Darmblutungen erkrankte. Nach zwei Kuraufenthalten brach sie 1995 mehrfach am Arbeitsplatz zusammen, was schließlich zu Krankschreibung und zur vorübergehenden Verrentung führte. Seitdem verbringt die Klientin den größten Teil des Tages im Bett, versorgt halbwegs den Haushalt und hält gelegentlich Kontakt zum engsten Verwandtenkreis.

*Analyse:*
Die Klientin hat in ihrer Kindheit unter den ärmlichen, die Kinder beengenden, niederdrückenden und zur Arbeit verpflichtenden familiären Verhältnissen keine Kompetenz zur eigenständigen Bewältigung vorhandener Lebensbedingungen vermittelt bekommen und sich auch nicht angeeignet. In ihrem kulturellen Milieu, in dem auch die Entscheidung über Geschlechterbeziehungen von anderen getroffen zu werden pflegte (vermittelte Heirat mit 15 Jahren), fand Alenka keinen Spielraum für eigene Entscheidungen im Sinne ihrer persönlichen Interessen und Bedürfnisse. So kam Alenka zu Selbstunsicherheit und gewohnheitsmäßig abhängigem Verhalten. Kleine Freiheiten, die sie wahrnahm – die Arbeitsstelle zu wechseln, eine begrenzte Liaison einzugehen – boten keine Gelegenheit, aus den bedrückenden persönlichen und beruflichen Umständen auszubrechen. Unter diesen Umständen richtete die Klientin ihr Urteil über ihre subjektiv verzweifelte Lage gegen sich selbst: Sie lastete sich die vermeintliche Ausweglosigkeit (kognitiv übersteigerte Belastungsfaktoren) an, wurde depressiv und zog

sich entsprechende somatische Beschwerden zu. Sie sagt sich resümierend, es in ihrem Leben nicht weit gebracht zu haben, und fertigt daraus ihre Selbstzweifel, während ihr Körper das Urteil, »allem« nicht mehr standhalten zu können, an sich über Magengeschwüre, Kopfschmerzen, Gastritis, Zusammenbrüche in der Arbeit etc. vollzieht und auf diese Weise »wahr« werden lässt.

Der Ausweg aus ihren psychischen und körperlichen Bedrängnissen geht, mit therapeutischer Assistenz, über die selbsttätige Reflexion ihrer Selbstpositionierung und die Aneignung diverser Bewältigungsstrategien, die auf die äußeren Umstände gerichtet sind: Die eheliche Beziehung wäre in Richtung einer Interessenklärung zu reflektieren – Arrangement der Partner oder einvernehmliche Trennung –, die desolate physische Verfassung der Klientin durch Nutzung der befristeten Arbeitsbefreiung zur Erholung zu nutzen, die berufliche Tätigkeit als Mittel der Lebensbewältigung zu kalkulieren und die Lebensvorstellungen mit der Wirklichkeit in Einklang zu bringen.

Das generalisierte »Gefühl«, überall überfordert zu sein, sollte der Einsicht weichen, alles Mögliche tun zu können, um aus den gegebenen Bedingungen das Beste zu wollen und zu machen.

Ein weiterer Fall »Ausländer« ist K27.

### Zusammenfassende Bewertung der Fälle »Klienten ausländischer Abstammung«:

Die Klienten K23 bis K25 haben die eine Gemeinsamkeit, aus dem Ausland zu kommen und in dieser Gesellschaft Aufnahme gefunden zu haben. Sie bringen offenbar eine vergleichsweise größere Bereitschaft mit, hiesigen Anforderungen mit großem Einsatz Genüge zu tun. Sie hatten anscheinend keine größeren Schwierigkeiten, mit den neuen Gegebenheiten umzugehen. Ihre Probleme entdecken sie eher im Privaten.

*Freiheits-/Ohnmachts-Gegensatz im Selbstkonzept:*
Wieder scheinen es die subjektiven Einstellungen zu sein, die die Disposition zu depressiven Stimmungsauslenkungen enthalten. Die euphorische Orientierung: mir steht in Deutschland die Welt offen, ich finde schon etwas mir Passendes zur beruflichen Betätigung und zur Lebensgestaltung, kann Menschen, die aus ärmeren Regionen kommen, im vergleichsweise entwickelten Deutschland leicht zur Enttäuschung werden, und die Neigung, das Misslingen von Erwartungen sich selbst anzulasten, ist auch bei Bürgern mit ausländischer Herkunft verbreitet.

*Kognitiver Auslöser der Depression:*
Depressive Klienten aus anderen Kulturkreisen sind nicht davor gefeit, ihrem eigenen Idealismus gegenüber den zunächst vielversprechenden neuen Lebensumständen zu erliegen – und durch Fehleinschätzung ihrer Möglichkeiten Misserfolge sich selbst zuzuschreiben, und zwar nicht fehlerhaftem Verhalten, sondern ihrem prinzipiell unzulänglichen Selbst.

*Erfahrung und moralischer Standpunkt im negativen Selbstkonzept:*
Es ist wie bei den anderen Klientengruppen: Depressive mit Migrationshintergrund schließen aus erfahrenem persönlichen Scheitern auf ihre mangelhafte Subjektivität, haben also ihre Erfahrung mit dem angeeigneten Moralismus des selbstbestimmten Bürgers »geläutert«.

*Bezug des Denkfehlermusters zum sozialen Denk- und Verhaltenskodex:*
Zuwanderer pflegen sich spätestens mit der Aufnahme in Deutschland auch das ethisch-moralische Rüstzeug hiesiger Bürger in Sachen Lebensmöglichkeiten und Erfolgsstrategie anzueignen, bringen es aber oft schon über ihren ausgeprägten Leistungs- und Bewährungswillen mit, denn idealisiertes marktorientiertes Denken ist inzwischen wie die kapitalistische Marktwirtschaft ein weltweites Phänomen.

*Institutionalisiertheit gesellschaftlich vorgegebener Subjektpositionierungen:*
Dennoch ist bei den individuellen Verfechtern marktwirtschaftlicher Lebensweisen auch dann nicht eine starre Institutionalisierung des Moralkodexes erfolgt, wenn sie aus relativ autoritäreren Gesellschaften kommen. Ihren Standpunkt haben sie sich eigenständig in Adaption sozialer Diskurselemente »erarbeitet«, um ihn vertreten zu können.

## 2.3.9 Klienten mit geringerem sozialen Status

### K26 Elke (1998/12) – rezidivierende depressive Störung, gegenwärtig mittelgradige Episode (F33.1)

Elke ist 41 Jahre alt, hat Abitur, das Jurastudium abgebrochen und ist seit dem 21. Lebensjahr zunächst als Bankkauffrau, heute als Sachbearbeiterin beschäftigt; sie verdient 1.345,- DM netto. Sie ist geschieden und hat heute einen 32-jährigen Partner. Sie wohnt mit ihrem Freund und ihren drei minderjährigen Söhnen aus erster Ehe zusammen.

Die Klientin klagt bei Ihrer Vorstellung in der Praxis über »*Depressionen, Entscheidungsunfähigkeit, chronische Unzufriedenheit*«, verbunden mit »*körperlichen Beschwerden (Kloß im Hals, Faust in der Brust), ständiger Juckreiz*« am ganzen Körper. Vor zwei Jahren begannen die Symptome mit »*Kloß im Hals bis zum Erbrechen, Suizidgedanken, Endzeitstimmung*«, denn »*mein Mann teilte mir mit, dass er meine beste Freundin liebt und diese heiraten will*«. Auswirkungen seien »*Nörgeligkeit*«, Niedergeschlagenheit, Spannungen, Trägheit und Schlafstörungen gewesen. Das Befinden besserte sich ihrem Bericht zufolge ein Jahr später, als Elke von Köln wegzog und einen neuen Partner fand. Kürzlich aber traten die Beschwerden wieder auf (ohne Endzeitstimmung), als die Heirat bevorstand, seit der mittlere Sohn nach Köln ziehen will und weil die »*Verwurzelung in der neuen Umgebung*« noch nicht gelungen ist. Selbst mental dagegenzuhalten helfe wenig: »*Ich rede mir ständig ein, dass ich gar keinen Grund habe, unzufrieden zu sein; nutzt aber wenig.*« Kontaktiert wegen ihrer Probleme habe sie »*Telefonseelsorge, Freunde, Arbeitskollegen*«. An Suizid dachte sie auch:

*»Als mein Mann mich verließ und jedem erzählte, dass ich ein Biest bin und er mich schon lange verlassen wollte, machte ich mir große Vorwürfe. Ebenso, als ich kurz vor Termin die 2. Hochzeit platzen ließ. Beide Male dachte ich, dass durch meinen Tod alle glücklicher werden würden. Hauptsächlich kamen mir diese Gedanken beim Autofahren.«*

Sie trinke öfter bis zu drei Glas Wein abends und rauche viel. Wegen *»unerklärlicher Bauchschmerzen«* sei sie im letzten Jahr zigmal bei Ärzten gewesen. Eine Gesprächstherapie habe sie bereits besucht, aber wegen Umzug abgebrochen.

Ihren arabischen leiblichen Vater, einen Arzt, hatte die Klientin wegen früher Trennung der Eltern – sie war zwei Jahre alt – kaum zu Gesicht bekommen. Den Stiefvater, der seitdem die männliche Bezugsperson war, beschreibt sie als

*»distanziert, gefährlich ruhig, Traumtänzer, wirklichkeitsfremd, im alkoholisierten Zustand: aggressiv, laut, brutal, angsteinflößend«.*

Sein Verhältnis zu Elke damals: *»distanziert; als ich klein war, sah er in mir immer den Beweis dafür, dass meine Mutter vorher schon Partner hatte«.* Die Mutter sei *»dominant, anstrengend, zu feige, um ihren Mann zu verlassen, träge, bequem, großzügig, ebenso wirklichkeitsfremd und unrealistisch wie ihr Mann«* gewesen. Die Einstellung der Mutter zur Klientin:

*»früher: sie hatte zwar nie Zeit für meine Probleme, ich sollte aber ihren Traum erfüllen und Akademikerin werden; heute: bemüht, da ich die einzige der Geschwister bin, die ihr zuhört.«*

Die Mutter ist heute 62 Jahre alt. Zur familiären Atmosphäre sagt die Klientin:

*»Meine Eltern haben ständig gestritten, besonders wenn mein Vater getrunken hatte. Ich fand, ich war benachteiligt; meine Geschwister wurden mehr geliebt als ich.«*

Elke war ein uneheliches Kind, hat einen heute 36-jährigen Stiefbruder und eine 37-jährige Stiefschwester. In der Jugend habe sie häufiger Magenschmerzen gehabt, unter Albträumen und Ängsten (vor dem Tod eines Familienangehörigen) gelitten. Sie spricht von bisher zehn Partnern, davon sei der Exmann der wichtigste (sie waren 19 Jahre zusammen) und der jetzige Freund der beste gewesen. Den Freund, ein Systemprogrammierer, kennzeichnet sie als *»wunderbar, liebevoll, verständnisvoll, zuverlässig, treu«.* Aber *»er sollte lernen, dass man nicht immer traute Zweisamkeit leben kann«.* Er moniere an ihr, *»dass ich zuviel nörgele und nicht weiß, was ich will, bzw. dass ich mich über ihn stelle«.* Die drei Söhne (6, 14 und 15 Jahre alt) *»sind mir böse, dass wir aus Köln weggezogen sind. Das führt oft zu Spannungen.«*

Ihre Arbeit, die auf einem befristeten Vertrag beruht, lobt Elke: *»Ich bin total selbstständig.«* Die Vorgesetzten würden an ihr die Eigenschaften

*»schnelle Auffassungsgabe, selbständiges Arbeiten, kollegial«* schätzen. Es gibt dort für sie keine Probleme.

Andere Menschen kennenzulernen falle ihr schwer, da *»ich Angst vor einem Korb habe und nicht sehr viel von mir halte«*. Ihre Interessen äußern und durchsetzen könne sie kaum, weil *»ich Angst habe, mich unbeliebt zu machen«*. Generell gilt: *»Ich möchte selbstbewusster werden und zu dem stehen, wie und was ich bin.«* Und:

*»Meine Probleme sind m.E. verschiedene: 1. Im Vordergrund steht bestimmt das krasse Ende meiner Ehe. Außerdem war es sehr schlimm, dass 2. mein Ex-Mann mich bei Freunden und bei der Familie diffamiert hat. Heute kommen aber noch andere Probleme dazu. 3. Ich mache mir Schuldvorwürfe, dass ich von Köln weggezogen bin und die Kinder so weit vom Vater entfernt habe. Sie leiden darunter und sagen mir das auch. Aber ich verstehe sie – ich finde es hier ja auch nicht so toll. 4. Dazu kommt, dass ich nach der Trennung endlich das hätte erreichen können, was ich mir erträumt hätte und was meine Eltern stolz auf mich gemacht hätte (reicher, toller, intelligenter, Partner, Haus, Boot, tolle Autos etc.). Ich habe Probleme, mit dem zufrieden zu sein, was ich habe (und das ist eigentlich ja gar nicht wenig).«*

Elke behauptet, nicht zu wissen, was sie wolle, und sei immer *»auf der Suche nach mir selbst«* gewesen. Seit ihrer Kindheit *»versuche ich, ›etwas Besseres‹ darzustellen«*, und stolz sei sie auf ihre Kinder. Sie täte sich schwer, zuzugeben, *»dass ich versnobt bin«*. Schuldig fühle sie sich, weil *»ich nicht um meine Ehe gekämpft habe, den Kindern ihr Zuhause und ihren Vater genommen habe«*. Am Erwachsenwerden störte sie, *»dass ich mich nicht von den (von mir angenommenen) Erwartungen meiner Eltern lösen konnte«*. Wie sie sich helfen könnte, wäre, *»aktiv zu werden«*. Von ihren besten Freunden vermutet die Klientin sich so eingeschätzt:

*»positiv: kann gut zuhören, treuer Freund, hilfsbereit, ehrlich; negativ: nimmt sich alles zu sehr zu Herzen, kann sich nicht entscheiden, will immer allen Menschen gefallen.«*

Wer sie nicht mag oder ihr ärgster Feind ist, finde sie

*»arrogant; dick; faul; träge; launisch; will etwas Besseres darstellen bzw. bildet sich ein, etwas Besseres zu sein; ist abgehoben; zu ernst und nicht oberflächlich genug; feige, nicht kritikfähig; nörgelt an allem herum; will immer perfekt sein.«*

Sie selbst kennzeichnet sich als *»warmherzig, hilfsbereit, treu, Familienmensch, ansonsten: siehe was mein ärgster Feind sagt«*.

Ihr gefällt nicht *»die Mentalität der Menschen hier..., am besten sollten sie die Mentalität der Rheinländer haben«*, *»dass mein Partner keine Freunde hat«*, *»dass meine Söhne so an ihrem Vater hängen«* (sie würden ja nicht wissen, *»was für ein Arschloch er ist«*). Sie will aus ihrem Phlegma herauskommen.

Zum Sinn des Lebens fällt der Klientin ein:

*»Irgendwie kann ich keinen Sinn erkennen. Vielleicht, dass man glücklich wird, vielleicht sind meine Kinder der Sinn des Lebens. Ich auf alle Fälle bin froh, wenn ich endlich 70 bin und mein Leben ist endlich vorbei.«*

*Analyse:*
Die Klientin hat von ihrem Elternhaus die Konkurrenzeinstellung übernommen und beibehalten mit dem Ziel, etwas »Besseres« zu werden bzw. darzustellen, auch um der Reserviertheit des Stiefvaters durch Anpassung an intellektuelle Erwartungen zu begegnen. Dieses auch sehr moralisch geprägte Anerkennungsstreben konzentriert sich heute auf den privaten Bereich, den sie als ihren Lebensinhalt (sie sei »Familienmensch«) versteht – und hier kollidieren ihre Bedürfnisse und Interessen mit dem Anliegen, als moralisch integer (»ehrlich, warmherzig, hilfsbereit, treu«) gemocht und geliebt zu werden. Elke ist in diesem Bereich sehr verletzlich für Anwürfe (»Biest« etc.), und die rufschädigenden moralischen Klassifizierungen des langjährigen ersten Ehemanns als Legitimation für seine Scheidung sind – unabhängig von ihren Wahrheitsgehalt – der entscheidende Grund für den Wegzug von Köln nach München gewesen.

Ihre Schuldgefühle nach diesem Umzug belegen insofern ihren Zwiespalt: Ortswechsel aus moralischer Empörung und Verletzlichkeit ist nicht der Ausdruck eines interessengemäßen Handelns, weswegen sie den Umzug nun einerseits »wegen der Kinder« bereut, andererseits vermeintlich wegen ihrer Unzufriedenheit mit der neuen Umgebung (die Hiesigen »*sollten die Mentalität der Rheinländer haben*«), in der sie zu wenig Leute kenne – sie hatte den Beschluss in seinen Konsequenzen offenbar gar nicht ernst gemeint (eher schon als Strafe für den Exmann), daher mental auch nicht vollzogen, und nun hadert sie mit sich selbst, mit der neuen Umgebung, und »richtet« sich psychisch und physisch – sie wird depressiv.

Die »zwei Seelen« in Elkes Brust erscheinen ihr so, als wisse sie nicht, was sie wolle, darum sieht sie sich »auf der Suche nach sich selbst«. Dabei müsste sie ihren selbstgeschaffenen inneren Konflikt zwischen Moral und Interesse auflösen, zwischen dem, anderen zu Gefallen zu sein, und dem, sich zu trauen, Gewünschtes tatsächlich zu wollen. Vielleicht brächte sie es dann auch zuwege, sich und ihren Kindern zu erklären, warum der Wegzug vom Vater begründet war – oder nicht. Dann könnten die vier auch in Bayern – und mit ihrer eigenen »Mentalität«, auch wenn diese »rheinisch« ist – zurechtkommen.

Dass es bei der Klientin um ein und dasselbe Problem geht, zeigt sie auch in ihrem Punkt 4: »[...] dass ich nach der Trennung endlich das hätte erreichen können, was ich mir erträumt hätte und was meine Eltern stolz auf mich gemacht hätte [...] Ich habe Probleme, mit dem zufrieden zu sein, was ich habe [...].« Sie relativiert ihren eigenen Willen mit dem Bedürfnis, den Eltern gefallen zu wollen, dabei hat sie doch Distanzen zum Stiefvater wie zur Mutter geäußert; warum also sich nicht aus der Abhängigmachung lösen?

## K27 Annina (2000/20) – Dysthymia (F34.1)

Die aus Tunesien stammende 52-jährige Frührentnerin, von Beruf Hotelfachfrau, kam mit 20 Jahren nach Deutschland, hat mittlere Reife und war zunächst Monteurin bei Siemens. Später nahm sie diverse Arbeiten in der Hotelbranche an. Sie ist geschieden, hat einen Sohn und eine Tochter.

Die Klientin klagt über »*schwere Depressionen*« seit dem 30. Lebensjahr, »*Lustlosigkeit, nervöse Zustände, Schlafstörungen, Kraftlosigkeit, Hoffnungslosigkeit, Ratlosigkeit, Verzweiflung, Schmerzzustände*«. Zudem leide sie seit der Jugend unter Gastritis, Magen- und Verdauungsbeschwerden, z.B. im Zusammenhang mit der Umsiedlung, mit der Geburt des Sohnes und beruflichen Stressphasen. Sie hat eine Tumoroperation hinter sich. Manchmal hat sie Herzschmerzen und bekommt schwer Luft. An eigenen Verhaltensweisen stören sie »*Selbstgespräche, Verkrampfungen*«, sie findet sich häufig »*nervös, schlapp und müde, kaputt, lustlos*« und leidet darunter, »*kann nicht mal meinen Haushalt erledigen*«. Ihre Probleme nennt sie »*sehr schwer*«. Wenn die Depressionen sehr stark seien, denke sie manchmal an Suizid, beruhige sich aber wieder etwas, wenn sie an die Kinder denke, die auf sie angewiesen sind. Medikation: Psychotonin, Insidon.

Der Vater starb 75-jährig an Gehirnschlag, die Mutter lebt als Hausfrau noch. Die Erziehung war streng, die Kindheit schwierig, aber sie fühlte sich von den Eltern geliebt. Ein prägendes Erlebnis war: »*Mein Vater hat mich mit einem nassen Seil geschlagen, weil ich einen kurzen Rock anziehen wollte.*« Schläge waren damals zuhause normal. Sie ist als liberale Muslimin erzogen worden. Seit dem 14. Lebensjahr hat sie bei einem Friseur gearbeitet, um zur Ernährung der Familie beizutragen, und mit 23 Jahren hat sie in Deutschland einen Jordanier geheiratet. Der Ehemann war »*ein dummer Sturkopf, voll verkifft, aggressiv, andauernd schreiend, krankhaft eifersüchtig, nimmt keine Rücksicht*«, er hat die Klientin geschlagen. Eine Übereinstimmung mit den hiesigen gesellschaftlichen Zuständen stellt Annina für sich in den Bereichen »*Verständnis und Hilfe für psychisch kranke Menschen, finanzielle Hilfe für alleinerziehende Mütter, Erleichterung der Rente für ältere kranke Frauen*« fest. Keine Übereinstimmung besteht

»*mit diesem Kapitalismus, der Große frisst den Kleinen, mit dem unzumutbaren Druck, den die Hotelbetriebe auf die Mitarbeiter ausüben, mit dem Egoismus und dem ausgeübten Mobbing der Kollegen, mit der Unberechenbarkeit und Habgier der Chefs.*«

Die wichtigsten Personen in ihrem Leben sind die beiden Kinder. Die beiden Twens seien psychisch labil, der Sohn leide unter einer Psychose.

Sich selbst beschreibt Annina als Mensch, »*der aufgegeben hat und nur für seine Kinder lebt*«. Sie habe während ihres ganzen Lebens »*Pech gehabt*«. Seit der Kindheit »*habe ich für eine bessere Lebensweise gekämpft – aber nichts ist passiert außer Leiden*«. Sie mag kaum zugeben, »*dass mein Leben ganz anders verlaufen ist, als ich immer geträumt habe*«, und sie kann nicht vergeben, »*dass ich diesen Mann geheiratet habe*« und »*dass ich während meiner*

*Arbeit nie Verständnis für meine Probleme gefunden habe«*. Schuldig fühlt sie sich, weil »*ich 15 Jahre lang gehofft habe, dass er sich ändert – bis er uns kaputt gemacht hat«*. Weh tun ihr »*Ausbeutung – Ungerechtigkeit – Rassismus – Unmenschlichkeit«*. Ihre Mutter war immer »*mit ihren Kindern beschäftigt«*, von ihr habe sie nie »*Beistand«* bekommen. Was sie ärgert, sind »*Behördengänge, Rentenversicherung, Jugendamt, Arbeitsamt etc.«*. Ihr Vater war immer »*viel älter als meine Mutter, arm«*. Am Erwachsenwerden störte sie »*Unsicherheit, Mangel an Selbstbewusstsein«*. Ein hilfreicher Weg, den sie aber nicht geht, sei »*für immer nach Tunesien zu gehen«*. Es gelinge ihr mit ihrem Problem, »*krank zu sein«*. Wenn sie sich trauen würde, ihre Meinung offen zu äußern, würde

*»ich zur Rentenversicherung sagen: warum quälen Sie ältere kranke Frauen, die ihre Ruhe haben möchten (obwohl es gibt keine Arbeit, nicht mal für jüngere Leute, auch keine Sozialhilfe), mit solcher Bürokratie.«*

Die Kontrolle über sich verloren hat Annina

*»während meiner Ehe, während der Zeit, in der ich gearbeitet habe; das Schlimmste, das ich erfahren habe: dass ich Krebs habe – Weinkrämpfe jetzt auch mehrmals in der Woche, Weinkrämpfe, als ich erfahren habe, dass meine Tochter krank ist und dass mein Sohn eine Psychose hat«*. Sie selbst sei »*ein kaputter Mensch«*.

Andere Menschen kennenlernen will sie nicht: »*Ich habe jetzt keine Lust – ich will meine Ruhe haben.«* Ob sie ihre Wünsche und Bedürfnisse äußern und durchsetzen kann? »*Keine Ahnung.«*

Die zusammenfassende schriftliche Klage ist:

*»Oh mein Gott, wohin mit diesem Schmerz?, ich leide, und leide zu sehr, wenn ich meine Kinder so sehe – ich will im Boden, in einem tiefen schwarzen Loch versinken und nicht mehr rauskommen, damit ich diesen Anblick nicht mehr sehe – ich kann diesen hilflosen Ausdruck, diese verwirrten Blicke, diese Traurigkeit, dieses: ich weiß nicht, was soll ich tun?, kann meines Sohnes Gesicht nicht mehr ertragen! Sein dauerndes Kichern ohne Grund, sein sinnloses Plappern, sein Streben nach etwas Selbstsicherheit, nach ein wenig vom Selbstbewusstsein, nach etwas Wohlbefinden – sinnlose Klinikaufenthalte, sinnlose Leiden und Wohlbefinden durch Einnahme starker Medikamente. Jetzt auch die Nach- und Nebenwirkungen, wann – wann wird es gut sein? Wie kann ich nur helfen? Wie kann man ihn heilen? Wohin soll ich mich noch wenden? Wer kann uns helfen? Ich fühle mich schlecht, ich sehe mich wie ein altes, leeres Hochhaus, das beim Erdbeben zusammenfällt. Mein ganzer Körper tut weh. Alles vor mir ist schwarz, meine Augen sind blind geworden. Meine Muskeln, Nerven, Knochen, Herz, Magen, Unterleib, Kopf, alles, alles tut mir weh. Ich sitze und sehe, wie mein Sohn ohne klaren Gedanken, orientierungslos sucht nach den richtigen Wörtern oder richtigen Ausdrücken. Ich sehe, wie meine Tochter, nervös, in panischer Phase, versucht, vor ihren eigenen Gedanken zu fliehen, aus lauter Angst versucht, zu fliehen, aber wohin?, heult, weint, und weiß nicht wohin, wohin mit diesen schreckli-*

*chen Gedanken, diese Angst, diese Panik, wohin? Vor diesen Augenblicken sinke ich tiefer und tiefer, versuche aufzustehen, aber ich kann nicht, ich bin wie gelähmt, wie mit schweren Ketten zusammengebunden. Nur mit viel Mühe und Unterstützung stehe ich auf, aber dann dreht sich alles um mich, mir ist übel – ich stolpere, bei jedem Schritt fühle ich, dass ich auf die Nase fallen werde – warum meine Kinder? Ich würde mein Gehirn, mein Blut, mein Leben dafür geben, um meine Kinder gesund, fröhlich, glücklich und normal lebend zu sehen – mein Gott hilf uns, bitte hilf uns!!!«*

*Analyse:*
Die Klientin interpretiert ihre eigene Befindlichkeit und den Zustand ihrer Kinder wie ein schlimmes Naturereignis, in das nur eine religiöse Allmacht eingreifen kann. Sie hat kaum eine Einsicht darin, dass ihr psychisches Leiden und das der Kinder aus einer selbstorganisierten und einander abgeschauten intellektuellen Polung herrühren, die veränderbar ist. Die unbestreitbaren Drangsale – Armut in der Kindheit und jetzt, das Gefangensein in autoritären Familienstrukturen früher und nach der Heirat, die berufliche Auspressung der Arbeitskraft bei Siemens und im Hotelgewerbe, ihre psychischen und physischen Leiden –, die sie durchaus in ihrer sozialen Einbettung und Selbstpositionierung benennen kann, hat sie gleichwohl zum Ausgangspunkt genommen, um ihre Leiden von den Ursachen kognitiv zu trennen und ihnen eine Eigenständigkeit zu verleihen, die ihnen einen ehernen Schicksalscharakter gibt. Deswegen ist auch der Klagetext zum Schluss wie aus einem Käfig heraus gesprochen und ohne Adressaten. Annina hat durchaus auch ein artikuliertes Gefühl dafür, welche Vorteile und Härten der neue gesellschaftliche Kontext für sie und ihre Kinder bereithält, aber kalkuliert ihre aktuellen Umstände nicht nüchtern, sondern negatividealistisch, bis hin zu dem gar nicht praktisch gemeinten Wunsch, wieder nach Tunesien zurückzuwollen (wo sie gar keine reale Hilfe erwartet), fast wie ein einsames Kind, das »nach Hause« will. Hierin mag sich allerdings auch eine kulturelle religiöse Erfahrung niederschlagen, dass im Islam Hilfe für Notleidende durch die armen wie reichen Gläubigen als etwas Selbstverständliches und Gebotenes erscheint, hierzulande aber keineswegs (vgl. ihren Hinweis auf die Gefühlskälte sie mobbender Kollegen).

Annina lässt in ihrer schriftlichen Vorstellung – die zum Teil sehr bruchstückhaft ausfällt – immerhin mehrfach durchblicken, dass sie sich manchmal, wenn auch spät, dazu durchgerungen hat, ihre Interessen durchzusetzen: durch Wechsel von Arbeitgebern, durch Scheidung von ihrem tyrannischen Ehemann, durch die Tortur von Behördengängen etc. Solche kognitiven und praktischen Beispiele für Versuche, ihr Leben selbst in die Hand zu nehmen, sind in der Therapie zu bestärken. Auf der anderen Seite sollte ihr auch das Unsachgemäße der zirkulären Nabelschau vor Augen geführt werden, in der die Leiden fälschlich ein Eigenleben bekommen, das sie nicht verdienen. Ihr alltäglicher Kampf um Ernährung und Wohl der Familie zeigt an, dass ihre Selbstaufgabe nicht das letzte Wort sein muss. Depression gründet in einer Lebenshaltung, die wieder verlassen werden kann, auch wenn sie seit mehr als zwei Jahrzehnten besteht. Man ist meist nicht einfach »kaputt gemacht«. Ein Fertigmachen am Arbeitsplatz und die gegensätzliche Interessenlage von Hotelarbeitgebern registriert sie durchaus realitätsnah, aber sie erscheinen wie eine Anklage an das Aufnahmeland, als dessen »Vertreterin« sie wohl die Therapeutin mit ihrer Beschwerde auswählt.

### K28 Bernd (2004/10) – rezidivierende depressive Störung, gegenwärtig leicht (F33.0), Anpassungsstörungen (F43.2), Grand-mal-Anfälle (G40.6)

Der 25-jährige und ledige Bernd studiert Wirtschaftsmathematik und seit einem Jahr Geodäsie. Er wohnt bei der Mutter.

Der Klient berichtet von Depressionen und Stress in Verbindung mit der

*»Unfähigkeit, mich selbst zu beherrschen, sprich meinen Verpflichtungen nachzukommen«, »Stress wird z.B. auf andere Personen ausgeteilt«, »mangelnde Selbstkontrolle«, »fehlende Kraft, den Umständen zu trotzen«,*

er sei oft teilnahmslos und lustlos, schalte komplett ab,

*»Vergessen wichtiger Dinge [...]: Essen, Schlafen, Termine (wichtige oder ›interessante‹)«, »oft mangelnde wertfreie Aufnahme von Äußerungen anderer«, »innerer Konflikt/Zerrissenheit.«*

In der Familie gebe es deswegen oft Spannungen. Er spricht von der *»Unmöglichkeit, überhaupt in die Nähe einer Beziehung zu stoßen«*. In der Freizeit verbringe er oft Stunden mit Computerspielen, ansonsten seien dann Lustlosigkeit und Bewegungsmangel üblich. Wegen des desolaten Verhältnisses zum Vater und wegen Scheidung der Eltern sei er von jeher depressiv. Im Hintergrundgespräch ist zu erfahren, dass Bernd vor sechs Jahren im Rahmen einer Klassenfahrt – nach einem Trinkgelage, beim Sichübergeben über eine Balkonbrüstung – das Gleichgewicht verlierend aus dem fünften Stockwerk gestürzt ist, klinisch tot war, ein Polytrauma erlitten hat, aber jetzt organisch wieder hergestellt ist. Direkt nach dem Unfall, vor der ersten Operation, hörte er seinen Vater sagen: »da brauch ich gar nicht hingehen, der ist doch eh schon krepiert«. Er lag mehrere Monate in einer Unfallklinik. Anschließend gab es zahlreiche Reha-Maßnahmen. Er konnte trotzdem ohne Zeitverlust das Abitur machen. Problematisch blieben, nach einer passageren retrograden Amnesie (Gedächtnisverlust), selten auftretende epileptische Anfälle (Grand mal), die mit Medikamenten zum Sistieren gebracht wurden, ferner bis heute anhaltende Gedächtnisstörungen in Form von langsamerer Memorierungsfähigkeit und rascherem Ermüden bei geistiger/körperlicher Anstrengung. Des Weiteren ist der Klient zeitweilig niedergedrückt wegen seiner fehlenden, durch Kunststoff ersetzten Schädeldecke, die an den Schläfen ohne Haare bleibt. Er glaubt dadurch für die Frauenwelt weniger attraktiv zu sein. Insgesamt hat der Klient das Unfallgeschehen nicht traumatisierend erlebt, bewertet es realistisch als etwas, das eben passieren kann, dem man sich stellen muss und aus dem man das Beste machen sollte.

Der Vater ist 56 Jahre alt, er sei Zyniker und Hypochonder. Die Mutter sei früher sehr liebevoll gewesen; sie ist 54 Jahre alt und leidet an Krebsfolgen; sie ist die wichtigste Person in Bernds Leben. Die Eltern sind geschieden. Bernd hat noch eine Schwester. Er »*war im Gegensatz zu meiner Schwester Familienmitglied, das sich herzeigen ließ, repräsentierbar war*«, der Vater verhielt sich als sein »*größter Neider & Widersacher*«. In der Kindheit sei er vollkommen gesund gewesen, bis auf Migräne (nach dem Unfall habe es diese nicht mehr gegeben). Andere Menschen lerne er leicht kennen, »*wenn ich gut drauf bin und die nötige Reflexion kommt*«. Er sucht »*(wieder?) einige feste Freunde*«.

Seine wortkargen und seltenen Fragebogenantworten ergänzt der Klient mit folgenden Ausführungen:

*»Das Allerwichtigste ist, dass meine Antworten bezüglich dieses Tests nicht zu streng ausgewertet werden sollten. Sollten Sie missverständlicherweise annehmen, ich würde diesen Fragebogen nicht ernst nehmen, tun Sie mir Unrecht, bzw. sollte das die Wichtigkeit dieser Therapie auf keinen Fall untergraben. Ich benötige eine Person, die mir hilft, meine Welt zu ordnen und zu verstehen. Dazu benötige ich einen objektiven Beobachter, der mir hilft, mich in meiner Welt zurechtzufinden. Ich hoffe, mit einem Therapeuten ›Problemstellungen‹ gezielt und effizient zu finden, um diese aus der Welt schaffen zu können.«*

Er sei ein Mensch, der »*für alles offen ist, aber das Leben wahrscheinlich viel zu ernst nimmt*«. Seit der Kindheit »*war ich ehrgeizig*«, an Forderungen des Vaters entsprechend angepasst. Stolz macht ihn seine »*Auffassungsgabe, die Fähigkeit, Leute, welcher Art auch immer, kennenzulernen und interessante Gespräche/Begegnungen zu genießen*«.

Nun folgt ein längeres Papier des Klienten über seine Anschauungen. Einige Gedanken daraus sind:

*»Das nächste sehr naheliegende Ziel ist es, dieselbe Intelligenz zu entwickeln, die meine Mutter im Umgang mit Menschen besitzt. Auch hier bin ich ein hoffnungsloser Fall.«*

Beruflich sei ihm die eigene Unabhängigkeit wichtig:

*»Eine Arbeit, mit der ich gleichzeitig die ganze Welt erleben, erforschen könnte, wäre optimal für mich. Wenn ich mit Photographie mein Geld verdienen könnte, ohne dabei zu sehr vom ›mainstream‹ abhängig zu sein, wäre ich sofort dabei. Ebenso würden mich die Herausforderungen einer Management-Karriere reizen.«*

Am liebsten würde er ein wenig im Leben probieren können, was aber die Sache noch schwieriger mache.

*»Gerade an dem Punkt stehen mir einige Schwierigkeiten im Weg, weswegen ich Sie aufgesucht habe und auf Ihre Hilfe hoffe. Ich weiß nicht, inwieweit meine Gehirnkapazität durch den Unfall 1998 beeinträchtigt ist. Meine Depressionen aber machen es mir unmöglich, den ersten kleinen Schritt in Richtung meiner eigenen Unabhängigkeit zu absolvieren [...], Geld z.B. bietet Sicherheit. Geld ist eines der Dinge, die eine Gesellschaft am Leben erhält. Es regelt Angebot und Nachfrage auf direkte, umkomplizierte und ehrliche Art und Weise [...]. Sicherheit scheint käuflich, ist es aber nicht.*
*Warum hat eine Katze 7 Leben? Banal gesagt ist es reine Übung. Sie weiß, auch aus großer Höhe fallend, sich elegant auf ihren Tatzen zu fangen und ohne Schaden das Weite zu suchen. Das ist auch unsere Sicherheit: Wissen, das Trainieren von gewissen Skills, Fertigkeiten, die uns niemand nehmen kann und für ein erfolgreiches Leben von ungemeiner Bedeutung sind. Hier kommt wieder mein Problem zum Tragen. Ich sitze in der Falle, gefangen von einer großen Depression. Befinde mich manchmal in einer Art Zwiespalt, weiß nicht ob ich mich hassen oder rühmen soll. Meine Fähigkeiten bringen mich nicht zu dem gewünschten Nahziel. Ein Problem, das ich besitze, ist die Kommunikation zu anderen Menschen. Das ist einerseits ein Problem, andererseits auch wieder nicht. Ich besitze die wunderbare Eigenschaft, mit jedem reden zu können, sei es ein Bauarbeiter oder ein Ingenieur oder ein Manager aus einer angesehenen Firma. Ich bin offen und interessiert, kann mich anpassen und bin neugierig. Ich kann also in die Welt meines Gegenüber eintauchen und mit ihm kommunizieren.*
*Und trotzdem schaffe ich es nicht, an der Uni jetzt neue Kontakte aufzubauen. Das Ganze ist durch äußere Umstände zum einen nicht leicht, zum anderen liegt es zum großen Teil an mir, an meinem Auftreten [...]. Meine Mutter sagt manchmal, ich würde den Leuten Angst einflößen [...]. Die ganze Situation hat mein Selbstwertgefühl erheblich beeinträchtigt. Auch mein Selbstbewusstsein ist nicht gleichbleibend so stark, wie es zuweilen scheint [...]. Oft gleite ich ab in eine Welt, in der ich für niemanden erreichbar bin. Brigitte, eine Kommilitonin meines Studiengangs, [...] sagte mir gegenüber am Mensa-Tisch zu ihrer Nachbarin, dass er, also ich, sich bemühe, aber dann wieder vollkommen ›verschwunden‹ sei [...] Wenn ich durch die Stadt gehe, sehe ich niemanden. Ich habe nur mein Ziel im Kopf, und/oder denke gerade über irgendetwas nach, sehe nach einigen Leuten, aber nicht die, die nach mir sehen oder sogar zurufen. Eine weitere Eigenschaft von mir ist, Dinge zu verdrängen. So gut zu verdrängen, als dass sie nie passiert seien. Daran sollte ich auch etwas ändern [...].*
*Absolute Autonomie – das würde sich insoweit realisieren, dass ich endlich einmal lernen würde, zu bügeln oder anständig zu kochen. Das Bügeln hat das einfache Problem und das besteht in seinem ›Lehrer‹, ebenso wie beim Kochen. Mir ist es immer wieder unmöglich, dieser Frau gegenüber, meiner Mutter, ein Stressgefühl, beinahe Hass zu unterdrücken. Ich blockiere innerlich derart, dass ich für Informationen, welcher Art auch immer, nicht aufnahmebereit bin. Selbst bei einem noch einfacheren Beispiel scheitere ich im Augenblick. Ich träume von absoluter Körperbeherrschung. Mit dem Simpelsten angefangen, eine Muskulatur aufzubauen, die meinen geschädigten Rücken optimal schützt und auch mein äußeres Erscheinungsbild ein wenig fördern könnte, fehlt es mir an Durchhaltevermögen, ich hänge schlapp und müde, lustlos in der Gegend herum. Lustlosigkeit ist ein Problem. Mir fehlt oft der Spaß am Leben.*

***Was ich will:*** *Dieses Script soll meine Lebensphilosophie näher darstellen. Die Frage, ob ich nach diesen ›Dogmen‹ lebe, lässt sich nur bejahen. Die hier erwähnten Dinge sind für mich wichtig und werden von mir ebenso respektiert, wie ich sie von anderen erwarte, respektiert zu werden. Mein ausgeprägter Gerechtigkeitssinn hilft mir, dieses ›heroische‹ Ziel in die Tat umzusetzen. Ich versuche es so allgemein wie möglich zu halten. Ich erwarte ebenso von mir wie auch von meiner Umwelt, sich nach diesen Gedanken zu richten. Es müssen eine Menge von Kompromissen geschlossen werden, vor allem mit einem selbst, da diese Idee nicht allgemein umgesetzt in unserer Welt zu finden ist. Ich spreche bewusst von Kompromissen mit einem selbst, nicht um mich in den Mittelpunkt allen Seins zu stellen, das wäre töricht. Es geht mir vielmehr darum, dass jeder in seiner Welt lebt, atmet und fühlt. Jemandem kann man sein Glück nicht aufzwingen, er muss es selbst spüren. Selbst wenn das Glück suggeriert wird, bleibt es sein Empfinden, sein Glück. Ebenso wie jeder Mensch Unglück für sich selbst definiert, abhängig von seinen Lebensumständen, Erfahrungen und Ähnlichem. Und so kommt es, dass Kompromisse hauptsächlich mit sich selbst getroffen werden. Jeder hat mit der Komplexität seiner Umgebung, der Welt in der er lebt, zu ›kämpfen‹. Welt ist ein sehr weiträumiger Begriff und verliert auf kleinerem Raum nicht gerade an Komplexität [...].*

*Glücksgefühle entstehen also im Kopf oder im Bauch – sie haben ihren Ursprung in einem selbst. Zum Glücklichsein bedarf es also keiner dicken Brieftasche, exzessiven Sex oder Drogen – ein fester Charakter und ein angemessenes Maß an Selbstkontrolle sind der beste Weg zu einem glücklichen Leben. Liebe & Freundschaft sind für das Leben wichtig, geht man davon aus, dass das Leben hauptsächlich aus sozialen Kontakten besteht, am ›Leben‹ gehalten wird [...] Eine Beziehung sollte sich vornehmlich auf Loyalität und Respekt gründen. Mit der nötigen Loyalität kommt das angestrebte Maß an Liebe ganz allein hinzu und macht die Beziehung spannend [...] Liebe in Zusammenhang mit einem sexuellen Akt in Verbindung zu bringen scheint gewagt. Allerdings ist für mich Sex ohne ein Gefühl Liebe, dem Gefühl, mit jemandem eins zu sein, sich loszulösen vom umgebenden Kosmos, nicht vorstellbar. Ein lustvolles Sich-Austoben ist mir dabei ebenso wichtig wie eine zarte, spirituelle Vereinigung zweier Verliebter [...] Freiheit, sich auszutoben, einen uneingeschränkten Bewegungsspielraum mit maximaler Flexibilität zu besitzen, ist mein oberstes Ziel. Dem steht gegenüber harte Arbeit, das ganze Leben über, dem ich in keiner Weise abgeneigt bin, solange mir genügend Spielraum für meine eigene freie Entfaltung bleibt.«*

*Analyse:*

Der Klient erscheint zunächst recht eloquent, dann fällt eine Sprunghaftigkeit in der Gedankenführung auf, gelegentlich entgleisen Formulierungen, und schließlich präsentiert sich vor allem in seinen »philosophischen« Ausführungen über das, was er »will«, eine ausgeprägte zersplitterte bis zerrissene Gedankenversponnenheit, die nicht nur einen verarmten Außenweltbezug, sondern auch eine Reduktion der Emotionalität signalisiert. Vermutlich erfährt er seine durch sein Verhalten selbsterzeugte Isolation von seinem sozialen Umfeld nicht unmittelbar, sondern über die Reaktionen anderer. Bernds Stellung zu sich selbst fällt als sehr zwiespältig auf – »ich [...] weiß nicht, ob ich mich hassen oder rühmen soll«. Seine Kontaktfähigkeit bezüglich anderer Menschen z.B. lobt er zunächst überschwänglich, dann registriert er Distanz: »Ich besitze die wunderbare Eigenschaft, mit jedem reden zu können [...], trotzdem schaffe ich es nicht, an der Uni jetzt neue Kontakte aufzubauen [...], meine Mutter sagt manchmal, ich würde den Leuten Angst einflößen, wahrscheinlich stimmt das sogar.« Auf solche Hinweise aber geht er dann gar nicht ein, weil er sich selbst wie ein prinzipientreues Bündel eherner und allgemeingültig guter Eigenschaften sieht, oder von ihm selbst positiv formuliert: »ein fester Charakter und ein angemessenes Maß an Selbstkontrolle sind der beste Weg zum glücklichen Leben«. Ja, er lebt nach seinen »Dogmen«, hat einen »ausgeprägten Gerechtigkeitssinn«: »Ich erwarte von mir wie auch von meiner Umwelt, sich nach diesen Gedanken zu richten.« Aber warum mag ihn derzeit keiner?

Allgemein ist Bernd unsicher, ob nicht manches Problem von seinem fulminanten Sturz herrührt: »Ich weiß nicht, inwieweit meine Gehirnkapazität durch den Unfall 1998 beeinträchtigt ist. Meine Depressionen aber machen es mir unmöglich, den ersten kleinen Schritt in Richtung meiner eigenen Unabhängigkeit zu absolvieren.« Und dann kommt kurz darauf eine eigenartige Gedankenepisode: »Warum hat eine Katze sieben Leben? Banal gesagt ist es reine Übung. Sie weiß, auch aus großer Höhe fallend, sich elegant auf ihren Tatzen zu fangen [...].« Abgesehen davon, dass sich Katzen durchaus auf 1 Leben beschränken – war der Sturz damals kein Unfall, sondern der katzenhafte Versuch, elegant in ein neues, nächstes Leben zu gleiten? Dann wäre die Depression individualgeschichtlich älter als der Sturz, der aber womöglich die gelegentlichen und körperlich unauffälligen Absenz-Anfälle mit kurzer Bewusstseinspause erklärt, von denen der Klient u.a. von seiner Kommilitonin weiß: »Oft gleite ich ab in eine Welt, in der ich für niemanden erreichbar bin [...]. Auf der Straße passiert mir das oft. Wenn ich durch die Stadt gehe, sehe ich niemanden [...].« Aber philosophisch akzeptiert Bernd solche Phasen als Teil seines bewussten weltbezogenen Selbst: »Jeder lebt in seiner Welt, in seinen Gedanken, seinen Träumen, die ihm niemand nehmen kann. Bei mir trifft das besonders zu.«

Auf seiner Suche nach »absoluter Autonomie« fällt dem Klienten ausgerechnet sein Problem mit Bügeln und Kochen ein, auch, dass man bezüglich dieser elementaren Künste einen »Lehrer« braucht, aber beim Gedanken an die Mutter (bei der er noch wohnt) übermannen ihn Stress- und Hassgefühle, und dann ist er einfach für Informationen nicht aufnahmebereit... Oder das andere Beispiel: »Ich träume von absoluter Körperbeherrschung. Mit dem simpelsten angefangen, (um) eine Muskulatur aufzubauen, die meinen geschädigten Rücken optimal schützt und auch mein äußeres Erscheinungsbild ein wenig fördern könnte, fehlt es mir an Durchhaltevermögen, ich hänge schlapp und müde, lustlos in der Gegend herum. Lustlosigkeit ist ein Problem. Mir fehlt oft der Spaß am Leben.« Bernd hat abstrakt auch Vorstellungen von einem unabhängigen und »optimalen« Berufsleben, nämlich

»gleichzeitig die ganze Welt erleben, erforschen« könnte ihm gefallen, als Photograph vielleicht, aber ihn würden auch die »Herausforderungen einer Management-Karriere reizen« – aber irgendwie stehen der »absoluten Autonomie«, der »absoluten Körperbeherrschung«, dem erfüllenden Beruf die Unlust und überhaupt die Depression entgegen.

Der Klient ist so sehr in seinem Ideal von Welt – der bürgerlichen Welt, gesehen vom Standpunkt geläufiger Wert- und Moralvorstellungen, nach denen den Klugen, Tüchtigen und Anständigen der Erfolg winkt – gefangen, dass er die wirkliche Welt kaum zur Kenntnis nimmt und sein eigenes Anecken nur mit Befremden registriert. Es macht ihn mürbe, lustlos und trübsinnig, wenn er seine vermeintlich vorzüglichen sozialen und intellektuellen Eigenschaften so schmählich stranden sieht; die eigene Wirrheit fällt ihm gar nicht auf. Euphorie und Niedergeschlagenheit, die oft zur Depression gehören, haben in diesem enttäuschten Idealismus ihren Grund. Dafür ist nicht der Unfall ursächlich.

### Zusammenfassende Bewertung der Fälle »Klienten mit geringerem sozialen Status«:

Die Klienten K26 bis K28 äußern durchgängig Probleme, die mit ihrem geringen Einkommen kaum zu tun haben. Ihre Lebenserwartungen, sozialen Selbstpositionierungen und ihre Probleme sind von den ihnen verfügbaren bescheidenen Mitteln auffällig abgekoppelt. Der letzte Fall treibt die Abkopplung der Lebensumstände von den erreichbaren Möglichkeiten geradezu auf die Spitze: Er möchte die Welt erforschen und weiß nur noch nicht, welchen Weg er beschreiten soll – Photograph oder Manager? K27 hat ihr erlebtes Leid ganz gelöst von der Frage, was zu tun sich vom Interesse her empfiehlt.

*Freiheits-/Ohnmachts-Gegensatz im Selbstkonzept:*
Wirkliche Beschränkungen – wenig Geld, unsichere Arbeit etc. – sind bei den Klienten gar kein Bezugspunkt ihrer Reflexion auf ihren Handlungshorizont; sie kämpfen sich lediglich an ihren idealistischen Vorstellungen ab, basierend auf einem befremdlich positiven Weltbild, und halten sich bei der Ortung ihrer Identität für handlungsblockiert. So entpuppen sie sich als Freiheitsidealisten, die nur an sich selbst »irre« (Ratlosigkeit) werden. Darin ist ihnen nicht zu helfen. Sie müssten sich zunächst der Aufgabe widmen, diesen von der sozialen Wirklichkeit abgekoppelten, den auf das vermeintlich trostlose Ich fixierten kognitiven »Tunnelblick« wieder zu verlassen und sich neu der Realität zu öffnen.

*Kognitiver Auslöser der Depression:*
Das zirkuläre Denken in fiktiven Möglichkeiten, z.T. unter Aussparung der eigenen Handlungsalternativen wie bei der zweiten Klientin, offenbart die indirekte Euphorie, am sozialen Umfeld jedenfalls könne ihre Ausweglosigkeit nicht liegen. Womit sie anders recht haben als sie vermuten: ihre Aus-

weglosigkeit ist ihr kognitives Werk, aber in dem Sinne, dass sie nur in der Einbildung besteht.

*Erfahrung und moralischer Standpunkt im negativen Selbstkonzept:*
Auch die mit wenig Existenzmitteln ausgestatteten Depressiven beziehen sich sehr selektiv und moralgesteuert auf ihre Erfahrungen und zeigen damit, dass sie diese nur willkürlich als Material für ihre Voreingenommenheiten missbrauchen.

*Bezug des Denkfehlermusters zum sozialen Denk- und Verhaltenskodex:*
Auch die Depressiven dieser Gruppe haben eine optimistische Kehrseite – die umgebende Gesellschaft bietet den Individuen vermeintlich alle Entfaltungschancen, und wenn diese nicht umgesetzt werden, sehen sie dies als ihr eigenes, in der Unzulänglichkeit ihrer Person liegendes Versäumnis. Die ihnen im gesellschaftlichen Diskurs nahegebrachten Orientierungs- und Verhaltensmuster haben sie in ihrer moralischen Selbstpositionierung fest verankert.

*Institutionalisiertheit gesellschaftlich vorgegebener Subjektpositionierungen:*
Es ist vertrackt: Wenn alle denselben falschen Kognitionen über das Verhältnis von sich zum sozialen Umfeld anhängen und deswegen sich für schuldig an ihrer verzweifelten »Lage« erklären, soll dies gleichwohl durch keine gesellschaftliche Implementierung verursacht sein, wie Ehrenberg meint? In der Tat ist die soziale Bedrängung der Individuen in Sachen Weltanschauung, Moral und sozialer Subjekteinbettung enorm. Aber die differierenden Weisen und der unterschiedliche Grad der Aneignung der herrschenden Normen, Werte und Handlungsvorgaben verweisen auf die individuelle Reflexion als Instanz, die über Annahme oder Ablehnung entscheidet.

Weitere Fälle aus dem Bereich »niederer sozialer Status«: K1 Alexandra.

## 2.3.10 Klienten mit höherem sozialen Status

### K29 Dominik (2000/28) – Diagnose: somatoforme autonome unktionsstörung (F45.3), mittelgradige depressive Episode (F32.1)

Der Bericht an den Gutachter wurde einbezogen.

Der 46-jährige verheiratete Oberstudienrat legte vor 22 Jahren sein Examen in den Lehrfächern Mathematik und Theologie ab. Er lebt mit seiner Ehefrau zusammen in einer Eigentumswohnung. Bis vor acht Jahren arbeitete er in einem Münchner Gymnasium, wechselte nach vier Jahren Projektaufenthalt auf den Philippinen zum Jugendamt und kam nach knapp zwei Jahren dort wieder in ein örtliches Gymnasium.

Der Klient stellt sich wegen einer seit zwei Jahren sich verschlechternden Herzneurose und massiven depressiven Verstimmungen in der Praxis vor. Er beklagt tägliche Herzschmerzen, die er als Anzeichen für einen Herzinfarkt deutet, begleitet von Schweißausbrüchen und starker innerer Unruhe.

Des Weiteren leide er unter Antriebslosigkeit, »*Verstummen*«, Schlafstörungen, Stress, Grübeleien und Suizidgedanken. Als Auslösefaktor der Symptomatik benennt er die aus seiner Sicht unkorrekte, sehr negative Beurteilung in der Schule. Bislang habe er erfolglos dagegen angekämpft und fühle sich »*in meinen positiven Grundeinstellungen zum Menschen enttäuscht, ausgenützt. Am liebsten würde ich alles hinschmeißen.*« Er kommt auf Empfehlung des Neurologen zur Behandlung. Medikation: Opipramol (TZA).

Der heute 75-jährige Vater war ebenfalls Lehrer und ist bei guter Gesundheit. Er wird als »*sehr verständnisvoll, ›progressiv‹, Initiativen ergreifend*« beschrieben und hat den Sohn sehr gefördert. Die Mutter, früher »*sehr liebevoll*«, verstarb 48-jährig nach einer Gelbsucht an Leberversagen. Dominik hat einen 41 Jahre alten Bruder (Diplom-Informatiker). Die Erziehungsatmosphäre wird als völlig problemlos (»*kleinbürgerlich, weltoffen*«) und sehr liebevoll beschrieben. In seiner »*katholischen Sozialisation*« sei der Klient sehr früh mit religiösen Grundwerten konfrontiert worden, an denen er auch heute festhalte. In seiner anschließenden Tätigkeit als Lehrer in einem Gymnasium sei er immer darauf bedacht gewesen, seine religiös geprägte Weltanschauung den Schülern zu vermitteln, was oftmals deutlich mit den staatlichen Vorgaben kollidierte. Es kam daher häufig zu Auseinandersetzungen mit der Schulleitung. Grundsätzlich habe diese aber das teilweise unorthodoxe Arbeiten des Klienten toleriert.

Vier Jahre lang habe er dann, bis 1996, seine Vorstellungen von Menschlichkeit, Konkurrenzlosigkeit etc. zwischen den Menschen in einem bundesgeförderten Projekt mit Straßenkindern auf den Philippinen recht ungestört realisieren können – unterstützt von seiner Frau, einer Ärztin, die er 1980 geehelicht hatte und die seine Weltanschauung teilt. Nach seiner Rückkehr erlitt er, wie er ausführt, einen »*Kulturschock*«; im Vergleich mit den »*herzensfriedlichen*« Philippinen sei er abgestoßen worden von dem zwischenzeitlich hier verstärkten »*rüden Umgang zwischen den Menschen*«. Nach eineinhalb Jahren Tätigkeit im Jugendamt wurde Dominik an ein Gymnasium versetzt, aber entgegen seinem Wunsch nicht an die alte Schule. Er fühlte sich dadurch schlecht behandelt, und von Anbeginn hatte er großes Unbehagen an der neuen Lehrstätte wegen der aggressiven und unsolidarischen Schüler und vor allem wegen des, wie er sagt, bekanntermaßen rechtsextremen Schulleiters. Vor zwei Jahren beurteilte dieser, nach mehreren Unterrichtsbesuchen, die beruflichen Leistungen des Klienten mit der zweitschlechtesten Note. Dominik sei außer sich gewesen, schließlich seien seine früheren Beurteilungen immer sehr gut ausgefallen. Der persönliche und auch anwaltliche Widerspruch blieben jedoch erfolglos. Der Schulleiter insistierte auf seiner Position, inhaltlich wie pädagogisch-didaktisch sei der Klient außerstande, seinem Lehrberuf adäquat zu entsprechen; zudem glaube er, dieser schwebe wohl geistig noch auf den Philippinen. Dominik vermutet, dass der Schulleiter ihn als Gegner seiner faschistoiden öffentlichen Äußerungen in einem Zeitungsartikel habe ausmachen können und ihn deshalb so diffamierend behandle. Seit dieser Zeit reagiere er auf diese Ereignisse mit dem benannten Beschwerdebild. Mit größter Überwindung gehe er seinem Beruf nach, grüble über berufliche Alternativen wie Beurlaubung, Kündigung, Selbständigkeit und lebe sehr zurückgezogen. In seiner Frau erhalte er Unterstützung in seinem beruflichen Kampf.

Die Therapie empfindet Dominik als »*lebensnotwendig*«, sein Problem als »*sehr schwer*«. Vor einem Jahr dachte er an Suizid. In seiner Jugend sei er vollkommen gesund und glücklich gewesen. Seine Ehefrau beschreibt der Klient als »*einfühlsam, aufgeschlossen*«. Sie bemängelt an ihm die »*Entweder-Oder-Einstellung*«, ihr fehlt beim ihm »*Spontaneität*«. Seine Rückzüglichkeit stört sie. In seiner Selbstbeschreibung nennt sich Dominik einen Menschen, der »*viel nachdenkt*«.

*Analyse:*
Von seinem gefestigten christlichen Standpunkt aus, den er von den Eltern zustimmend übernommen hat, denkt und handelt Dominik idealistisch, erkennt dabei aber immer wieder Brüche zwischen seinem humanistischen Weltbild und der sozialen Realität. Er verhielt sich als Lehrer in der Schule bewusst nicht konformistisch, geriet dadurch schon mit der ersten Schulleitung und den staatlichen Lehrvorgaben in Konflikt, deutete allerdings die Duldung in seiner Lehranstalt als eine graduelle Zustimmung zu seinen hehren Ideen von Menschlichkeit. Sein Aufenthalt im Rahmen des Straßenkinderprojekts auf den Philippinen verstärkten seine Ansicht, sein Gemeinsamkeitsideal sei durch exemplarisches Vorbildhandeln umsetzbar, in Verkennung der dortigen politischen und sozialen Verhältnisse ebenso wie der Marktorientierung und der Obrigkeitstoleranz hierzulande: Die fördernde Bundesregierung ist nicht die Schulbehörde, und ein freier Projektansatz kein Lehrplan. Im Machbarkeitsideal gefangen, passierte denn auch bei der Rückkehr der »Kulturschock«. Diesen nahm der Klient nicht als Warnung und Stoff für kritische Reflexionen, sondern versuchte, nach seiner Interimszeit im Jugendamt auch an der neuen Schule sein »alternatives« Lehrkonzept umzusetzen. Das Konkurrenzverhalten der Schüler und die negative Beurteilung seines Unterrichts durch den in den politischen wie pädagogischen Vorstellungen auf Gegenposition schaltenden Schulleiter nahm Dominik daher auch als elementare Enttäuschung, Ehrverletzung und als moralische Disqualifizierung wahr. Mangels adäquater kognitiver Bewältigungsstrategien im Umgang mit diesem Erlebnis kam es schließlich zur Exacerbation von Herzneurose und depressiven Stimmungsauslenkungen.

Sein schon im Elternhaus vorgelebtes Menschlichkeitsideal, sein vorübergehender schulischer Handlungsspielraum und der weltanschaulich geteilte Standpunkt durch die Ehefrau hat Dominik zu seinem eklatanten Fehlurteil über die hiesige Gesellschaft verleitet, zu der er mit seiner Konkurrenzablehnung bewusst in Opposition trat, aber in der Vermutung, eine solidarischere Umgehensweise miteinander etwa in der Schule sei machbar. Das hat ihn gehindert, eine realistische Einschätzung seines ihm gegenüber eigentlich »feindlichen« sozialen Umfelds zu gewinnen und sich entsprechend vorsichtig zu verhalten, z.B. bei seinen »Lehrproben«. Zum anderen hat ihn als idealistischen »Gutmenschen« die schlechte Benotung doppelt hart getroffen (sein Tun hielt er einer besseren Leistungsbewertung würdig). Nun ist er von den umgebenden Menschen bitter enttäuscht, statt sich nüchtern zu sagen: So, wie erlebt, sind hier sozial angepasste, aufs Gegeneinander geeichte Schüler und ihre die dazugehörigen Normen propagierenden Lehrkräfte eben. Der Schulleiter muss deswegen übrigens noch keineswegs eine faschistoide Überzeugung pflegen.

## K30 Stefan (2003/8) – Diagnose: Anpassungsstörungen (F43.2)

Der Bericht an den Gutachter wurde einbezogen.

Der 41-jährige selbständige Grafikdesigner, der wegen Scheidung von Frau, Stieftochter und drei Söhnen getrennt lebt, studierte nach Abitur und Zivildienst Grafik-Design, arbeitete anschließend zunächst als Angestellter, dann als selbständiger Grafiker mit eigenem Büro und abhängigen Mitarbeitern in München. Er verdient netto 3.000,- bis 3.500 Euro monatlich (nach Unterhaltsleistungen verbleiben netto 900,- Euro).

Stefan klagt über ein seit einem Jahr bestehendes depressives Beschwerdebild, verbunden mit Schlafstörungen, Kreislaufproblemen, starker innerer Unruhe, Antriebsverlust, Konzentrationsmangel, Magenschmerzen und Erschöpfungsgefühlen. Er fühle sich überfordert und permanent gestresst. Sein ohnehin geringes Selbstwertgefühl, sagt der Klient, sei *»nicht mehr existent«*. Medikation: Stilnox. Zudem trinke er vermehrt Alkohol, sei Kettenraucher und konsumiere gelegentlich Marihuana. Symptomauslösende Faktoren seien die Trennung plus Scheidung von seiner Frau in diesem Jahr und hohe Anforderungen im Beruf. Er leide unter

*»Unsicherheit/Ängste über Zukunft, Finanzen, Kinder wg. Trennung, Unkonzentriertheit/Lustlosigkeit im Büro bei sonst zu erledigenden Aufgaben, fühle mich schnell gestresst bei Anstrengungen in der Arbeit, Selbstvertrauen angeknackst: unentschlossen, Kontaktprobleme, Suchtverhalten [...], komme nicht (mit mir) allein zurecht.«*

Vor 13 Jahren hätten Depressionen, Kontaktarmut und Existenzängste begonnen, als sich die Kündigung im Angestelltenverhältnis wegen Geschäftsrückgang andeutete und dann kam. Eine Psychotherapie habe damals nichts gebracht. Mit seinem Beginn als Selbständiger fing es an mit *»Überarbeitung, Workaholic«*. Seit einem Jahrzehnt fühlt sich Stefan *»permanent überfordert und gestresst: privat und beruflich«*, als Heirat, dreiköpfiger und später Sechs-Personen-Haushalt zur Arbeit dazukamen – *»Zeitnot, Kreislaufprobleme, tw. Schlafprobleme, Magenprobleme«* mit Streit und Aggression zwischen den Eheleuten. Eine erste Trennung von Frau und Kindern erfolgte vor drei Jahren mit Depressionen und Trennungsangst bei ihm als Folge. Drei Paartherapien wurden in dieser Zeit besucht und wieder abgebrochen. Ärzte konstatierten ein akutes Stresssyndrom.

Der Vater ist 73, die Mutter 71 Jahre alt. Den Vater nennt Stefan

*»konservativ (relig.), patriarchalisch, melancholisch, nachtragend, ›einfacher‹ Arbeiter, Minderwertigkeitskomplex, oft überarbeitet, bleibt bei Konflikten nicht sachlich, verschlossen, zeigt wenig Gefühl, fleißig, strebsam, für seine Kinder da.«*

Die Mutter skizziert er so:

*»konservativ (relig.), einfache Hausfrau, manchmal frustriert, weil sie mehr erreichen wollte, direkter/offener als Vater, ›Herr im Haus‹, interessiert, aufgeschlossen, fleißig in Haushalt u. Garten, bei Konflikten unsachlich, gesprächiger als Vater, aufopfernde Mutter, ›allein‹ gegen Mann und 4 Söhne.«*

Der Klient hat noch drei Brüder. Seine Kindheit verlebte Stefan in ländlicher Umgebung. Die Erziehungsatmosphäre sei vom sehr katholisch orientierten und dominanten Vater bestimmt gewesen, der – Elektriker und im Nebenerwerb Landwirt – den Kindern ein besseres Leben und berufliches Fortkommen durch extrem viel eigene Arbeit ermöglichen wollte. Zugleich habe er ein entsprechendes schulisches Engagement der Söhne eingefordert. Er sei durch die wenig selbstsichere, aufopfernde Mutter in seinen Vorstellungen unterstützt worden. Emotionale Zuwendung gegenüber den Kindern sei nicht üblich gewesen. Konflikte seien in Form von auch handgreiflichen Streits oder von Totschweigen ausgetragen worden. Stefan habe sich stets als sehr angepasst verstanden, immer mit dem Motiv, die Eltern nicht enttäuschen zu dürfen und dankbar sein zu müssen.

Der Klient übt seinen Beruf gern aus, wie er sagt, fühle sich aber phasenweise extrem überfordert, weil er aufgrund seiner Existenzängste, als Selbständiger unsicher positioniert zu sein, wesentlich mehr arbeiten müsse als früher, um überleben zu können. Auch sei ihm wichtig, den Eltern ein beruflich erfolgreicher und tüchtiger Sohn zu sein.

Vor zwölf Jahren lernte Stefan auf einer Madagaskarreise seine heute 36-jährige Frau kennen, die er ein Jahr später nach Deutschland holte und heiratete. Die Gattin brachte eine heute 16-jährige Tochter mit in die Ehe, die gemeinsamen drei Söhne sind heute zweieinhalb, vier und zehn Jahre alt. Die Verbindung wird als von Anfang an sehr konfliktiv geschildert: Die Frau benutzte die Ehe, vermutet der Klient, um dem politischen und restriktiven privaten Umfeld ihrer Heimat zu entkommen, in eine von ihr idealisierte neue Welt. Hier habe sie, desillusioniert von der Realität und der Isolation zuhause, zunehmend mit hohem Alkoholkonsum, Streits und alkoholisiert mit massiven körperlichen Auseinandersetzungen reagiert.

Nachdem sie die deutsche Sprache gelernt und die Abendschule besucht hat, sei die Unzufriedenheit der Frau immer größer geworden – sie wollte mehr ihr eigenes Leben führen, was aber nicht finanzierbar gewesen sei. Sie habe die Kinder zunehmend vernachlässigt, und die Streitigkeiten seien eskaliert. Stefan habe sich – im Konfliktlösen wenig kompetent – auf wechselseitiges Verprügeln eingelassen, bis hin zu Hirnprellungen und Knochenbrüchen. Um seine Frau wieder zu besänftigen, verbrachte er immer wieder mit ihr über Monate hinweg eine gemeinsame Nacht nach der anderen in Clubs, mit sehr viel Alkohol- und Marihuanakonsum; später ließ er sie allein in die Lokale gehen, um wieder mehr der vernachlässigten Arbeit nachzugehen. Nach diversen Paartherapieversuchen und Trennungen sei es schließlich bei einer sehr heftigen Streiterei mit der Frau zu einem extremen Gewaltausbruch des Klienten gekommen: er habe sie verprügelt und sie anschließend unter die kalte Dusche gestellt. Stefan wurde daraufhin gerichtlich der Wohnung verwiesen, und die Frau habe die Scheidung eingereicht. Er sei regelrecht zusammengebrochen und erschrocken über seine Gewalttätigkeit. In der Zwischenzeit hätten beide sich wieder soweit angenähert, dass der Klient die jetzt bei der Ehefrau lebenden Kinder mehrmals wöchentlich sehen kann.

Er akzeptiere die Scheidung und auch den in der ehemals gemeinsamen Wohnung lebenden neuen Partner der Frau. Auch begab er sich in die Selbsthilfegruppe »Gewalt durch Männer«. Er habe auch Gedanken an Selbstmord gehegt, als ihn der Gerichtsbeschluss mit der Wohnungsausweisung erreichte (er hat dann im Keller des Büros übernachtet). Freunde habe er derzeit kaum.

Stefan lernt andere schwer kennen, »*weil ich nicht immer kontaktfreudig und locker bin, weil ich ziemlich genaue Vorstellungen/Erwartungen habe*«. Seine Wünsche und Bedürfnisse kann er schlecht äußern und durchsetzen, »*weil ich es nicht wirklich gelernt habe*«. Seine Beziehungen zu anderen will er so ändern:

»*offener werden, selbstbewusster werden, Wünsche, Probleme, Grenzen aufzeigen + diskutieren können, nicht nachtragend sein, Konflikte lösen: sachlich/fair für beide, Oberflächlichkeit vermeiden.*«

Er sei ein Mensch, der »*den Dingen auf den Grund gehen will*«, lebenslang »*suchte ich Nähe und Liebe*«, seit seiner Kindheit »*fühlte ich mich oft nicht richtig verstanden*«, stolz ist er auf »*meine Selbständigkeit und meine Kinder*«, kann schwer zugeben, »*dass ich als Mann nicht perfekt bin*«, und kann nicht vergeben, »*wenn einer sagt, er wolle mich zerstören*« (Ehefrau). Schuldig fühlt sich Stefan, weil »*ich zu wenig Zeit für meine Kinder hatte und habe*«. Von seiner Mutter gebraucht hätte er »*mehr Toleranz und Ermunterung, eigene Wege zu gehen*«. Er ärgert sich, »*dass ich lange zu wenig von mir verstanden habe*«. Der Vater war immer »*ein handwerklich begabter Mann, aber leider zu wenig gebildet und weltoffen*«. Von ihm bekam er nie »*mehr Verständnis, offene Gespräche und wie ein ernstzunehmender Partner behandelt zu werden*«. Am Erwachsenwerden störte ihn, »*viel zu wenig über Beziehungen und Sexualität zu wissen*«. Eine lange Australienreise habe ihn erst von der moralischen Enge seines Elternhauses emanzipiert. Freunde würden ihn so beschreiben: »*kann zuhören, geduldig, nervenstark, umgänglich, handwerklich begabt*«, wer ihn nicht mag, nennt ihn »*eigenwillig, gnomhaft, kautzig, kleinkrämerisch, geizig, langweilig, spießig*«.

Und die Selbstbeschreibung:

*»nachdenklich und lustig, bodenständig und spontan, gefühlvoll, hilfsbereit, geduldig, selbständig, konzentriert, konstant/zuverlässig, manchmal melancholisch, schwer zugänglich, rachsüchtig, beleidigt, niedergeschlagen, gefühlsabhängig.«*

*Analyse:*
Der Klient hat in seiner Kindheit unter dem Einfluss der konservativ-religiösen Atmosphäre des Elternhauses nicht die Gelegenheit wahrgenommen, sich geistig und praktisch von der ländlich geprägten weltanschaulichen Enge des übermittelten Lebenskonzepts zu lösen. Dies gelang ihm partiell erst später. Der aufopferungsvolle Einsatz beider Eltern, aus der Armut heraus die Söhne an einen sozialen Aufstieg heranzuführen, hat vorbildhaft seine Spuren im beruflichen Streben Stefans hinterlassen. Das emotional ausgerichtete, kaum von Sachargumenten getragene Streiten in der Familie veranlasste den Klienten, diese Gewohnheit zu übernehmen und bei Disputen mit seiner Ehefrau, die sich selbst mit Aggression und Handgreiflichkeit nicht zurückhielt, auch physisch durch Ausüben von Gewalt eskalieren zu lassen. Diese irrationale Handlungsweise, verbunden mit der fehlenden Kompetenz, Konflikte einer sachlichen Klärung zuzuführen, hat letztlich seine Ehe zerstört.

Seine Depression, die bereits in frühen mentalen Entwicklungen besonders seit der Berufstätigkeit angelegt war, zeugt von der Neigung Stefans, eklatante Fehler der beschriebenen Art innerhalb seiner Vorstellungswelt in eine persönliche Unfähigkeit umzudefinieren und sich für hilflos zu erklären, statt sein Verhalten rationaler zu gestalten. Das hat ihn dazu verleitet, weder seine eigene Interessenlage noch die der Ehefrau hinreichend zu reflektieren (daher auch seine Aussage, er könne seine Interessen nur schwer äußern bzw. durchsetzen).

Auf der anderen Seite ist der Klient inzwischen durch seine erworbene Weltläufigkeit offen genug, wichtige Fehler einzugestehen, Selbstkritik zu üben und auch die Handlungsweise der Frau produktiv sachlich zu durchdenken. Damit sind entscheidende Voraussetzungen dafür gegeben, dass er die kognitive Grundlage seiner Depression einsehen und Wege zu ihrer Überwindung gehen kann.

### K31 Heinrich (2005/45) – Diagnose: Dysthymia (F34.1)

Der Bericht an den Gutachter wurde hinzugezogen.

Der 61-jährige selbständige, gutsituierte Autor und Illustrator hat aufgrund seiner Legasthenie nur einen qualifizierten Hauptschulabschluss und absolvierte dann eine Zeichnerlehre. Nach einem Graphik-Fachstudium arbeitete er als freier Graphiker und dann seit dreißig Jahren sehr erfolgreich in seinem jetzigen literarischen Metier. Seinen Beruf übt er sehr gern und sehr ambitioniert aus, er will kein Mittelmaß sein. Vor 45 Jahren heiratete er eine gleichaltrige Frau, mit der er zwei gemeinsame Söhne hat, heute 36 und 32 Jahre alt. Eine 31-jährige Stieftochter entstammt der außerehelichen Beziehung seiner Ehegattin, die diese für zwei Jahre einging, später nach der Trennung von ihm vor 13 Jahren dann endgültig. Diese Trennung habe er bis heute nicht verwunden.

Seit zehn Jahren steht er in der Beziehung zu einer neuen Lebensgefährtin, mit der er ähnliche Probleme angibt: Die Ehefrau hatte ihm vorgeworfen, eine sehr besserwisserische und stark dominierende Persönlichkeit zu sein, er setze seine Interessen auf Kosten der Familie durch und stelle zu hohe Anforderungen an die Kinder. Der Klient bestätigt diese Charakterisierung weitgehend; auch reagiere er jähzornig jedem gegenüber, wenn er nicht Recht bekäme, und sei wenig konfliktfähig. Häufige familiäre Streits seien die Folge gewesen. Auch die neue Partnerin, die nicht mit ihm zusammenwohnt, bemängelt seine übergriffige Art.

Heinrich sucht wegen seit neun Jahren anhaltenden und sich verstärkenden depressiven Verstimmungen die Therapie auf. Er leide seit jeher ausschließlich in den Wintermonaten unter solchen Phasen. Diesmal aber sei er der Stimmungsauslenkung besonders ausgeliefert, »*...als säße ich unter einer nassen, sehr schweren Pferdedecke*«. Er beklagt Antriebslosigkeit und Grübeleien, starke Versagensängste und Gefühle der Überforderung. Er sieht einen Zusammenhang zwischen seinem Beschwerdebild und den in den letzten Jahren auftretenden familiären Belastungen und körperlichen Erkrankungen.

Seit dem Bruch mit der Ehefrau verstärkten sich die von Kindheit an bestehenden Magen-/Darmbeschwerden (Magengeschwüre) bei Heinrich, und vor zehn Jahren erlitt er einen Herzinfarkt; im Jahr danach hatte er eine Leistenoperation, bei der die Blinddarmnarbe platzte und der Klient beinahe innerlich verblutete. Seitdem fühlt er sich »*angeschlagen u. kraftloser, von allem Neuen überfordert u. unsicher*«. Vor neun Jahren schließlich habe er grundlos geglaubt, sich finanziell bei einem Immobilienkauf übernommen zu haben, und starke Existenzängste gehegt – die Depressionen seien so stark geworden, dass er phasenweise nur noch unregelmäßig arbeiten konnte. Inzwischen stehe er auch als Autor unter Erfolgsdruck, und er ziehe eine negative Lebensbilanz (er sei »*übersensibel und empfindlich*«, die Lebensgefährtin sei »*zickig*«, er sei ein »*schlechter Vater*« und habe »*missratene Kinder*«). Im sozialen Bereich meide er Kontakte zu Freunden und Bekannten. Er habe erstmals das Gefühl, die Depressionen nicht mehr eigenständig bewältigen zu können, aber notfalls käme er auch ohne Behandlung zurecht.

Er klagt über einen »*engen Hals am Morgen vor dem vollkommenen Aufwachen*« während mehrerer Tage, über ein »*unnötiges Gefühl der Überlastung, auch bei kleinen Zusatzbelastungen*«, versucht, durch »*Sport, Licht + Bestrahlung, neue Inspirationen*« aus seinen Bedrängungen herauszukommen. Sein Problem nennt der Klient mittelschwer.

Seine Kindheit bezeichnet Heinrich als gestört. Er habe unter Albträumen gelitten und unter einer »*ständigen Angst, zu spät zu kommen*«. Ihn habe eine »*besonders rege Phantasie in allen Richtungen*« umgetrieben und »*das*

*Ausdenken von Abenteuern mit erfundenen Freunden (die ich in Wirklichkeit nicht hatte)«* sei eine wichtige Beschäftigung gewesen. Der Klient beantwortet die Fragen zur Schulzeit nicht, nennt aber als Gründe für Konflikte seinen Willen, sich eine *»freie Verfügung über meine Kräfte und Arbeitszeit«* zu sichern.

Die Eltern des Klienten verstarben im Alter von 72 (Vater) und 65 Jahren an Herzinfarkt bzw. Darmkrebs. Er hatte drei Geschwister, von denen die drei Jahre ältere Schwester noch lebt. Eine 19 Jahre ältere Schwester und der zehn Jahre ältere Bruder sind verstorben, Letzterer im Zweiten Weltkrieg gefallen. Heinrich war früher *»sehr schüchtern, sehr verklemmt, mit starkem sexuellen Trieb, Normalisierung erst nach Verhältnis [...] mit 35-jähriger Studienfreundin«*. In sexueller Hinsicht hatte er *»große Schuldgefühle, die sich erst mit ungefähr 24 Jahren verloren«*. Bisher blicke er auf 30 bis 40 Partnerinnen zurück, von denen die wichtigsten die Studienkollegin, die Ehefrau und die heutige Partnerin seien. Letztere ist eine *»erfahrene, besonders zärtliche Person, die über dasselbe lacht wie ich«*, sie beide teilen die Interessen *»Sexualität, Humor, Beurteilung von Freunden, Kunst u. Beruf«*, während seine *»Liebe zum Landleben + Natur«* von ihr nicht goutiert wird. Er wünscht sich von ihr *»mehr Großzügigkeit in gesellschaftlichen Dingen«*, was wohl auch den freien Umgang mit anderen Frauen meint, während sie an ihm den *»Zug zum Besserwisser«* bemängelt, und sie würde sich beim ihm *»etwas weniger Vitalität im Durchsetzen meiner Vorstellungen«* wünschen. Beide Söhne beschreibt er als sehr kreativ, der eine sei *»stark bis aggressiv«*, der andere *»stark, etwas defensiv«* mit *»schwarzem Humor«*. Die Stieftochter sei zehn Jahre lang drogenabhängig gewesen. Mit allen drei Kindern habe der Klient *»eigentlich [...] große Erziehungsprobleme«* gehabt.

Andere kennenzulernen fällt Heinrich leicht. Ändern möchte er sich im Verhältnis zu anderen insofern: *»Ihnen das Gefühl nehmen, dass ich sie an die Wand drücke.«* Sein Selbsturteil ist:

*»Nehme zu viele Herausforderungen an, vor denen ich dann eine zu hohe Schwellenangst entwickle (kostet viel Energie), möchte lernen, unbeschwert kleinere Brötchen zu backen!«*

Er will unter anderen herausragen, was nicht immer gelingt, ihn dann frustriert und deprimiert. Denn er sei ein Mensch, der *»immer hohe Ansprüche an sich stellt«*. Er ist stolz, *»andere Menschen mitzureißen«*, fühlt sich schuldig *»an dem Versagen (gegenüber) meiner Tochter«*, seine eigene Mutter konnte ihm gegenüber nie *»körperliche Liebesäußerungen (in den Arm nehmen, Küssen, Knuddeln)«* zeigen. Sein Vater war immer *»gefangen in der Meinung, konsequent sein zu müssen«*, auch von ihm vermisste Heinrich, *»in den Arm genommen zu werden«*. Was ihm am Erwachsenwerden störte, sei seine *»gehemmte Schüchternheit den Frauen gegenüber«*. Er vermutet, ein Weg der Selbsthilfe wäre, *»mich noch mehr innerlich zu entspannen und die Probleme loszulassen«*. Die Kontrolle über sich verloren habe er schon, es gab *»einige Fälle von blindem Jähzorn (der aber schnell verraucht)«*. Seine beste

Freundin würde ihn »*zärtlich, großzügig, etwas besserwisserisch*« nennen, der beste Freund »*solidarisch, großzügig, etwas besserwisserisch*«, wer ihn nicht mag, hält ihn für einen »*Baum, der einen zu großen Schatten wirft*«. Er selbst sieht sich aber als »*großen Baum, der eigentlich keinen großen Schatten werfen möchte*«.

*Analyse:*
Die leichte, phasenweise in den Wintermonaten auftretende Depression des Klienten kann auch mit einem Melatoninmangel aufgrund des Lichtmangels in dieser Jahreszeit zu tun haben, ist aber wohl in erster Linie auf eine seit der Kindheit bestehende Stimmungslabilität im Zusammenhang mit Selbstunsicherheit und Versagensangst zurückzuführen (Magengeschwüre parallel zu den massiven schulischen Zurücksetzungsproblemen wegen der Legasthenie). Nachhaltiger und existenzieller wurden die depressiven Phasen erst seit der Trennung der Ehefrau von ihm vor 13 Jahren, die seine Selbstpositionierung als durchsetzungsgewohnter Zeitgenosse, als erfolgreicher Literat und als eloquentes Mitglied der etablierten Kulturszene infrage stellten – die Selbstinszenierung als Mittel seiner Interessenrealisierung geriet ins Wanken.

Die alte Versagensangst, die latent immer in der winterlichen Depressionsneigung präsent war, wurde mit dem Verlust der geliebten Partnerin, die emotional seine Lebensmitte darstellte, wieder akut. Hinzu traten lebensbilanzielle Grübeleien, bei allem Erfolg seine hochgesteckten Ziele zumindest im Privaten nicht geschafft zu haben, nun auch beruflich nicht mehr selbstverständlich Herausragendes leisten zu können und sich mit einem Immobilienkauf übernommen zu haben. Sein Körper reagierte mit körperlichen Schwächen wie neuen Magen-/Darmbeschwerden und Herzinfarkt.

Klient Heinrich ist der Prototyp eines konkurrenzfixierten Menschen, der von Jugend auf angesichts individueller Defizite und einer zunächst verpassten Bildungskarriere alles darangesetzt hat, trotzdem noch den Durchbruch zum erfolgreichen und kreativen Kulturschaffenden auf der einen Seite, vom schüchternen und selbstunsicheren menschlichen Einzelgänger zum eloquenten Fraueneroberer und Lebemann auf der anderen Seite zu erkämpfen. Als dieser Erfolg eintrat, inszenierte er seine vorgestellte »Überlegenheit« auch dort, wo dies auf längere Sicht empfindlich gegen ihn ausschlagen musste – in der Familie, der Sphäre des Glücks eines Bürgers, der »draußen« seinen Mann steht.

Sein dominantes, auftrumpfendes und übergriffiges Auftreten gegenüber der Gattin, eine verborgene eigene Unsicherheit kompensierend, musste diese als Widerspruch zum Verhältnis beiderseitiger Zuneigung auffassen und existenziell bedrängend empfinden: Besserwisserei zeugt nicht von besserem Wissen (sondern von Kompensieren der Unsicherheit durch angeberisches Auftrumpfen), und Interessendurchsetzung ohne Rücksichtnahme auf die Belange der Partnerin ist nicht die Praktizierung einer einvernehmlichen, auf Freundschaft basierenden Lebensgemeinschaft. Ihre

Kündigung der Partnerschaft ist demgemäß konsequent, weil sein Handeln die implizite Aufkündigung darstellte.

Heinrich leidet unter den Folgen seines Selbstkonzepts, ohne sie als solche in ihrem Zusammenhang zu erkennen, obwohl er gewisse Fehler auf seiner Seite einsieht. Seine leichte Depression resultiert aus seinem Macherideal, das sogar seine vermeintliche Bestätigung in der Realität findet, weswegen sein Zugang zu den Gründen seines »Versagens« in Beziehungen eher schwer ist. Es ist sein am »common sense« ausgerichtetes Erfolgsmodell selbst, das ein Scheitern im Privaten impliziert, auf das es übertragen wird, weil sich die Sphäre der wechselseitigen Zuneigung und der projektierten Harmonie nicht mit fortgesetztem Konkurrenzverhalten verträgt. Auf der anderen Seite verwundert es nicht, dass Berufs- und Privatleben mit ihren jeweiligen Verhaltenskodexen sich zueinander komplementär verhalten – die private Sphäre des »Glücks« ist konzeptionell das Gegenideal zur Konkurrenzgesellschaft und wird deshalb eher selten als Harmonie praktisch gelebt.

### Zusammenfassende Bewertung der Fälle »Klienten mit höherem sozialen Status«:

Die Klienten K29 bis K31 könnten materiell die Nutznießer der marktwirtschaftlichen Freiheiten sein, doch schaffen sie es immer wieder, durch private Katastrophen oder durch Eingehen beruflicher Drangsale oder beides unglücklich, niedergedrückt und an sich selbst verzweifelnd zu werden. Gerade Bessergestellte sind oft nicht in der Lage, die eigene Leistungsfähigkeit und berufliche Umstände, zu denen auch günstige Bedingungen gehören, sachlich korrekt zu trennen, sondern sie vermengen sie auf Basis ihrer leistungsideologischen Voreingenommenheit, nach der z.B. der Erfolgreiche auch der Tüchtige sein muss.

*Freiheits-/Ohnmachts-Gegensatz im Selbstkonzept*:
Wo beruflicher Erfolg die privaten Freiräume tatsächlich auszubauen erlaubt, gehen in diesem Sinne Erfolgreiche oft dazu über, die erreichte soziale Stellung als neue Gefährdung ihrer Position zu deuten und sich von der Vorstellung des Versagens übermannen zu lassen: nach der Vorstellung, man könnte alles erreichen, wenn man der erklommenen Stellung tatsächlich gewachsen wäre. Ein anderer Weg in die Depression ist, den beruflichen »Ausweis« ihrer Vortrefflichkeit als Durchsetzungsmittel im Privatleben einzusetzen und so den geliebten Partner zur Weißglut zu reizen – bis zur genervten Aufkündigung der Beziehung. Man kann aber auch beides gleichzeitig tun und damit belegen, dass man wegen des angeeigneten positiven Weltbilds und des überfrachteten Selbstkonzepts zwischen beiden Bereichen (Berufsleben/Privatleben) gar nicht mehr so recht zu unterscheiden vermag, also das wettbewerbsorientierte Freiheitsideal auch in der vorgestellten Harmoniesphäre als Handlungsmaxime leben will.

*Kognitiver Auslöser der Depression:*
Ein sachlich unbegründetes übersteigertes Selbstbewusstsein aufgrund der erklommenen beruflichen Stellung und der entsprechend idealisierten kognitiven sozialen Positionierung schlagen schnell in ihr Gegenteil um, wenn z.B. im Privaten mit auftrumpfendem Auftreten Partnerschaften »an die Wand gefahren« werden. Der sozialen Realität nicht entsprechende Denkmuster sind hier ursächlich für das depressive Leiden.

*Erfahrung und moralischer Standpunkt im negativen Selbstkonzept:*
Wer nach moralisch bestimmten Idealen lebt und deswegen mit realen Umständen kollidiert, nimmt Erfolg als »Erfahrung« der eigenen Vortrefflichkeit und erlebt an den negativen Konsequenzen, dass da etwas nicht stimmen kann – allerdings »logisch« mit den kognitiven Selbstpositionierungen, während der Depressive sagt: mein unzulängliches Ich zieht das Scheitern auf sich!

*Bezug des Denkfehlermusters zum sozialen Denk- und Verhaltenskodex:*
Woher stammt die Selbsterniedrigung der Depressiven? Das Muster wiederholt sich auch bei den sozial Bessergestellten – sie verorten sich den gesellschaftlichen Vorgaben für die Subjektpositionierung entsprechend und übernehmen das gültige Leistungs-, Moral- und Machbarkeitsdenken, an dem sie sich dann bewähren wollen und scheitern.

*Institutionalisiertheit gesellschaftlich vorgegebener Subjektpositionierungen:*
Die vom gesellschaftlichen Diskurs intendierte weltanschauliche Prägung der Individuen ist Programm und kennt viele Durchsetzungswege und -instanzen. Im Vollzug aber und bei der individuellen Adaption erfährt dieser Prozess seine Brechungen – zuletzt im Willen der Adressaten. Depressive jedoch belegen als Krankheitsfälle, dass bei ihnen das Sozialisationsprojekt in weiten Bereichen sein Ziel erreicht hat, allerdings mit dem fatalen und unproduktiven Resultat, in ihrer Handlungsunfähigkeit eingeschränkte Subjekte zurückgelassen zu haben. Das ist nicht angezielt, wo jeder selbstverantwortlich der Bewährung in der bürgerlichen Welt standhalten soll. Der Hoffnungsschimmer: Auch bei psychisch Kranken muss der Prozess der Selbstpositionierung noch nicht abgeschlossen sein – sie sind weiterhin der kritischen Selbstreflexion fähig, sofern sie noch selbstbestimmt handeln wollen.

### 2.3.11 Resümee aus den Fallanalysen im Hinblick auf die Ursachenthesen von Ehrenberg

Die Überprüfung der Ehrenbergschen Thesen zur Ätiologie der Depressionen mittels der festgelegten Analysekategorien an meinen exemplarischen Praxisfällen erscheint mir im Ergebnis eindeutig. Alle Klientenbeispiele deuten daraufhin, dass die Ursache der dargestellten Depressionen mit ihren diversen Syndromen und Symptomen jeweils individuelle gedankliche Konstrukte eines negativen Selbstkonzepts zum Ausgangspunkt haben, mit dem sie die für Depressive typische Selbstverurteilung vornehmen. Diese negative Selbstpositionierung im sozialen Umfeld entspringt einem Gegensatz im individuellen Orientierungsrahmen zwischen einer euphorisierenden Sichtweise der Welt mit ihren Selbstverwirklichungschancen für den Einzelnen und einer diminuierenden Selbstverortung der eigenen Handlungspotenzen. Beide dualistischen Bezugspole stehen komplementär zueinander: Weil die Welt als Fundus unbegrenzter Möglichkeiten idealisiert wird, erscheint im Verhältnis dazu die Durchsetzungsrealität der einzelnen Personen, insbesondere des urteilenden Ich, als ausnehmend schlecht bis inakzeptabel. Das Individuum leidet an sich, stuft sich als Versager ein und hält sich tendenziell in dieser Welt für deplatziert (Suizidperspektive der Depressiven).

Das Freiheitsideal, das faktisch als Antrieb des durchsetzungswilligen Klienten an der Wirklichkeit zuschanden wird, bleibt in der individuellen Weltorientierung gleichwohl bestehen und richtet sich daher »konsequent« gegen das nun vermeintlich unzulängliche Selbst. Weil diese Ideologie massenweise in der bürgerlichen Gesellschaft repräsentiert ist, ist sie originär nicht nur eine Fehlleistung der Subjekte. Sie ist Ausdruck eines sozialen Konsenses, der seinen Anknüpfungspunkt in den »common-sense«-Idealen der Demokratie (»der Staat sind wir«, »keine politische Gewalt schreibt uns die Lebensführung vor«) und der kapitalistischen Konkurrenz (»jeder ist selbst seines Glückes Schmied«; »in der Leistungsgesellschaft liegt es an den Potenzen des Individuums, wie weit es kommt«) hat. Transportiert werden diese Ideologeme über den gesellschaftlichen Diskurs, teilweise sehr monologisch, fordernd und mit Sanktionsdrohung behaftet durch die Sozialisationsinstanzen – von der Familie über die Schule und kulturelle Kommunikationsnetze bis hin zu den Medien und der politischen Öffentlichkeit. Hier entsteht gelegentlich der Anschein der Unfreiwilligkeit und des Zwangs für die Menschen, was sich z.B. in Äußerungen von Klienten widerspiegelt, die Eltern etwa seien »schuld« an ihrer selbstzerstörerischen Eigenverortung. Gleichwohl machen die divergierenden Adaptionsweisen der depressiven Klienten deutlich, dass die eigene Überzeugung der übermittelten Weltanschauung und dem moralischen Kodex der kapitalistischen Gesellschaft Einlass im subjektiven Bewusstsein gewährt – keine äußere Gewalt kann jemanden zur Übernahme von Orientierungen zwingen, allerdings schon dazu, in sozial konformer Weise am öffentlichen Diskurs teilzunehmen.

So ist die sachlich unangemessene Selbstpositionierung der Klienten in der modernen bürgerlichen Welt mitsamt der negativ ausfallenden moralischen wie talentbezogenen Würdigung der vorgestellten eigenen Fähigkeit zur Pflicht- und Lebenssinnerfüllung im gesellschaftlichen Umfeld eine Eigenleistung der Personen und kann sich deshalb durch Selbstkritik oder mit Hilfestellung von Außenstehenden korrigieren (dies müssen nicht notwendig Therapeuten sein). Die Becksche Trias von negativer Selbst-, Welt- und Zukunftsvorstellung wird hier ebenso bestätigt wie die von ihm als Therapeuten formulierte Aussicht, Fehler in den Kognitionen durch nachträgliche gemeinsame Reflexion zu beheben.

Ehrenberg weist jedoch im Unterschied zu Aaron T. Beck mit Recht darauf hin, dass Depressive mit ihrem Krankheitsbild heutzutage eine klare Einbettung in typische Positionierungen des modernen »common sense« belegen. In der sozialen Praxis geltend gemachte Leistungsmaßstäbe finden sich hier individuell als gültig anerkannte ebenso wieder wie die Konturen einer gesellschaftlichen Moral, die das Individuum verantwortlich macht für die Gestaltung der eigenen Existenz. Ehrenberg nennt, sich innerhalb des sozialen Diskurses bewegend, Depression ein Leiden an der Freiheit, das dem Einzelnen gesellschaftlich eingeschrieben ist und dem man daher nicht entrinnen kann. Depression ist für ihn daher eine notwendige Krankheit der Zeit, eine gleichsam anthropologische Eigenschaft des Menschen in der kapitalistischen Gegenwart.

Dass Individuen – nicht nur Depressive – so auffallend verbreitet »common-sense«-Strukturen repräsentieren, rührt allerdings nicht daher, wie Ehrenberg annimmt, dass diese gleichsam sozial implementiert sind, sondern in dem im gesellschaftlichen Denk- und Kommunikationssystem verankerten und per Diskurs vermittelten wie individuell akzeptierten Freiheitskonzept, das die gesellschaftliche Realität durch Euphorisierung verzerrt und die individuellen Spielräume maßlos übertreibt. So treffen Omnipotenzphantasien des Einzelnen auf Barrieren, die nicht als externe ernst genommen werden, und münden deshalb in Ohnmachts- und Versagensgefühle (ein intellektuelles »Gefühl«). Die bürgerlichen Freiheiten, wie sie gelten, etwa in den abstrakten Gleichheitsprinzipien des kodifizierten Rechts, der Meinungsfreiheit oder der formalen Chancengleichheit der Konkurrenz im Geschäfts- und Berufsleben, konfligieren mit den ausgreifenden Freiheitsidealen der Individuen.

Beleg für die freiwillige Aneignung herrschender Daseins- und Moralvorstellungen, wie verbreitet diese auch sein mögen, sind die oft recht eigenwilligen Varianten der gültigen Ideologemrepräsentanz bei Depressiven und anderen Menschen. So beeinflusst die Sozialisation, z.B. die elterliche Erziehung, Kinder und Jugendliche sehr unterschiedlich: Dieselben moralischen »Messages«, insbesondere die Ideologie der individuellen Leistung als Erfolgsrezept, setzen sich etwa in Familien bei den Kindern in diversen Varianten durch, je nachdem, ob den Autoritäten geglaubt wird, wie bedingt sie akzeptiert werden und welche emotionale Stellung der »Empfänger« zur entsendenden Person hat. Manchmal wird die Übernahme der Botschaft individuell auch abgelehnt, was aber seltener geschieht, da Eltern, Peergroups, Bildungswesen, Medien, Politik und Öffentlichkeit das im Grundsatz gleiche, subkulturell differierende Freiheitsideal distribuieren – und das bloße massenhafte Auftreten von Ansichten hat ja per se bereits etwas »Überzeugendes« an sich (Motto: so viele Menschen können doch nicht allesamt irren) in einer Gesellschaft, deren »neue Unübersichtlichkeit«[16] so oft festgestellt

**16** | Vgl. z.B. Habermas 1985.

wurde. Wo ein gleichgerichtetes Meinen allgemein durchgesetzt ist, erhält dieser Standpunkt den Duktus des »Natürlichen«, das scheinbar ein Hinterfragen überflüssig macht. Das aber ansteht, wenn individuell ein Anlass zu Misstrauen gefunden ist.

Damit sind wir bei der Frage, welcher Rang dem Kognitiven bei der Konstituierung des negativen Selbstkonzepts des Depressiven zukommt. Dass die Reflexion der eigenen Position und der persönlichen Handlungsfähigkeit in der Welt die Zukunftsperspektive des Einzelnen vorgibt, zeigt sich bereits in der Art und Weise, wie Klienten ihren Krankheitsfall präsentieren, den sie immerhin als eigenes »Problem« sehen und ernst genommen haben wollen. Bevorzugt nehmen sie an, dass an ihren eigenen geistigen Dispositionen oder ihrem geistigen »Zustand« etwas nicht stimmt, gerne auch im Sinne von »ein bisschen verrückt«, oder sie halten gleich ihr ganzes Selbst für fehlgesteuert, »unfähig« und realitätsuntauglich. Es zeigt sich aber auch, nach entsprechenden Vorgesprächsphasen, in der verbreiteten Empfänglichkeit für Argumente, die ein unsachgemäßes Denken als Auslöser für die Depression anbieten. Hier wird, bei der therapeutischen Initiierung sachgerechter Gedankengänge, nichts anderes als Einsicht zum Gegenmittel gegen die psychische Erkrankung.

Allerdings ist auch erklärlich, warum in der Regel nicht gleich ein »wahres Wort« existenzielle kognitive, emotionale und praktische Orientierungen aufhebt, die sich zum Teil über Jahre, oft Jahrzehnte verfestigt haben. Dass man mit seiner vielleicht großartigen, aber scheiternden Lebensplanung grundlegend »falsch gelegen« hat, will so manchem Betroffenen nicht unmittelbar in den Kopf; schon für das persönliche Ehrgefühl ist das eine Zumutung. Allein die psychische Katastrophenlage des Kranken lässt diesen, manchmal nach mentaler Vorbereitung, aber vielfach zuhören und nach einer Anlaufphase gegen alle Vorerwägungen nachdenken. Außerdem benötigen eingefahrene Denk- und Verhaltensgewohnheiten trotz ihres kognitiven Ausgangspunkts oft neben der Erkenntnis auch eine praktische Umdisponierung, die das Einüben eines neuen Verhaltens gemäß den neuen Einsichten impliziert. Erstaunlich bleibt trotzdem: Auch wenn in dieser Dissertation Heilerfolge nicht Gegenstand der Falluntersuchung waren – im Idealfall können Argumente gegen unzutreffende Kognitionen im Selbstkonzept schon binnen Wochen zur Überwindung der Depression führen, wofür ich Beispiele erlebt habe und wovon auch Beck berichtet.

Die Klassifizierung der exemplarischen Fälle nach typischen Merkmalen innerhalb des sozialen Umfelds – jung weiblich/jung männlich, älter weiblich/älter männlich, berufstätig weiblich/berufstätig männlich, arbeitslos, ausländische Herkunft, geringerer sozialer Status/höherer sozialer Status – hat nach meiner Durchsicht keine signifikanten gruppentypischen Unterschiede in der Ätiologie von Depressionen ergeben. Dies soll aber im Folgenden noch einmal genauer dargelegt werden.

### 2.3.11.1 Junge Depressive, weiblich und männlich (K1 bis K7)

Die lebensgeschichtlich noch erinnerungsnahe Zeit von Kindheit und Jugend liefert gerade in dieser Gruppe den wesentlichen Stoff für Selbsterfahrung und Selbsteinschätzung. Familie, Schule und Peergroups sind, neben den Medien, hier die in prägendem Einfluss und zeitlicher Beanspruchung wichtigsten Sphären, in denen die Heranwachsenden ihre erste soziale Einordnung erfahren, ihre Wertschätzung durch andere erleben und in denen sie auf dieser Basis ihre erste Einstellung zu sich und der Welt herausbilden. Das Elternhaus ist der Bereich der unmittelbaren persönlichen Bindung und zugleich der materiellen und mentalen Abhängigkeit, in der das junge Individuum sozial positioniert wird und seine ersten Funktionen, Ausgrenzungen und Eigenschaftszuschreibungen zugewiesen bekommt; hier widerfahren ihm Zuwendung, Distanzierung oder Ablehnung, moralische Ansprüche, Liebe, Gleichgültigkeit, Abneigung, Einschüchterung und psychische wie unmittelbare Gewalt. Aus diesen Interaktionen schlussfolgern sie auf ihre eigene Wertigkeit und schließen daraus, wie sie die eigenen Belange am besten geltend machen oder verbergen sollten. Ein strenger, einschüchternder Vater reicht für manches Kind, ein Versagenssyndrom zu entwickeln, ohne dass die Realität noch Belege dafür liefern müsste (K6). Verunsichern kann einen Jugendlichen aber auch schon der Leistungsanspruch eines liebenden Vaters (K4), wie überhaupt die fordernde Leistungsmoral der das Kind umsorgenden Eltern eine wichtige Rolle für das Selbstkonzept des Nachwuchses spielt, gerade wenn das emotionale Verhältnis »stimmt«, aber oft auch dann, wenn nicht. Ist dieses gestört, kommt aber der »kleine« Verstand womöglich auf die Idee, dass das disqualifizierende Urteil des traktierenden Erziehers die eigene Person nicht treffen muss, darf, soll (»jetzt erst recht nicht«).

Junge Klienten internalisieren auf diese Weise das zeitgenössische Selbstbewährungsprogramm, nach dem sich das Individuum früh als talentiert, tauglich oder unfähig erweist. Damit nehmen sie eine wirksame ideologische Verdrängung der Tatsache vor, dass gesellschaftliche Instanzen ihre Urheberschaft für die bildungsmäßige und ökonomische Ausgrenzung von Personen und die Hierarchisierung der Funktionen nicht als eigenes Tun gewertet wissen wollen. Sie erklären lieber den Bürger als dafür verantwortlich (»Begabung« schreibt das Schulurteil über die Erläuterung von Benotungen den einen, »mangelndes Talent« den anderen zu). Angesichts der Komplexität der sozialen Verhältnisse, deren Mechanismen nicht auf Anhieb durchschaubar sind, gelingt dem »common sense«, der die soziale Realität idealisiert, die Botschaft an den Einzelnen perfekt. Darin, dass Politiker, Lehrer, Eltern, Mitschüler und Medien argumentativ an einem Strang ziehen – und wer wüsste es als Weltneuling schon besser als diese? –, liegt der äußere plausible Anlass für die irrationale negative Selbstbeurteilung der Depressiven und ganz »normaler« Zeitgenossen als Verlierer, Versager, Ohnmächtige, Handlungsunfähige. Wenn man schon auf dem Schulhof gehänselt wird, »zurückgeblieben« zu sein, und »alle« Ähnliches sagen, muss ja was dran sein. Allerdings rational nur das: man ist vielleicht *noch nicht* auf dem Stand der »Besseren« – womöglich, weil man das Lernen nicht so wichtig fand wie am PC zu spielen, weil bei einem beim häuslichen Lernen die Konzentration vergleichsweise früher als bei anderen nachlässt etwa wegen der Konflikte, des Lärms oder der Enge zuhause etc. Aber vielleicht lernt ja der Langsamere dafür gründlicher als der Schnelle, wenn man ihn denn ließe?

Eine generalisierte, manchmal korrigierende soziale Positionszuweisung nimmt zusätzlich das Schulwesen am Kind vor, indem es den Lernenden Bildungslaufbahnen zuteilt oder verweigert und damit perspektivisch Berufschancen eröffnet oder verbaut. Dies erfahren Kinder früh und verhalten sich entsprechend selbstbewusst, niedergedrückt oder unangepasst. Die dortige Scheidung des gesellschaftlichen Nachwuchses in vermeintlich »Begabte« und »Unbegabte«, in »Tüchtige« und »Versager« am banalen Maßstab der Lerngeschwindigkeit, der die Langsameren im Lernen als scheinbar »unfähig« aussortiert (statt dass sie besonders gefördert werden), trägt Gewaltiges zum Selbstbewusstsein bzw. zu den Selbstzweifeln junger Menschen bei, zumal Eltern und Gleichaltrige die gleiche Konkurrenzorientierung aufweisen, Mitschüler sogar besonders radikal, weil vereinfachend: ihr Hänseln macht aus schlechter Benoteten, schlichter Gekleideten, Stotternden etc. die »Minderbemittelten«, »Verkorksten« oder »Doofen«. Auch durchschnittlich und besser Benotete können Versagensängste und Minderwertigkeitsgefühle entwickeln, weil zunächst gerade eigene Erfolge scheinbar die Plausibilität ihrer bescheinigten Vortrefflichkeit und darüber die »Natürlichkeit« von Auslese generell belegen. Umso größer ist der mentale Fall, wenn auf dieser Basis Niederlagen den Gedanken nahezulegen scheinen, man sei talentmäßig doch »von vornherein und endgültig« minderbegabt.[17]

Junge Leute pflegen gewöhnlich auch sehr willkürliche Wertschätzungen und Positionszuschreibungen, die sie in Kindheit und Jugend erfahren, nicht auf ihre Stichhaltigkeit zu überprüfen, weil die angelegten Maßstäbe allgemein anerkannt sind, sie selbst es nicht besser wissen und meist keinen Grund sehen, sie zu überprüfen. Deshalb verwundert es nicht, dass junge Depressive das Material ihrer Selbstdisqualifizierung besonders aus Familie und Schule beziehen (K1, K2 etc.). Sie richten sich entsprechend angepasst und ihre Interessen zurückstellend in ihrem sozialen Umfeld ein. Sogar ein »Zuviel« an Zuwendung (z.B. Klammerverhalten der Mutter) kann dann als Botschaft verstanden werden, man sei auf die Bezugsperson angewiesen, weil nicht zu Eigenverantwortung und Eigenaktivität in der Lage und Dritten gegenüber hilflos (wie K3, K7). Wenn dann noch die ersehnte »große Liebe« beim Einstieg in ein eigenes Leben scheitert, die die bislang vermisste rangfreie Zuneigung endlich bringen soll (Beispiel K1), ist der Gedanke, wozu die eigene Existenz eigentlich noch gut sein soll, schon nicht mehr weit.

---

**17** | In welchem Bezug natürliche Anlagen (Begabungen) zu Umwelt und schulischen Lern(miss)erfolgen stehen, und worin diese natürlichen Voraussetzungen überhaupt bestehen sollen, ist in Psychologie und Pädagogik seit langem strittig.

Wer sich solchermaßen selbst zum Problem verfabelt, »vergisst« gleichsam, sich hinreichend gründlich und sachgerecht mit der Welt, der Zukunft und darüber auch mit den wirklichen eigenen Handlungsmöglichkeiten zu befassen (die negative Ichzentrierung des Denkens ist bei Depressiven, etwa bei K5, sehr ausgeprägt), was wiederum Angst vor dem unbekannten »Draußen« erzeugen kann (K7).

Der Intellekt von Kindern und Jugendlichen als entscheidende Instanz der Selbsteinschätzung betätigt sich sehr früh und bewegt sich oft in eigenwilligen Bahnen, von denen Bezugspersonen häufig keine Kenntnis erlangen. Welcher Erwachsene hat sich nicht früher als Kind »für dumm verkauft« empfunden, weil Erziehung oft diktiert, Nachfragen abwehrt (»du bist noch zu klein dafür«) und nicht das Warum von Maßnahmen erklärt? Da entwickeln Kinder angesichts von elterlicher Gewalt, Einschüchterung oder Leistungspostulaten als Gegentrend z.B. eine Neigung zum Alleinsein und zum Rückzug in separate »Traumwelten« (wie K1), quälen sich u.U., um es »denen« per Sonderleistung extra »zu zeigen«, eignen sich Machogehabe zum »Beweis« der eigenen Macherqualitäten an (Angeberei) oder spielen Durchsetzungsphantasien im Internet aus. Manchmal aber fragen sie sich, wenn sie die ersten zwei Jahrzehnte ihres Daseins ohne aktives Betreiben ihrer Interessen verbracht haben, weil sie mit Anpassungsverhalten Punkte zu machen suchten, allen Ernstes: »wer bin ich« (K1), »was will ich« (K2)? Vielfach »entlasten« sie sich mental vom Versagensgefühl, indem sie Erziehern die Schuld an ihrer eingebildeten Ausweglosigkeit anlasten (»Mutter/Vater/Lehrer haben mich so unfähig gemacht«). Hier findet sich die »erlernte Hilflosigkeit« Seligmans (1974) wieder, aber nunmehr per sozial vermittelte und individuell eingefahrene Denkmuster repräsentiert.

Kinder haben von der Welt kaum schon etwas mitbekommen, wenn sie in Deutschland mit etwa zehn Jahren erfahren, dass ihre Zukunftschancen schon jetzt wegen ihrer »schlechten« Lernresultate und -voraussetzungen als denkbar gering eingestuft wurden und praktisch verbaut sind: die wenigeren »besseren« Mitschüler dürfen in die Realschulen und Gymnasien abwandern, während sie auf das Abstellgleis Hauptschule einfahren.[18] Die gesellschaftliche Botschaft an sie »erklärt« ihnen dann ihr vermeintliches Manko: Du »kannst« es nicht – wo die Schule nur Unterschiede in der Lerngeschwindigkeit mit Zahlen benotet hat. Bei den besonders aus der Lernnorm gefallenen Schülern wird nicht selten eine »Lernschwäche« attestiert, die aus dem Defizit gleichsam einen krankhaften Zustand macht.[19] Sie zie-

**18** | Nach der PISA-Studie 2000 ist Deutschland Weltmeister in der Rigidität der Auslese, vgl. Deutsches PISA-Konsortium (Hg.) 2001. Vgl. hierzu auch: Rolff 1997; Steeg 1997.

**19** | Steeg (1997) analysiert zu Recht die Problematik, die darin besteht, dass solche Urteile den Misserfolg von Unterricht dem Adressaten als Eigenschaft zuschreiben, obwohl er mit gleichem Recht auch der Art des Unterrichts zugeschrieben werden könnte. Hat denn der Unterricht z.B. mathematische, physikalische, chemische, biologische, historische Sachverhalte inhaltlich zureichend erklärt oder womöglich

hen Urteile wie »minderbegabt«, »verhaltensgestört«[20] und »lerngestört«, »lese- und rechtschreibschwach« und »rechenschwach« auf sich und verpassen vermeintlich deswegen die besseren Zukunftschancen – entsprechend verbreitet ist bei Eltern und Schülern die Angst vor solchem »Versagertum«. Bereits in der Grundschule geht es daher um alles, und schon die Kleinen haben das dazugehörige Konkurrenzverhalten über ihre bisherige Sozialisation bereits internalisiert – mit Rangkämpfen, Verachtung, Schadenfreude, Hochmut, Neid, Missgunst, Zurücksetzung, Cliquenbildung und Aggression untereinander wie gegenüber den Lehrern.[21] Ist es verwunderlich, dass unter solchen Umständen Schulangst eher normal, Freude am Lernen aber eher selten anzutreffen ist, weil sie frühzeitig *durch den Unterricht* verloren ging, von anderen Hemmnissen wie problematischen Familienverhältnissen abgesehen?

Die vorgeprägte bürgerliche Realität – vor allem die selektierende Konkurrenz in Schule, Beruf, am Arbeitsmarkt und in der Wirtschaft – ist der Hauptideenlieferant für die gesellschaftliche Leistungsideologie, und diese liefert wiederum den obersten Depressionsgrund, wie er im Versagersyndrom manifestiert ist. Kaum jemand mag einen Gedanken darauf verschwenden, dass ein vergleichendes Konkurrierenlassen um die selteneren besseren Plätze viel Aussortieren zur Folge hat, aber zu keinem Urteil über individuelle Potenzen befähigt. Solche Behauptungen leisten sich vielmehr die massenhaften Befürworter der individualisierenden Ellenbogenmentalität in den oberen Rängen des kapitalistischen Gemeinwesens, gerne als »Leistungsgesellschaft«[22] apostrophiert. Die Leistungsmoral gewinnt dabei gesellschaftlich nicht zufällig ein von den wirklichen Karrieresphären getrenntes (ersatzweises) Eigenleben, so dass Durchsetzung z.B. missverstanden wird als körperliche Überlegenheit in der oder mit der Gruppe (z.B. in Jugendcliquen), als potenzstrotzendes Überlegenheitsgehabe vor Freunden/Freundinnen, als Perfektionstreben nach persönlichen Wertvorstellungen, als angepasstes Geachtetseinwollen in der Familie, im Club etc.

Hier seien deswegen einige Überlegungen zur Rolle der Moral als dem verbreiteten gesellschaftlichen Denk- und Verhaltenskodex vorgestellt, der seine Gültigkeit allein daraus bezieht, dass seine Maßstäbe druckvoll insti-

---

nur zum begriffslosen Auswendiglernen angehalten? Letzteres wäre dann eher eine »Lehrschwäche«.

**20** | Vgl. hierzu das bemerkenswerte Bekenntnis einer Lehrerin: »Angesichts der Tatsache, dass immer mehr Kinder Störungen zeigen und immer weniger Personal zur Verfügung zu stehen scheint, habe ich versucht, die Verhaltensstörungen der Kinder in meinem Unterricht als mein gestörtes Verhältnis zu den Kindern zu begreifen und mich selbst und den Unterricht zu verändern.« (Manske 1980, S. 27)

**21** | Merkelbach (2006) belegt den Zusammenhang zwischen Aggression von Jugendlichen in der Schule, im sozialen Umfeld etc. mit ihrer schulischen und sozialen Zurücksetzung (wie Grund- und Hauptschulabschluss, Arbeitslosigkeit).

**22** | Zur Kritik des Begriffs der Leistungsgesellschaft vgl. u.a. Schatz 2005; Kurbjuweit 2003; Hartman 2002.

tutionell und per Diskurs an die Bürger vermittelt, von den Individuen mehr oder weniger geteilt und so in die persönliche Überzeugung übernommen werden. Moral scheint mir die subjektivierte Antwort auf gesellschaftlich real existierende Ge- und Verbote (Gesetze, betriebliche Verhaltensvorgaben etc.) zu sein, die akzeptiert und adaptiert werden; Moral sanktioniert diese durch interpretatorische »Übersetzung« als freiwillig angeeignete, als willkürlich umfunktionierte, »vermenschlichte«, als gleichsam »natürlicher« Kanon von Verhaltensregeln (der aber der Natur ziemlich fremd ist). Die Eigenwilligkeit moralischer Personen kommt darin zum Ausdruck. Ohne die durchgesetzte Freiheitsideologie, die den Einzelnen so mächtige Handlungsperspektiven vorgaukelt, gäbe es diese moralische Parteinahme für die bürgerliche Welt nicht – und auch nicht so viele Depressive. Die bescheidenen und abstrakten bürgerlichen Freiheiten (Meinungsfreiheit, Freiheit der Berufswahl, des Eigentums etc.), die nichts über die tatsächliche Wappnung für die persönliche Lebensführung aussagen, sind für diese intellektuelle Überhöhung nur die unverstandene Berufungsinstanz, keinesfalls aber selbst die Krankmacher für die Depressiven.

### 2.3.11.2 Ältere Depressive, weiblich und männlich (K8 bis K13)

Bei den Klienten im fortgeschrittenen Lebensalter ist ein größerer zeitlicher Abstand zu den Sozialisatoren der Jugendzeit gegeben und auch zu den in jener frühen Etappe prägenden Erlebnissen. Neu hinzu kommen bei ihnen die Erfahrungen mit der eigenen formalen Selbständigkeit, die mit der Ablösung vom Elternhaus und der Entlassung aus der Schule erfolgte, mit dem Berufsleben und den damit verbundenen Möglichkeiten und Beschränkungen im sozialen Status, mit den Resultaten der Versuche, eigene persönliche Bindungen mit oder ohne Familie aufzubauen, schließlich auch mit den zurückliegenden gesundheitlichen Problemen. Begleitet werden diese Erfahrungen von der Festigung, Entwicklung bzw. Änderung der eigenen intellektuellen Positionen zu sich, der Welt und der Zukunft.

Auffallend scheint mir, dass die zur Therapie antretenden älteren Menschen ihre geistige Orientierung und ihre moralische Einstellung offenbar unabhängig von ihrem Bildungsstand im Vergleich zu früher im Grundsatz meist kaum mehr verändert zu haben scheinen – nur Ausnahmen bestätigen die Regel –, trotz eines immer häufiger öffentlich propagierten »lebenslangen Lernens« in der »Informationsgesellschaft«. Diese Feststellung bezieht sich vor allem auf die »common-sense«-Elemente wie Konkurrenzorientierung, Freiheitsverständnis und Selbstpositionierung. Eine Erklärung könnte sein: Man sieht sich fest verankert im Weltbild der Gesellschaft, auch wenn man bei dieser Sichtweise selbst schlecht abschneidet. Angesichts der fortgeschrittenen Vita, in der die Differenz zwischen Erwartetem und Erreichtem in Privat- und Berufsleben bei einer idealistischen Weltsicht offen zutage tritt, ist der Hang zur Verstärkung des negativen Selbstbilds ausgeprägt. Dieser kann durch den Verlust des Arbeitsplatzes, nahestehender Personen oder durch existenziell beeinträchtigende oder bedrohliche

Krankheiten noch verstärkt werden. Man legt vor sich selbst »Rechenschaft« ab und ist betroffen, gegenüber den gültigen (eigenen) Ansprüchen »versagt« zu haben.

Keiner der im individuellen Bewusstsein des affektiv Leidenden vermerkten Fakten ist für sich aber ein Grund für Depression, wie die zitierten Fälle deutlich machen, sondern sie werden ggf. als legitimierendes Material erst im Denken dazu »verfremdet«. Beispiele: Karrierevorstellungen können gescheitert sein, trotzdem sind real die Ursachen dafür sehr verschieden, und generell liegen sie nicht in der prinzipiellen Untauglichkeit der Person, allenfalls in – veränderbarem – Verhalten, mangelnder, aber erwerbbarer Qualifikation etc. Auch erreichte bessere berufliche Positionen sind keine Gewähr für eine Versöhnung mit sich selbst (K11 bis K13), weil der Stolz über erklommene höhere Ränge ebenso unangebracht ist wie die Scham über deren Verlust. Man täuscht sich über persönliche »Einzigartigkeit« fast immer genauso wie über seine »Nichtsnutzigkeit«.

Im privaten Bereich pflegt der moderne Mensch ähnlich zu denken: Jahrzehnte hat man z.B. Partnerbeziehungen gepflegt, und plötzlich hält man sich für »beziehungsunfähig« (z.B. K9). Man könnte sich aber auch vergegenwärtigen, dass moderne Interaktion vielfältige Anlässe für gestörte Beziehungen schafft: In einer konkurrenzhörigen Gesellschaft ist es Usus, das ungemütliche Jeder-gegen-jeden im Arbeitsleben mit dem Ideal von der privaten heilen und harmonischen Welt zu kompensieren, in dem der Partner als nichts Geringeres als das eigene »Glück« vorgestellt wird – wie soll dieser die Projektion in seine Person aushalten? Die privaten Konflikte, Katastrophen und Trennungen zeugen davon, dass die Verklärung nicht gut gehen kann, eher reproduziert sich das Konkurrenzverhalten auch noch in der Familie (wo es gesellschaftlich gar nicht eingefordert ist). Es ist eben nicht die Strategie depressiver Klienten, mit vorgefundenen Bedingungen sachgerecht und optimal umzugehen, vielmehr wird die Gestaltung eines aushaltbaren oder angenehmen Lebens durch das Urteil infrage gestellt, man selbst sei zu einem solchen Unterfangen gar nicht in der Lage. Damit werden persönliche Handlungsalternativen vorweg, d.h. in Absehung von aller Sondierung, schlichtweg bestritten, weil man sich ohnehin als unfähig, gelähmt, deplatziert, als Loser geoutet hat. Dazu kommt es, wenn man sich soziale Verhaltensnormen, die ökonomisch bedingt für spezifische Bereiche (Kaufleute, Arbeitnehmer etc.) gelten, so sehr zueigen macht, dass man sie als »menschliche Werte« verklärt.

Auf Anpassung bedachte Bürger schaffen es vielfach nicht, die aus harter beruflicher Belastung erklärlichen physischen und seelisch-geistigen Erschöpfungszustände als solche zur Kenntnis nehmen, auch wenn diese sie aktuell außerstande setzen, daheim anschließend den verständnisvollen und fürsorglichen Partner oder Erzieher zu »spielen« oder ihren Interessen nachzugehen. Eher geben sie den Lieben zuhause die Schuld an ihrer Unpässlichkeit und rasten aus, wenn sie den quirligen Nachwuchs oder den anspruchsvollen Partner vorübergehend »nicht ausstehen können« – oder sie entdecken wieder mal ihre eigene kommunikative Unfähigkeit oder soziale Inkompetenz.

Man könnte es, je nach Sachlage, auch dem Betrieb, der Verwaltung etc. anlasten, wenn diese ihre Anforderungen während der Arbeitszeit so hoch schrauben, dass eine auskömmliche familiäre Reproduktion mitsamt Erholung kaum noch gewährleistet ist. Ein willfähriger Zeitgenosse bringt aber leichter Verständnis für »seinen« Arbeitgeber auf als für sich selbst – woher kämen sonst die »Workaholics« (etwa K12), die ihr unverträgliches Übermaß an Arbeit freiwillig leisten, oft auch noch Arbeitsstoff mit nach Hause nehmen und abends bzw. am Wochenende erledigen? Selbst wer sich zur Kritik an Zuständen, Personen oder Handlungsweisen am Arbeitsplatz durchringt und klarsichtige Beurteilungen zustande bringt, mag sich gleichwohl meist von gängigen Verhaltensweisen wie Gehorsam, Konkurrenz, Dienstbeflissenheit, Liebedienerei, Mobbing und Profilierungsgehabe nicht verabschieden, ja sich nicht einmal von diesen als vom Markt aufoktroyiert distanzieren. Schicksalsergeben geht man heute lieber dazu über, sich selbst für das Problem zu halten (vgl. etwa K9, K11). Man leidet etwa an seiner »Angepasstheit« (wie K12) und vergisst, dass diese ein aktives Tun beinhaltet, für das man sich entschieden hat und das man daher auch ändern kann.

An den Klienten lässt sich ausmachen, dass sich jeder eine persönliche Färbung seiner lebensgeschichtlichen Interpretationsbezüge erarbeitet, auch wenn der Tenor des Selbst-, Welt- und Zukunftsbildes dem herrschenden Denken entlehnte Gemeinsamkeiten aufweist. Da verlagern manche Individuen ihre faktischen Bedrängnisse in ihrer Vorstellung in jene Sphären, die gewöhnlich der »Selbstverwirklichung« vorbehalten sind, und verkehren Ursache und Wirkung: Weil man sein Privatleben mental in einen Horrortrip verwandelt hat bzw. sieht, seine emotionale Bezugsperson verloren hat o.Ä., verlegt man in seiner praktischen Phantasie die wirklichen »Freiräume« des Selbst ausgerechnet ins Berufsleben (z.B. die »Inseln des Selbstbewusstseins« von K8), das aber natürlich irgendwie doch fremdbestimmt bleibt.

Wenn Ökonomie, Arbeitswelt *und* Privatleben durch eigene Verwandlungskünste zur Tortur geworden sind, besteht aber auch die intellektuelle Möglichkeit, sich »bewusstseinserweiternde«, auch »alternative« Welten zu erfinden oder an den Erfindungen anderer zu partizipieren; die Spannweite dafür ist breit – von Alkohol und Drogen über freizeitliche Ersatzwelten bis hin zu beliebigen Glaubensgemeinschaften.

Ältere Klienten zeigen auf Basis ihrer Lebenserfahrung, dass die Reflexion jeder Ebene menschlicher Betätigung die »Gelegenheit« eröffnet, sich selbst als Austragungsort der eigenen Unzufriedenheiten bis Unaushaltbarkeiten auszuwählen: Mit mir stimmt »etwas« nicht. Das ist das Modellurteil aller Depressiven. Die Varianten sind zahlreich – zum hoffnungslosen Fall kann man sich beispielsweise stilisieren, indem man wegen vorgerückten Alters befindet, »für mich ist es ohnehin zu spät« (K10), Eltern hätten einen »verdorben« (K10), gemessen am moralischen Mutterideal, eine Frau habe

Kinder in die Welt zu setzen, sei man »gescheitert« (K10), »ich weiß mir nicht mehr zu helfen« (K13) etc.

### 2.3.11.3 Berufstätige und arbeitslose Klienten, weiblich und männlich (K14 bis K22)

Diese exemplarisch ausgewählte Depressivengruppe bestimmt sich aus ihrer praktischen Stellung zur Arbeitswelt.[23] Es ist aber bereits deutlich geworden, dass die Herkunft ihres Krankheitsbilds vielfältiger ist, als diese Positionierung vermuten lässt. Die vorher und getrennt von dieser Sphäre angeeignete Wettbewerbsmoral konstituiert den psychischen Status quo oft nachhaltiger, als es die Konkurrenzrealität in Schule und Berufsleben mit ihren Resultaten beim Individuum zu leisten vermag. Minderwertigkeits- und Scheiternsgefühle existieren nicht selten getrennt vom Erlebnis der Niederlage und umgekehrt: Schulisch Selegierte und beruflich Aussortierte können auch ein Selbstbewusstsein trotz dieser niederdrückenden Erfahrungen entwickeln, wenn sie intellektuell oder praktisch eine (auch fiktive) Bewährungsebene daneben kreiert haben. Wer etwa sagt, »ich bin zu gut für diese Welt«, führt seinen unterstellten moralischen Eigenwert gegen den Rest der Welt ins Feld, dessen matte Überzeugungskraft und Ersatzfunktion aber schon von der Depression offenbart wird. Als moralische Subjekte scheitern Depressive zuerst an den eigenen Bewährungskriterien und leiden deswegen zunächst im eigenen Kopf an den Ergebnissen des individuell aufgelegten praktischen Programms, wenngleich die persönliche Grundorientierung dem »common sense« und den realen Anforderungen entnommen wurde.

Dass die größten Anstrengungen zur Erlangung des eigenen Glücks im Privatleben stattfinden und dort auch die deprimierendsten Niederlagen geortet werden, verdankt sich dem moralischem Idealismus, der durch Realitätsverklärung die prägende Macht der beruflichen Sphäre auf die materielle Ausstattung der Bürger und ihre Lebensgestaltung missachtet. So ist vielen Beschäftigten die Anerkennung in der Arbeitswelt wichtiger als der schnöde Lohn oder die Verbesserung der kräftezehrenden und die Gesundheit verschleißenden Arbeitsbedingungen. Das die Realität schönfärbende Freiheitsideal des »common sense« veranlasst die Depressiven, der vermeintlichen Güte der bürgerlichen Welt und ihren vorgestellten riesigen Chancen für den Einzelnen die eigene Schlechtigkeit, Deplatziertheit und Ohnmacht entgegenzusetzen. Man denkt, man war schon vorher »verdorben« (warum nur waren die Eltern so gefühlskalt und streng? Siehe etwa K15).

Wenn Klienten ihr Hauptmanko in ihrer fehlenden sozialen Kompe-

**23** | Zur Auswirkung von Arbeitslosigkeit auf Depressionen vgl. auch die Untersuchung zur Arbeitslosigkeit von Harvey Brenner, 2006: »Epidemiologische Studien haben in den letzten 20 Jahren durchgängig die Hypothese bestätigt, dass Arbeitslosigkeit die Häufigkeit von depressiven Erkrankungen erhöht.« Dieser Befund ist allerdings ein statistischer und weist nicht wirklich Ursächlichkeit nach.

tenz im Privatleben sehen (K14), haben sie oft mit der Außenwelt, auch der Berufstätigkeit, ihren Frieden geschlossen, deren Regularien und Kodexe man teilt, und sehen z.B. nicht in ihrem moralisch berechnenden opportunistischen Anpassungsdrang das Problem für die unbefriedigende Interessenerfüllung auch im Privatleben, sondern in ihrem Scheitern an eigenen moralischen Ansprüchen (z.B. wurden diese als Lebensregeln der Mutter überzeugungsmäßig übernommen und dann wird ihr nachträglich Manipulation vorgeworfen, weil manche eigenen Belange darin nicht vorkommen); zusätzlich wirft man dann z.B. noch, gegen den Partner gekehrt, diesem seine Missachtung der eigenen Bedürfnisse vor, die man gar nicht geltend gemacht hat, die er aber gefälligst erahnen müsste. Partnerschaftliches Handeln von Konkurrenzorientierten ist eben beileibe keine leichte Sache, zumal sie gern ihr Einzelgängertum hochhalten (K15 z.B.).

Modisch ist bei Depressiven ohnehin die Zuordnung ihrer vermeintlichen Minderwertigkeit zu Autoritäten wie den Eltern (K14, 15 etc.), durch die die Selbstdeklassierung eine fiktive Ursache erhält: Muster: »Sie haben mich per Strenge oder moralischen Druck so versagerisch erzogen, nun bin ich bin (un)schuldig«. Eine kleine Dialektik: Ich bin ein Versager, kann aber nichts dafür. Es ist eine veritable Leistung des Willens, sich für ein willfähriges Produkt anderer zu erklären, weil dies modern ist und auch von vielen Psychologen geteilt wird. Warum gerade andere willentlich, nämlich durch Manipulation, etwa Erziehung, an einem selbst »Böses« tun können, man selbst aber zu keiner Willensbetätigung fähig ist (ich Versager kann nichts dafür), ist ein (lösbares) Rätsel moralischer Subjekte und ihr Widerspruch: Wieso haben nur andere ihre – in diesem eingebildeten Fall – für Fremde schädliche Willensautonomie und damit die Verfügungshoheit über fremdes Wollen?

Berufstätige werten ihr Tun am Arbeitsplatz gewöhnlich als einen Bereich der Selbstbehauptung und Selbstbewährung nach dem Maßstab der Moral, nicht aber als den zentralen Ort, an dem von anderen kraft rechtlicher und ökonomischer Verfügung über ihre materiellen Existenzmöglichkeiten und den eigenen, die geistigen, psychischen und körperlichen Kräfte verzehrenden Einsatz in deren Interesse entschieden wird. So kann es dazu kommen, dass sogar ein Wunschberuf (z.B. der laschen Steuermoral von Bürgern als Finanzbeamter Beine machen wollen, siehe K19) die Psyche und die Leistung schnell überfordert: Ein Mensch mit Macher- und Herrschaftsphantasien, die er gern im Internet auslebt, erreicht schnell reale Schranken, die ihn vom Kurs abbringen. Stößt der Klient auf eine massive Differenz zwischen Erwartungen und Anforderungen, hält er sich selbst z.B. plötzlich für fehl am Platz, weil er die äußeren Umstände für sakrosankt erklärt. Seine Gedankenfreiheit nutzt er ganz im Trend der Zeit, um sich selbst im Geiste zu disqualifizieren und dieses Urteil an sich psychisch und somatisch zu exekutieren – er leidet an sich.

Menschen, die ihren beruflichen Aufstieg erfolgreich absolviert haben, sind ebenfalls vor Depression nicht gefeit (K18). Sie brauchen sich bloß vorzustellen (die Unfähigkeitsphantasie kennt keine Hindernisse), z.B. als Produktionschef beim Fernsehen zu versagen, weil sie den Anforderungen nicht gewachsen seien, als wären sie nicht wegen ihrer belegten Befähigung dazu auserkoren worden; da hilft dann auch kein harmonisches Ehe- und Familienleben aus der selbstkreierten Patsche. Diese mentale Sackgasse rührt fürwahr nicht daher, dass es tatsächlich einmal passieren kann, ein Arbeitsergebnis mit Schwächen abzuliefern; das müsste man eben korrigieren, denn »nobody is perfect«, schon gar nicht »always«. Die Uminterpretation eines solchen Vorkommnisses in eine von aller Leistung und Machbarkeit absehende vernichtende Selbstverurteilung ist tatsächlich das krankheitsgenerierende Problem.

Arbeitslose sind die aus der Arbeitswelt Aussortierten oder noch nicht in sie Eingegliederten. In die Lage eines derart Betroffenen können Berufstätige aller Ränge und Menschen aller intellektuellen und praktischen Versiertheitsstufen geraten (vgl. K21, K22), aber Depressive legen dies gleichwohl als selbstgeschaffene Plage oft massiv gegen sich selbst aus. Leichter wäre es dagegen, sich vor Augen zu führen: Arbeitgeber stellen Mitarbeiter ein (oder entlassen sie), wenn sie diese (nicht mehr) fürs Geschäft oder die öffentliche Funktion brauchen. Entlassungen finden statt, vielleicht, weil weniger Kräfte gebraucht werden, weniger mehr schaffen sollen, andere Menschen billiger sind oder für die Firma woanders Produzieren mehr lohnt. Ihre Hoheit nutzen Arbeitgeber, um das Unternehmensinteresse voranzubringen, nicht, um Arbeitswillige in Lohn und Brot zu setzen, dort zu halten oder ihre beruflichen Potenzen zu würdigen, obwohl diese gern genutzt werden. Entsprechend wird an Bezahlung grundsätzlich gespart und gern erhöhte Leistung abverlangt.

Irgendwie umgekehrt pflegen Arbeitnehmer in der Regel ihre Beschäftigung zu sehen: Ihren Arbeitsplatz vermuten sie deswegen erhalten zu haben, weil ihre Fähigkeiten und Leistungen hoch geachtet sind. Als umso »beleidigender«, ehrenrühriger und selbstentlarvend interpretieren sie eine Kündigung, die sie als Bescheinigung ihres »Versagens« und ihrer »Untauglichkeit« ansehen; dies bestätigt nur ihre Selbstzweifel, die sie schon lange gehegt hatten. Wie praktisch für die bisherigen Chefs – sie entziehen ihren Untergebenen nichts Geringeres als die Existenzgrundlage, und diese danken es mit Minderwertigkeitskomplexen, als seien sie selber schuld bzw. als sei mit ihnen etwas nicht in Ordnung. Auch hier gilt also: Nicht Arbeitslosigkeit macht depressiv, sondern ihre unzutreffende moralische Beurteilung durch die Betroffenen. Hier rächt sich das öffentlich gültige Vorurteil, jeder komme in der Welt entsprechend seinem Können voran, wenn er nur wolle; wer eine bessere Position in der Wirtschaft, Politik, Kultur etc. erobert hat, pflegt dieses Vorurteil besonders gern (K21, K22), und umso größer ist dann der psychische Absturz, wenn doch die »Freisetzung« passiert. Andere Lebensgeschichten verlaufen u.U. so: Wer sich nach negativen Erfahrungen früh nichts zutraut, »erlebt« gleich jede Unbill oder Niederlage, so auch die Arbeitslosigkeit, als Beleg für die eigene Unfähigkeit (vgl. K20).

### 2.3.11.4 Klienten ausländischer Abstammung (K23 bis K25)

Depressive, die eine ausländische Herkunft vorweisen, könnten den hiesigen sozialen Verhältnissen vergleichsweise fremd gegenüberstehen und sich mit der gesellschaftlichen Integration schwertun, zumal dann, wenn sie aus außereuropäischen kulturellen Zusammenhängen stammen. Eine Distanz zum kognitiven Trend in Deutschland ist aber in einem für das hier zur Debatte stehende affektive Krankheitsbild relevanten Maß nach den besprochenen Beispielen nicht gegeben, wenn sie die Sprache beherrschen, das heimische Schulwesen absolviert haben und einer regulären Berufstätigkeit nachgehen oder, im Fall der Erwerbslosigkeit, die Arbeitswelt bereits zuvor kennengelernt haben. Die Konkurrenzorientierung und der hohe Stellenwert der Moral kann daher ebenso festgestellt werden wie eine positive Stellung zur Marktwirtschaft, die inzwischen ein globales Phänomen ist. Andere religiöse Orientierungen als hierzulande erscheinen in diesem Zusammenhang für die Einstellung kaum erheblich. Meine exemplarische Klientel scheint sogar eine relativ zu Einheimischen größere Bereitschaft mitzubringen, hiesigen beruflichen Anforderungen Genüge zu tun, wenn manchmal auch gewisse Schwierigkeiten im Umgang mit den Arbeitsmarktgegebenheiten nicht zu übersehen sind.

Aus den vorliegenden Fällen sind keine Anhaltspunkte sichtbar geworden, die auf eine Sonderstellung von Klienten mit Migrationshintergrund hinsichtlich ihrer Depressionsätiologie hindeuten würden.[24] Wieder haben die Dispositionen zu depressiven Stimmungsauslenkungen weniger mit den objektiven Reproduktionsbedingungen als mit den subjektiven Einstellungen zu sich selbst, ihren sozialen Bezügen und zu ihren Zukunftserwartungen zu tun. Auch bei Bürgern, die aus dem Ausland stammen, ist eine Idealisierung der gesellschaftlichen Handlungsmöglichkeiten für den Einzelnen, der seinen vollen Einsatz leistet und die entsprechenden Wettbewerbspotenzen mitbringt, feststellbar. Für Menschen aus weniger entwickelten Ländern ist hier oft sogar noch eine zusätzliche Überhöhung der individuellen Chancen wahrzunehmen, weshalb die eventuelle Enttäuschung umso mehr dazu verleitet, sich selbst zum Sündenbock für erlittene Niederlagen zu stempeln. Das haben sie mit den übrigen Depressiven gemeinsam: Auch Ausländer oder Klienten mit fremdstaatlicher Vergangenheit schließen mit

**24** | Kraus und Koch (2006) weisen jedoch auf kulturelle Unterschiede in der Symptomatik von Depression hin, was aber meinen Schlussfolgerungen m.E. nicht entgegenstehen muss: »Erlebte Emotionen und Affekte sind kulturell geprägt; depressive Gestimmtheit wird transkulturell mitunter in unerwarteten (oft körpernäheren) Formen ausgedrückt und beinhaltet meist Handlungserwartungen des Gegenübers [...]. Leitsysteme eines depressiven Syndroms unterscheiden sich zwischen Kulturen teils beträchtlich und beziehen oft Symptome von derzeit anderweitig klassifizierten Krankheiten, vor allem aus dem dissoziativen und impulsiven Bereich, mit ein. Diese lokaltypischen Symptommuster erfüllen als ›idioms of distress‹ wesentliche kommunikative Funktionen.« (Kraus/Koch 2006, S. 159)

diesen Krankheitssymptomen bei Misserfolgen und unterstellten günstigen sozialen Voraussetzungen nicht auf äußere Umstände, eigene Versäumnisse oder fehlerhaftes Verhalten als Grund ihrer Misere, sondern gleich prinzipiell auf ihr vermeintlich unzulängliches, unfähiges Selbst, ihre mangelhafte Subjektivität.

So bewahren Lebenstüchtigkeit und praktische Findigkeit im Beruflichen nicht davor, sich aufgrund privater Misshelligkeiten und beruflicher Schwierigkeiten für lebensunfähig zu erklären (K23). Die Idealisierung von Selbstbestimmung in der Arbeitswelt (»ich lasse mir nicht gern von jemand etwas sagen«) entgegen den real existierenden autokratischen Beziehungen zwischen Vorgesetzten und Untergebenen veranlasst z.B. jemanden, den Job zu riskieren und dann nach der Entlassung auf den erlösenden Einfall zu warten, was er tun »möchte«. Da stünde eigentlich die Selbstbeurteilung an, auf Basis einer unzutreffenden Selbst- und Welteinschätzung zum eigenen Schaden mit der Wirklichkeit verharmlosend umgegangen zu sein, und nicht, man sei »geistig krank, ein bisschen«, und kriege deswegen »das Leben nicht mehr in den Griff« (K23). Ein ähnliches Vorgehen zeigt dieser Klient bei der intellektuellen Verarbeitung seiner gescheiterten Beziehung: Erst sorgt er selbst dafür, dass sein Ideal, eine Familie zu ernähren, schon wegen beruflichen Leichtsinns theoretisch bleibt, dann wird er zuhause aggressiv, betrinkt sich laufend, eröffnet der Partnerin, die gemeinsame Lebensperspektive sei nun gescheitert, und wundert sich schließlich darüber, dass sie ihn verlässt. Das Schuldbekenntnis, die Beziehung »kaputt gemacht« zu haben, ist keine Einsicht in unangemessenes Verhalten, sondern der generalisierende Übergang zur Eigendiagnose, er könne mit Frauen nicht umgehen, weil mit ihm psychisch etwas nicht stimme.

Für K24 ist die Welt vor vornherein eine Kampfarena zur Durchsetzung der Individualität gegen die anderen, die ihr vermeintlich Böses wollen. Eine solche Sicht der Dinge hat sie sich zugelegt seit ihrer Kindheit, als sie statt Zuwendung und Zuneigung mangelnde Akzeptanz erfuhr und die Schlussfolgerung gezogen hat, ihre Interessen besonders rigide verfechten zu müssen. Eine auffallende Ausnahme: Die Klientin ist über ihre massive Zurückweisung und Ausgrenzung zunächst eine Frau mit starkem Durchsetzungswillen geworden. In diesem Sinn nutzt sie auch ihre Depression heute zur Geltendmachung des moralischen Anspruchs auf Hilfestellung gegenüber Mann und Sohn. Ihr dominantes und einforderndes Auftreten verhindert allerdings auch, dass sie die Sympathien erfährt, die sie im Privatleben sucht. Statt sich der Welt neugierig zuzuwenden, ist ihr das eigene Ego zur Ersatzwelt avanciert. Die Krankheit wird zur Rückzugsposition für ein neues reduziertes Selbstbewusstsein, das aus ihr den moralischen Anspruch auf Unterstützung in der »Hilflosigkeit«[25] fertigt.

K25 hat demgegenüber ihre beengende, niederdrückende und zur Arbeit verpflichtende Kindheit zum Anlass genommen, diese subjektiv verzweifel-

**25** | Hier bekommt Seligmans »erlernte Hilflosigkeit« eine völlig neue, ihm widersprechende Bedeutung.

te Lage gegen sich selbst zu kehren und die scheinbare Ausweglosigkeit sich selbst anzulasten. Sie schreibt es sich zu, es im Leben nicht weit gebracht zu haben, und überträgt ihr Urteil, allem nicht standhalten zu können, auf den eigenen Körper: Magengeschwüre, Kopfschmerzen, Gastritis, Zusammenbrüche in der Arbeit etc. lassen dieses Verdikt vermeintlich wahr werden. Ihre Interessen zu finden und geltend zu machen, steht für sie ebenso zu lernen an wie die Aneignung von Strategien zu ihrer Realisierung. Das generalisierte »Gefühl«, in allem überfordert zu sein, könnte sinnvoll durch die Einsicht in die realen Handlungsmöglichkeiten im gegebenen Umfeld ersetzt werden. Wie so oft findet sich hier ein Hinweis darauf, dass Gefühl, Emotionalität, Befindlichkeit nicht ein Produkt aus dem unbeeinflussbaren Orkus des Unbewussten ist, sondern im Kern und Ursprung reflektierten Charakter hat – auch wenn und gerade weil sich die zugrundeliegende Reflexion täuscht. Irren kann sich keine Emotionalität, sondern nur die in ihr verwahrte Denkleistung.

### 2.3.11.5 Klienten mit geringerem und höherem sozialen Status (K26 bis K31)

Die bereits notierte Tendenz setzt sich in dieser Klientengruppe, die sich in ihrem sozialen Rang unterscheidet, fort: Ihre Depression schreiben die Klienten am wenigsten ihrer sozialen Lage, ihrer erreichten Karrierestufe bzw. ihrer materiellen Mittelausstattung zu. Einschränkungen oder Freiheiten der Lebensführung scheinen keine wesentliche Rolle zu spielen. K28 treibt die Abkopplung der bescheidenden Lebensumstände von seiner psychischen Situation sogar auf die Spitze, indem er alle beruflichen Möglichkeiten noch vor sich sieht (Welterforschung, Photograph, Manager), wenn da nicht seine Probleme wären. Die Probanden kämpfen sich an ihren Idealismen ab, die eine starke Immunität gegen die Realität aufweisen, und sehen sich angesichts ihrer moralischen Handlungsmaximen blockiert. Als zeitgeistkonforme Freiheitsidealisten, die das gesellschaftliche Umfeld als Entfaltungssphäre für die Individualität betrachten, werden sie an sich selbst »irre«. Das zirkuläre Denken in fiktiven Chancen (vgl. etwa K27) legt die implizite Euphorie der Wirklichkeitsbetrachtung frei, die gute Meinung über die Gesellschaft ist die optimistische Kehrseite, aus der sie die persönliche und ebenfalls fiktive Ausweglosigkeit konstruieren. Der selektive Erfahrungsbezug zeugt von der Voreingenommenheit bei dem Unterfangen, Belegmaterial für die Deplatziertheit des Ich zu finden. Wo alles gut ist, muss ich ein Versagender sein, wenn ich dem nicht entspreche. Die massenhafte Verbreitung des Ressentiments, alles sei machbar, deswegen sei man selber Autor auftretender (auch eingebildeter) Nöte und Misserfolge, demonstriert das Verhaftetsein der Depressiven in allgemeingültigen Orientierungsmustern, woraus Alain Ehrenberg dessen Institutionalisierung folgert. Aber die Heilbarkeit von Depressionen durch Aufdecken von kognitiven Fehlern macht deutlich, dass diese Krankheit ihren Ursprung in unsachgemäßen, vielleicht abgeschauten, aber schöpferisch selbstkonzipierten Positionierungen des Subjekts hat. Nicht die durchgesetzte Weltanschauung ist krank, wenngleich sie sich in wichtigen

Realitätsurteilen durch Idealisierung irrt, sondern es sind jene Zeitgenossen, die mit den ideologischen Inkonsequenzen und Widersprüchen, aus denen die moralische Doppelbödigkeit ihren Nährboden bezieht, zum eigenen Schaden Ernst machen. Berühmt ist ja der gleichwohl unrichtige, dem menschlichen Gegeneinander (Konkurrenz) abphantasierte Ausspruch, der Mensch sei des Menschen Wolf[26], obwohl dieses Gegeneinander seit den alten Römern aus der Melange von Not, Geld, Eigentum und gesellschaftlicher Gewalt entspringt.

Die materiell und ideell Erfolgreichen als Nutznießer von bürgerlichen bzw. marktwirtschaftlichen Freiheiten sind nicht vor Depression gefeit, weil auch sie auf Basis realitätsferner Selbstkonzepte in existenzielle, auch psychische Nöte oder berufliche Drangsale mit Überforderungs- oder Wertlosigkeitsgefühlen schlittern, die sie niederdrücken und verzweifeln lassen. Gerade Bessergestellte neigen dazu, ihre hervorgehobene Position ihrer vorgestellten Potenz, Vortrefflichkeit oder Einzigartigkeit zuzuschreiben, die vielfach ganz andere Gründe (Zufall, Marktlage, Gelegenheit, Beziehungen, Diensteifrigkeit, unterwürfiger Arbeitseifer etc.) hat, und verfallen dann in eklatante Selbstzweifel, wenn sie z.B. den damit verbundenen Druck oder den Verlust der Stellung eigenem Unvermögen anlasten oder wenn sie etwa – wo sie doch mit ihrem Auftreten und Handeln »erwiesenermaßen« erfolgreich sind – mit analogem Auftrumpfen im Privatleben Schiffbruch erleiden (konkurrenzgetreues Durchsetzungsverhalten kann eben Sympathien zerstören). Wer nach Idealen lebt und daher mit der Realität kollidiert, hat z.B. erlebten Erfolg als »erfahrenes« Alleskönnertum genommen und könnte an den negativen Konsequenzen lernen, dass da mit den Gedanken über die eigene Omnipotenz etwas nicht stimmen kann – statt freihändig zu »schlussfolgern«, das Ego trage die Schuld an der (herbeigegrübelten) Ausweglosigkeit. Depressive sind mit ihrer moralischen Selbstverurteilung willfährige Vollstrecker eines auf die soziale Ordnung fixierten Konformismus, aber dazu zwingt sie wirklich niemand, obwohl es Zwänge genug im »Reich der Freiheit« gibt. Für die Kranken ist das eine gute Message – vielleicht aber auch für den »common sense«, der sich den gesellschaftlichen Status quo nur genauer anschauen müsste, statt ihm freigiebig vorneweg die Absolution zu erteilen und damit den verengten

**26** | So lernt ein Kind schon in der Schule, dass der »Mensch der Wolf des Menschen« sei (»homo homini lupus«) und deswegen einen Staat zu seinem Schutz braucht, der die »Bösen« hindert, einem etwas anzutun – ein ziemlich einfältiger Gedanke: Was soll »Oberwölfe« als Machthaber dazu bewegen, aus der bösen Art zu schlagen? Anders gesagt: Das Prinzip »Jeder gegen Jeden« kommt nicht aus der Natur, nicht einmal der wölfischen, die eher rudelmäßiges Sozialverhalten bevorzugt, sondern aus der Konkurrenz von Markt und Eigentum. »Homo homini lupus« ist ein Zitat des römischen Komödiendichters Plautus. In der Neuzeit bekannt wurde der Ausspruch durch Thomas Hobbes.

Blick der Lernwilligen auf das »naturgemäße Mängelwesen« Mensch bzw. Individuum zu richten.[27]

Es scheint kein Zufall zu sein, dass Bürger ihr »Reich der Freiheit« ausgerechnet im begrenzten Privatleben entdecken. Dies liegt wohl einmal daran, dass »draußen« selbst bei Gutsituiertheit wenig Spielraum für Neigungshandlungen besteht, zum anderen daran, dass eigentlich nur Ehe, Familie, Beziehung und »trautes Heim« als Gestaltungselemente für die persönliche Freiheit verbleiben – aber dafür überhöht werden zu nichts Geringerem als der »Sphäre des Lebensglücks«. Dabei überspielt man, dass die Bedingungen zuhause sehr von denen draußen, d.h. von den meist recht übersichtlichen Reproduktionsmitteln, vom Kräfteverzehr im Beruf und vom psychischen Verschleiß dort beeinflusst sind. In einer notgedrungen kleinen Wohnung und mit wenig Einkommen gehen sich auch wenige Personen schneller auf die Nerven, aber auch in einem weitläufigen Haus und mit reichlich Geld können selbstbewusste Konkurrenzliebhaber einander bald die Zuneigung austreiben. Abgesehen davon, dass moralische Treue- und Glücksbringeransprüche an den Partner auch die verträglichste Seele schließlich zur Aufkündigung von Liebe und Freundschaft animieren können (egal wie groß die Wohnung oder wie beeindruckend das Konto ist). Sind dann in Depression Verfallene endlich »auf der Suche nach sich selbst«, ist das Arsenal weiterer kognitiver Irrwege noch längst nicht ausgeschöpft, etwa wenn K26 räsoniert, »dass ich nach der Trennung endlich das hätte erreichen können, was ich mir erträumt hatte und was meine Eltern stolz auf mich gemacht hätte« – versuchte Selbstfindung ist Unklarheit über die eigenen Interessen aufgrund moralischer Befangenheit, denn eigene moralische Maximen kommen dem Interesse in die Quere, z.B. weil man sich von den kodexartigen Verhaltensvorstellungen der Eltern abhängig macht.

Man kann aber auch die Leistung vollbringen, seit der Kindheit in Tunesien erlittene Notlagen, autoritäre Erziehung, familiäre Ausnutzung und berufliches Auspressen in »Schicksal« umzumünzen, das es mit einem nicht gut meint (K27). Dann vermag man sich in der Meinung, nunmehr »kaputt gemacht« zu sein, einzurichten und allgemeine Klage gegenüber niemandem außer der Therapeutin zu erheben. Oder man ergeht sich in vermeintlicher Weltläufigkeit und findet sich a) ausnehmend gut und b) grottenschlecht (»ich weiß nicht, ob ich mich hassen oder rühmen soll«, »ich besitze die wunderbare Eigenschaft, mit jedem reden zu können, trotzdem gelingt es mir nicht, neue Kontakte aufzubauen«, K28). Warum mag ihn nur keiner, wo er doch ein prinzipientreues Bündel eherner guter Eigen-

**27** | Der deprimierenden Botschaft Ehrenbergs von der ehernen Unterworfenheit der Bürger unter die Vorgaben der Zeit ist damit die Grundlage entzogen, wo er sagt, Normen und Handlungsregeln müssten von allen Individuen als allgemeingültig anerkannt sein »bei Strafe des Ausschlusses aus der Gemeinschaft. Sie manifestieren den ›allgemeinen Geist‹ unserer Gesellschaften, sie sind die *Institutionen des Selbst*.« (Ehrenberg 2004, S. 9)

schaften ist, das sich zugute hält: »ein fester Charakter und ein angemessenes Maß an Selbstkontrolle sind der beste Weg zum glücklichen Leben«? Wo bleibt denn dann bei ihm das Glücklichsein? »Ich erwarte von mir wie auch von meiner Umwelt, sich nach diesen Gedanken zu richten« – warum lassen da nur die Sympathien der anderen auf sich warten?

Anders gesagt: Es weiß eigentlich fast jeder, dass ein solcher Moralprediger kein Ausbund an Geselligkeit und Zuneigungsbereitschaft und schon gar kein Sympathiemagnet ist, auch wenn wegen eigener Moralvorstellungen niemand wissen will, warum das so ist. Mit einem moralischen Prinzipienreiter kann man schlecht auskommen: Die Aneignung eines moralischen Standpunkts verdoppelt nämlich den eigenen Willen durch ein danebentretendes »Ich soll«, fälschlich »Doppelmoral« genannt – man möchte seine Interessen realisieren gemessen daran, was »sich gehört«, und das passt nicht zusammen und reduziert deswegen die Interessen: Das »Sollen« friedet das Wollen ein, weil Ersteres, vom Idealismus befreit, Gehorsam gegenüber dem Gesetz und den gesellschaftlichen Kodexen meint. Unterwürfigkeit gegenüber Vorschriftenmachern und Bravheitspostulaten war noch nie die Art und Weise, wie man seine Belange verfolgt; die Gemeinsamkeiten von Herren und Knechten sind immer begrenzt gewesen. Anderen gegenüber ist der erhobene moralische Zeigefinger ein einforderndes »Du sollst«, weil Moral am einsichtigsten für das eigene Ego gern den anderen Vorschriften macht – während ich die Rechtschaffenheit in Person bin, nutzen andere nur die Gutmütigkeit aus und sind Egoisten (was von den anderen leicht der Heuchelei überführt wird, weil diese Eigennutz hinter dem hehren Postulat wittern).

Wer als Lehrer Konkurrenz nur für eine schlechte Angewohnheit hält, weil man sie von seinem christlichen Standpunkt aus inhuman findet, der erlebt naheliegender Weise einen »Kulturschock«, wenn er sein Besserungsprogramm in der Schule den Kindern gegenüber in die Tat umsetzen will (K29). Einem solchen Idealisten macht das Bildungswesen, und sei es auch erst nach langer Zeit, in der er seitens der Schulleitung seinen »Freiraum« nutzen durfte, schließlich deutlich, dass Opfer schaffendes Wettbewerbsverhalten ein gesellschaftliches Muss ist. Christliche Nächstenliebe mag als Maxime der Moral toleriert sein, darf aber nicht der schulischen Auslese und dem Wettbewerbsverhalten in die Quere kommen. Empfindet der durch schlechte Benotung gemaßregelte Lehrer diese Zurechtweisung aber gesellschaftsidealistisch nur als Willkür, Ehrverletzung und moralische Disqualifizierung seiner Person, zumal der Zuspruch der Schüler zu wünschen übrig lässt, weil sie bereits auf das konkurrierende Gegeneinander gepolt sind, ist für den moralisch alternativen »Gutmenschen« der Weg in die Depression eröffnet.

Dem Legastheniker aus Schulzeiten, dem es in seiner Minderwertigkeitsangst gelang, trotz schulischer Zurücksetzung nach langem Kampf zum erfolgreichen Schriftsteller zu avancieren, ist diese Karriere so zu Kopf gestiegen, dass er seine Durchsetzungsart, sein Selbstbewusstsein (ich kann alles) und seine Selbstinszenierung in der Literatursphäre auch auf seinen Privatbereich übertrug und so die Trennung der Ehefrau von ihm provozierte, die seine Rechthaberei und sein Überlegenheitsgetue nicht mehr ertrug (K31). Er wiederum zog daraus den unzutreffenden Schluss, doch ein Mensch mit grundlegenden Mängeln zu sein, der den Anforderungen der Welt nicht gewachsen ist, und wurde depressiv. Als Parteigänger der Konkurrenz hatte er keine hinreichende Vorstellung davon entwickelt, wie eine auf Zuneigung aufgebaute Beziehung funktioniert. Sein konkurrenzerfülltes, übergriffiges und Überlegenheit demonstrierendes Auftreten hatte die Sympathiebande zerstört.

# Überlegungen zum Verhältnis von Depression und Gesellschaft unter Einbezug des gesellschaftlichen Diskurses

# 1. Ist die bürgerliche Gesellschaft schuld an der »Zeitkrankheit«[1] Depression?

Die Antwort auf die Frage, ob die bürgerliche Gesellschaft depressiv macht, ist nach den erfolgten Ausführungen eine doppelte: ja und nein. Auf der einen Seite ist nach den in der Einleitung zitierten Studien offensichtlich, dass das Massenphänomen Depression ein Resultat der modernen Marktwirtschaft ist, wenn auch die Hypothesen über die Gründe dafür auseinander gehen. Das Verdienst Alain Ehrenbergs ist es, mit seinem Fokus auf die sozialen Strukturen und Denkweisen im Kapitalismus und die Einbindung der Individuen in diese erstmals einen Erklärungszusammenhang für diese affektive Störung anbieten zu können: Nach Ehrenberg sind es die per sozialen Diskurs übermittelten Vorstellungen von bürgerlichen Freiheiten, die die Menschen in das Dilemma treiben, alles wollen und entscheiden zu können und an dieser Sisyphusaufgabe wegen ihres relativen Unvermögens zu scheitern.

Für den französischen Autor ist diese seelische Krankheit eine Notwendigkeit des den Gegebenheiten angemessenen sozial dominierenden Denkens und Tuns, der der Einzelne nicht ausweichen kann, und darum auch in letzter Konsequenz nicht heilbar[2], weil implementiert[3], menschengemäß[4] und ein getreues Spiegelbild der sozialen Aktualität; Heilung kann da nur Symptome reduzieren und die Subjekte wieder handlungsfähiger machen. Depressive sind demnach freiheitskrank.[5]

---

**1** | Vgl. Bohleber 2005.

**2** | »Die Idee der Heilung strebt nicht an, den Klienten in einen Zustand vor der Krankheit zurückzuversetzen, sondern dass Arzt, Psychotherapeut oder Medikament nicht mehr nötig sind.« (Ehrenberg 2004, S. 243)

**3** | Normen und Handlungsregeln »manifestieren den ›allgemeinen Geist‹ unserer Gesellschaften, sie sind die Institutionen des Selbst« (Ehrenberg 2004, S. 9).

**4** | Die Depression ist »charakteristisch für die menschliche Art« (Ehrenberg 2006, S. 135).

**5** | Die Depression »ist der vertraute Schatten des führungslosen Menschen« (Ehrenberg 2004, S. 12).

Der französische Autor datiert die Vermassung der Erschöpfungszustände angesichts eines sozial eröffneten neuen Handlungsspielraums genauer auf die Zeit seit den 60er Jahren des vorigen Jahrhunderts.[6] Normative und praktische Veränderungen lassen die autoritären Verhältnisse des Kapitalismus vermeintlich schwinden und gleichzeitig die Allmachtsphantasien unter den Bürgern anwachsen – und mit den eröffneten neuen Freiheiten und Chancen kommen die Bürger, nunmehr ohne Vorgaben orientierungsunsicher geworden, nicht mehr zurecht und verzweifeln an sich. Von den Bürgern wird die gesellschaftliche Zuweisung von mehr formaler Eigeninitiative und Eigenverantwortung mit dem Verschwinden bevormundender Strukturen verwechselt, weil die Freiheits*vorstellungen* in dieser Zeit mit der jugendkulturellen Emanzipation, mit Bürgerinitiativen, studentischen Systemüberwindungsphantasien etc. der sozialen Realität davoneilten.

Ergebnis dieser Arbeit unter Hinzuziehung der Fallanalysen ist, dass die dem bürgerlichen Denken entnommenen, allerdings unzutreffenden Freiheitsvorstellungen tatsächlich Auslöser von Depressionen sind, weil sie die Individuen angesichts ihrer mangelhaften Umsetzungsrealität an sich selbst zweifeln lassen. In diesem Sinne macht die bürgerliche Gesellschaft tatsächlich depressiv – ihr ideologischer Überbau verharmlost die ehernen Hierarchien wie auch die Scheidung in arm und reich als gleichsam natürliche, auf die hin die Konkurrenz die Menschen sortiert, ebenso das Macht- und Regelkorsett, in das sie alltäglich eingebunden sind, und erklärt stattdessen, neben diversen »Sachzwängen« wie Unternehmenslagen, Krisen und ökonomischen Standortbedingungen, die Einzelnen selbst verantwortlich dafür, was mit ihnen geschieht und aus ihnen wird. Dieser kulturelle Diskurszusammenhang könnte auch erklären, warum im Durchschnitt schwere psychische Störungen in Entwicklungsländern einen günstigeren Verlauf mit weniger schwerer Symptomatik zu nehmen scheinen als in den westlichen Industrieländern.[7]

Auf der anderen Seite ist die bürgerliche Gesellschaft auch wieder nicht schuld an der vielfach festgestellten Vermassung von Depressionen: Selbst wenn die einerseits euphorischen und die andererseits niederschmetternden Theoreme dem »common sense« abgeschaut werden und sich selbst in den Gedankengängen psychisch unauffällig bleibender Bürger wiederfinden – das negative individuelle Selbstverständnis wie das Umwelt- und Zukunftsbild erzeugt der individuelle Verstand schon selbst, wie meines Erachtens an den Praxisfällen demonstriert wurde. Deshalb vermag ein ausgewiesener Therapeut wie Aaron T. Beck sogar Heilerfolge zu erzielen, obwohl er den gesellschaftlichen Kontext positivistisch ausblendet und auf die bloßen Denkfehler der Kranken rekurriert. Und aus dem gleichen Grund werden auch die einen Personen depressiv, die anderen nicht. Anfällig jedenfalls für diese affektive Störung sind die dazu erzogenen und herangebildeten

6 | Vgl. Ehrenberg 2004, S. 121ff.

7 | Vgl. den Hinweis bei Stassen/Angst/Scharfetter 2005, S. 220.

Apologeten jener bürgerlichen Verhältnisse, die per Zeitbotschaft ideell so viel vorgaukeln und scheinbar versprechen, in der schnöden Praxis so wenig einlösen und stattdessen ihre braven Vollzieher massenhaft über die Schuldzuweisung so unglücklich machen. Wer die weltbildhaften »Zusammenhänge« glaubt, wird eben nicht selig; es bleibt den Bürgern aber unbenommen, diesen Botschaften gegenüber skeptisch zu sein bzw. sie an der Realität zu überprüfen. Durch die weithin wirksame geistige Vereinnahmung bestimmt das gesellschaftliche Sein in der Tat das Bewusstsein – das Individuum kann ein solches Bestimmen zulassen oder auch abwehren, denn »die Gedanken sind frei«.[8]

Die über die Ehrenbergkorrektur aufgefundene Depressionserklärung ist m.E. in der Lage, viele der bisher scheinbar einander widersprechenden Ätiologien[9], die eher auf der phänomenologischen Ebene bleiben, in gewisser Hinsicht unter einem Dach zu vereinen oder als zu kurz greifend zu deklassieren. Denn sie scheinen mir z.T. nur Aspekte des intellektuellen Bezugsrahmens anzusprechen, den Klienten – oft voneinander abweichend – für sich herstellen. Welche Rolle die frühe Kindheit, das Zuwendungsverhalten der Eltern, gegenwärtige Beziehungen oder Belastungen, berufliche Anforderungen, Einschränkungen des Alters, die Vereinzelung der Individuen, die Mitmenschen, die körperliche Verfassung[10] etc. für die Krankheit spielen, darüber »entscheidet« der Depressive selbst. Es ist jedenfalls die die Realität ignorierende Willkür seiner unsachgemäßen Reflexion über sein Ich, seine Umwelt und die erwartete Zukunft, die die eigene Person zum Grund der persönlichen Niedergeschlagenheit und Erschöpfung »auswählt«. Die vermeintlichen Erklärungsmuster allerdings, die selbstvernichtenden Urteile, entnimmt das Individuum dem bürgerlichen Weltbild und den in ihm enthaltenen Werten und Normen auf der Grundlage einer optimistischen Einschätzung gesellschaftlicher Chancen. An diesen glaubt er zu versagen und zu scheitern.

Neurobiologische Erklärungsansätze sind insofern keine Alternative zum kognitiven Begründungskonzept mit seinem Zeitgeistbezug, als Bewusstsein, gedankliche Selbststeuerung mit ihren auch unsachgemäßen kognitiven Schlüssen tatsächlich ihren biologischen Ort im Gehirn haben; das nimmt dem Denken und Wollen aber nicht die zentrale Stellung im Subjekt. Die Neurologie hat inzwischen viele Entdeckungen über neuronale Veränderungen im Kontext von Depressionen machen können, aber sie vermag nicht zu belegen, ob diese eine Folge oder Ursache der affektiven Erkrankung sind. Genauso wenig kann expliziert werden, warum neuro-

---

**8** | Anfang eines Volkslieds, Urheber unbekannt, in letzter Fassung von Hoffmann von Fallersleben notiert. Das Diktum von der Gedankenfreiheit wurde in der deutschen Geschichte zuerst bei Walther von der Vogelweide nachgewiesen.

**9** | Vgl. auch oben Einleitung Pkt. 2: Öffentlicher Diskurs über Erklärungsgründe gesellschaftlicher Depressionstrends.

**10** | Über körperliche Komorbidität berichtet z.B. Lederbogen 2006.

logisch konzipierte Medikamente im einen Fall »wirken« und in welcher Hinsicht, im anderen Fall nicht, und vor allem, ob eine »Besserung« des Krankheitsbildes nur eine symptomatische Linderung ist oder gar Ursachen beseitigt.

Psychodynamische Erklärungsmodelle aus der Psychoanalyse[11] postulieren, wie auch Ehrenberg erläutert, unbewusste innere Konflikte im Subjekt als Auslöser von Depressionen, aber er stellt selber fest, dass manchmal solche Konflikte partout nicht aufzufinden sind.[12] Es scheint mir diagnostisch nicht förderlich, anthropologische Instanzen des Ich zu unterstellen, die miteinander im Widerstreit stehen, wenn ihr vermeintliches Wirken z.B. bei vielen Kranken gar nicht festgestellt werden kann. Und warum beschweren sich mehrere Klienten darüber, in psychoanalytischen Therapiesitzungen nicht ernst genommen worden zu sein, weil ihre kognitiven Verortungen der Depression ignoriert wurden? Auf der anderen Seite ist nicht zu übersehen, dass Divergenzen zwischen Wollen und Sollen (die man auch innere Konflikte nennen könnte) bei Menschen mit depressiven Störungen vielfach eine wichtige Rolle spielen.[13] Deshalb geht es weniger um einen Konflikt

**11** | »Kurz zusammengefasst sehen psychoanalytische Autoren depressive Erkrankungen immer im Zusammenhang mit Entwicklungsprozessen, vor allem mit Fehlentwicklungen im Bereich der Entwicklung eines differenzierten, integrierten, realistischen und grundsätzlich positiven Selbst- und Identitätsgefühls und im Bereich der Entwicklung einer Fähigkeit, ausreichend befriedigende, reziproke, interpersonale Beziehungen aufzunehmen und zu gestalten. Psychopathologische Störungsbilder, wie die Depression, werden nicht als klar abgrenzbare Erkrankungen betrachtet, die auf spezifischen genetischen oder biologischen Faktoren beruhen, sondern als Fehlentwicklungen bzw. -anpassungen, durch die ein Individuum versucht, gravierende und dauerhafte Unterbrechungen seiner normalen psychischen Entwicklung zu vermeiden. Zudem wird Depression weniger als krankhafter Zustand denn als ein Prozess betrachtet, der abhängig von internalen und externalen Bedingungen abläuft.« (Leuzinger-Bohleber 2005, S. 30)

**12** | »Für Freud handelt es sich bei der Therapie [im Gegensatz zu Ehrenberg; Anm. d. Verf.] um das Lösen des verdrängten Konflikts, indem man Widerstände analysiert und zwar in der Art, dass der Patient seine Freiheit wieder findet, sich für dieses oder jenes zu entscheiden (Freud: Das Ich und das Es […]).« (Ehrenberg 2006, S. 126) Siehe auch entsprechende Hinweise bei Beck.

**13** | So entdeckt Freud 1917 am Melancholiker, »wie sich ein Teil des Ichs dem anderen gegenüberstellt, es kritisch bewertet, es gleichsam zum Objekt nimmt«. Er ist hier nahe daran, die Quelle der Selbstkritik beim Namen zu nennen, aber dann fährt er fort: »Unser Verdacht, dass die hier vom Ich abgespaltene kritische Distanz auch unter anderen Verhältnissen ihre Selbständigkeit erweisen könne, wird durch alle weiteren Beobachtungen bestätigt werden. Wir werden wirklich Grund finden, diese Instanz vom übrigen Ich zu sondern.« (Freud 1917, S. 177) Leider kündigt er hier bereits an, dass er diesen inneren Konflikt zum Anlass nehmen wird, das Über-Ich als weitere Instanz im Subjekt zu postulieren, statt diesen Konflikt »nur« als einen zwischen Sollen und Wollen, zwischen Interesse und Moral innerhalb des Willens zu

des Ich zwischen dem Freudschen »Es« und »Über-Ich«, d.h. zwischen in der Person miteinander kämpfenden Instanzen, sondern um Divergenzen zwischen moralisch akzeptierten äußeren Anforderungen und eigenem, rudimentär sich geltend machendem Interesse, die das Subjekt gelegentlich in Konflikte mit sich selbst stürzen. Es müsste klären, was es »wirklich« will. Vielleicht liegt in den empirisch unbelegten psychoanalytischen Annahmen miteinander ringender seelischer Instanzen der Grund, warum sich psychologische Schulen mitunter schwertun, wissenschaftliche Diskurse miteinander zu führen.[14]

Lerntheoretische Erklärungsansätze betonen eine gleichsam mechanistische Einwirkung von inneren und äußeren Einflüssen auf das Individuum – etwa mit der erwähnten »erlernten Hilflosigkeit« bei Seligman 1974 – und ignorieren damit das durchaus selektive und reflektierende Vorgehen des Verstandes. Die per Nachdenken feststellbare falsche Generalisierung von Misserfolgen ist damit nicht erklärbar und entsprechend auch nicht die Depression. Das Gleiche gilt für den Theorieansatz von Lewinsohn (1974), der das Fehlen positiver Verstärker als Grund für Depression benennt: Misserfolge, Partner- oder Arbeitsplatzverlust etwa machen ja nicht automatisch depressiv. Und umgekehrt: Kranke können nicht automatisch durch neue positive Verstärker geheilt werden. Ein inhaltsleeres Lob kann intellektuell sogar den Eindruck auslösen, man werde nicht für voll genommen. Solche Autoren denken wohl zu sehr an die Übertragbarkeit von Rattenversuchen auf Menschen, als ob sie ernstlich annähmen, selber über solche schlichten Beeinflussungsmodelle steuerbar zu sein. Dabei sind bereits Kinder in der Lage, z.B. erzieherische Manipulationsversuche zu durchschauen. Wissenschaftler und Therapeuten blenden ja ihre eigene Verstandestätigkeit auch nicht aus, wenn sie sich über die Ursachen von Depressionen Gedanken machen.

Der kognitive Erklärungsansatz von Beck wurde bereits vor und im Zusammenhang mit der Ehrenberg-Exegese näher besprochen: Positiv hervorzuheben ist in jedem Fall, dass der amerikanische Wissenschaftler die

---

lokalisieren. Hier werden nicht Widersprüche im Denken zum Anlass genommen, ihren Gründen nachzuforschen, sondern die Nachforschungen scheinbar überflüssig gemacht, indem das Ich als quasi naturbedingt in Instanzen aufgespalten wird, die miteinander nicht zurecht kommen. Aber warum sollte die Natur der derzeit erfolgreichsten Art so dysfunktional sein?

**14** | Auf diesen Fakt weist z.B. Marianne Leuzinger-Bohleber hin: Zur Frage der Integration von kognitiver Verhaltenstherapie und Psychoanalyse sagt die Autorin: »[...] scheint mir zur Zeit eine theoretische Integration verhaltenstherapeutischer und psychoanalytischer Theoriesysteme nicht nur verfrüht, sondern wissenschaftlich und klinisch kontraproduktiv. Ich betrachte sie als eine vorschnelle Inkorporation eines fremden Erfahrungs- und Kategoriensystems, was, bei beim genauen Hinschauen, die schulenspezifische Professionalität auf beiden Seiten bedroht.« (Leuzinger-Bohleber 2005, S. 51)

Therapiediskussion und die Ursachenforschung auf eine rationale Ebene gehoben hat.[15] Zunächst psychoanalytisch orientiert, ließ sich Beck bei der empirischen Bestandsaufnahme depressiver Fälle überzeugen, dass die Annahme von verborgenen Konflikten beim Individuum nicht zielführend ist.[16] Er entdeckte vielmehr, dass systematische, keineswegs zufällige, moralisch absolutistische gedankliche Verzerrungen (Fehlschlüsse) Ursache des negativen Selbstkonzepts der Betroffenen sind. Dies hat Beck dem Gesellschaftsanalytiker Ehrenberg voraus, dass er den Kranken selbst mit seinen fehlerhaften Reflexionen als unmittelbare Quelle der Erkrankung dingfest macht. Er vermag allerdings keine Begründung für den auffallend systematisierenden, gleichsam weltanschaulichen Charakter der Fehlurteile[17] – die darin gerade keine zufällig geschehenden Irrtümer nach dem Motto »Irren ist menschlich« sind – und die Schlüsselrolle der Moral bei den depressiv Desorientierten zu geben. Ehrenberg seinerseits kann insofern ein Korrektiv zu Beck anbieten, als er eine gesellschaftsbezogene Erklärung für die systematisch negativierende Ich-, Welt- und Zukunftseinschätzung liefert und darüber Theoreme und Realität der bürgerlichen Gesellschaft als konstitutiv für Depressionen benennt. Er leistet dies, ohne allerdings ihren die Realität verzerrenden Charakter im individuellen Denken aufzudecken. Für die Strategie der Heilung Depressiver ist aber die genaue Verortung der Krankheitsursache mit der Differenzierung in unsachgemäße Verstandestätigkeit und ihre soziale Veranlassung bedeutsam, wie weiter unten erläutert werden soll.

Andere psychosoziale Deutungsansätze etwa im zitierten DAK-Gesundheitsreport (2005) betonen zwar ebenfalls die Wichtigkeit der sozialen Dimension für die Depressionserklärung, bleiben aber eine genauere Ursachenbestimmung schuldig.[18] Sie machen soziale Faktoren wie Stress, Anstieg der Arbeitsbelastungen inkl. der Eigenverantwortung, Erosion der Normalarbeitsverhältnisse, Wegfall sozialer Bindungen/Strukturen/Vernetzungen, größere Vereinzelung der Bürger, Konkurrenzdruck, Arbeitslosigkeit, steigende Zukunftsangst etc. mitverantwortlich für die moderne Vermehrung

---

**15** | »In der Tat wird in vielen neueren Darstellungen die Depression schlicht und einfach als Affektstörung angesehen, und kognitive Aspekte werden völlig ignoriert.« (Beck et al. 1999, S. 49) Beck spricht in Bezug auf seine Schule deshalb von einer »kognitiven Revolution der Psychologie« (ebd., S. 5).

**16** | »Nach unseren Erfahrungen beeinflussen die klassischen psychoanalytischen Techniken, wie die freie Assoziation und die minimale Aktivität des Therapeuten, den depressiven Patienten negativ, weil sie ihn noch tiefer in den Sumpf seiner negativen Voreingenommenheiten sinken lassen [...]. Wir liefern keine Interpretationen unbewusster Vorgänge. Der kognitive Therapeut arbeitet mit dem Patienten aktiv zusammen [...].« (Ebd., S. 37)

**17** | »Die weitere Forschungsarbeit [...] bestätigte die Beobachtung, dass der Depressive seine Erfahrungen systematisch verzerrt.« (Ebd., S. 7)

**18** | Vgl. auch Haubl 2005.

der Depressionsfälle, aber sie weisen keine genaueren Bezüge oder gar Notwendigkeiten nach. Hier scheinen wieder diffuse Beeinflussungsvorstellungen eine Rolle zu spielen, ohne tatsächliche Wirksamkeiten zu belegen. »Versagensängste« und »Hilflosigkeitserleben« werden z.B. von Autoren wie Iver Hand und Stefan Leidig an den Patienten festgehalten[19], aber ihre Herkunft, ihr Charakter und ihr Stellenwert nicht benannt.

Vielleicht liegt es an der Art der ausgeführten gesellschaftlichen Ätiologie der Depression, dass bisherige Erklärungen der psychischen Krankheit in der Regel an der Oberfläche der Symptome und Syndrome verharren wollen und unter Heilung deren Reduktion auf ein lebens- und alltagsverträgliches Maß verstehen. Das andere Motiv, an der Oberfläche des Krankheitsbildes stehen zu bleiben, ist der Wille, dem deprimierten Patienten nicht auch noch sein Selbstverständnis zu nehmen. Eher wird der Klient darin gestärkt, sich in seiner eingebildeten Kleinheit und äußeren Bescheidung als Individuum selbsttolerant neu zu (er)finden und einzurichten. Dafür ist Selbstkorrektur angesagt, damit wieder eine auf Anpassung ausgerichtete Handlungsfähigkeit und ein die Erwartungen minimierender seelischer Frieden Platz greifen. Es erstaunt deshalb nicht, dass Pharmakotherapie[20] gerade bei Allgemeinmedizinern, aber beileibe nicht nur bei diesen, das übliche Mittel der Wahl ist – mit der zwar oft momentane Linderung erzielt, aber späteren Rückfällen Tür und Tor geöffnet wird: Rezidivierende depressive Störungen und ihr episodisches Auftreten zeugen ebenso davon wie die Chronifizierung, Vervielfachung und Vertiefung der Symptome bis hin zu körperlichen Folgeleiden, in denen der hirngesteuerte Organismus die Selbstverurteilung exekutiert.

In diesem die soziale Einstellung und die Ichskepsis bewahrenden Umgang mit psychischen Problemen Betroffener wird die Therapie von einer selbsttherapeutischen Haltung des Alltagsverstandes unterstützt. Es gibt eine gesellschaftlich weithin durchgesetzte »Selbstmedikation« von Menschen mit depressiven Stimmungsauslenkungen, die auch Ehrenberg benennt und die gewöhnlich gar nicht als solche wahrgenommen wird: Man »kritisiert« als Normalbürger sein Bewusstsein von der eigenen psychischen Misere mit Hilfe berauschender, betäubender und bewusstseinsverändernder Drogen, zu denen vor allem die »Volksdroge« Alkohol gehört, der vielfach gar nicht als Rauschmittel, sondern eher als ein zu den Mahlzeiten oder zur Entspannung gehöriges »Lebensmittel« verstanden und behandelt wird: Rausch, euphorisierendes Scheinerleben etc. lassen die Bürger Ungemach aller Art bis hin zur Vorstellung vom negativen Ego »vergessen«, allerdings nur bis zur nächsten Ernüchterung bzw. im Extremfall schließlich bis zu hirnorganischen Wesensänderungen oder dem Exitus, die die vermeintlich lästige

19 | Vgl. DAK-Gesundheitsreport 2005, S. 72.

20 | Zur Veränderung der Einnahme von Psychopharmaka vgl. Glaeske 2006.

Selbststeuerung des Ich durch den Verstand und den Willen beenden. Dass Männer im Vergleich zu Frauen[21] weniger als depressive Patienten auffallen, liegt nach Ehrenberg vor allem an ihrer »Selbsttherapie« durch verstärkten Alkohol- und Drogenkonsum.[22]

**21** | Zu den Unterschieden zwischen Männern und Frauen in der Anfälligkeit gegenüber Depression vgl. auch die Analyse von Christine Kühner: »Deutliche Geschlechtsunterschiede finden sich [...] in der Häufigkeit spezifischer psychischer Störungen. Während bei den Frauen affektive Störungen, Angststörungen, Essstörungen und somatoforme Störungen überwiegen, haben Männer konsistent höhere Raten an Substanzmissbrauch und -abhängigkeit, antisozialer Persönlichkeit und Störungen der Impulskontrolle.« (Kühner 2006, S. 191) Vgl. auch Möller-Leimkühler, die deutlich im Sinne dieser Arbeit sagt, es »fungiert die hegemoniale Männlichkeit als handlungsleitende Ideologie, an der sich Männer selbst messen und von anderen gemessen werden.« (Möller-Leimkühler 2006, S. 219)

**22** | Vgl. auch WHO 2001, S. 5f., wo dieser Zusammenhang ebenfalls hergestellt wird.

## 2. Was ist Depression und wie wird sie therapiert?

In dieser Arbeit ist die Therapie bisher bewusst ausgeblendet worden, weil der Untersuchungsgegenstand die bislang wissenschaftlich ungeklärte Frage nach der Natur der Depression und ihrer Ursache war, zu deren Beantwortung die Ehrenbergthesen im Kontext anderer Deutungsansätze analysiert und diskutiert wurden. Mit Hilfe des französischen Autors und unter Einbeziehung der Beckschen Entdeckung des systematischen, moralisch unterlegten und generalisierten Kognitionsfehlers von Depressiven sind meines Erachtens nunmehr einige Schlussfolgerungen möglich, die auch ein entsprechendes therapeutisches Vorgehen erlauben.

Meine ersten Thesen beziehen sich auf das Vorkommen, die Zahl und die Ausprägung der Symptome und Syndrome, die gemeinhin auf der phänomenologischen Ebene und manchmal scheinbar willkürlich der affektiven Störung namens Depression etwa über ICD-10 oder DSM-IV zugeordnet werden. Mit dem in Anlehnung an Beck und Ehrenberg aufgefundenen Begriffsraster lässt sich Depression in der Tat nunmehr als ein einheitliches psychisches Krankheitsbild fassen: Pathologisch depressiv ist, wer sich phasenweise oder permanent in einem mit praktischer Handlungsunfähigkeit verbundenen Zustand der geistig-moralischen Selbstdisqualifizierung bezüglich Lebenstüchtigkeit befindet, beurteilt nach dem sozial gültigen und angeeigneten Maßstab der Selbstbewährung in der bürgerlichen Welt, und logisch verbunden mit dem Gefühl der Wertlosigkeit und des Versagens.[1] Das Individuum leidet an seiner vorgestellten Dysfunktionalität, vollstreckt dieses Urteil gegen Geist, Seele und Körper des eigenen Ich und verliert darüber seine Alltagstauglichkeit. Dies unterscheidet an Depression Erkrankte von normalen Bürgern, die ebenfalls depressive Stimmungsauslenkungen kennen. Weil wesentliche Theoreme der mehr oder weniger von den meis-

1 | Selbst der Wechsel zwischen euphorischen und depressiven Phasen (bipolare oder manisch-depressive affektive Störungen) ist mit der Genese aus Ich- und Weltidealen zu erklären: Die gedanklich hergestellte Diskrepanz zwischen Ideal und Wirklichkeit wird nicht rational enttarnt, sondern psychisch widersprüchlich »erlebt« – einmal als traumhaft wahre Omnipotenz, zum anderen als ebenso realitätsfernes Versagen (gerade mit dem heimlichen Maßstab, zu allem in der Lage zu sein). Näheres zu dieser Depressionsform vgl. Assion/Vollmoeller 2006.

ten anderen geteilten bürgerlichen Weltanschauung in dieses Selbst- und Weltbild eingehen, ist einsichtig, warum auch ansonsten pathologisch unauffällige Zeitgenossen für depressive Urteile und Gemütszustände empfänglich sind, die für sie etwas »Normales«, das Selbst Einschüchterndes an sich haben.

Eine andere These möchte ich hier gleich anschließen: Die Vermutung liegt nahe, dass viele andere psychische Erkrankungen eine der Depression vergleichbare Erklärung haben; dieser Frage kann hier aber nicht weiter nachgegangen werden.

Die Art, die Zahl und die Ausgestaltung der psychischen und somatischen Syndrome und Symptome geben auf dieser ätiologischen Grundlage Auskunft darüber, wie, wie sehr und wie tief die in der affektiven Störung repräsentierte Selbstverurteilung und Selbstaufgabe an der eigenen Person auch praktisch bereits vollzogen ist – vom psychischen Leiden und der physischen Handlungsunfähigkeit mit dem Verlust der Selbstkontrolle über körperliche Leiden und Verfallserscheinungen bis hin zum Suizid[2] gibt es eine große Spannweite von »Entäußerungen« des Ich.

Von der Fortgeschrittenheit und der Ausdehnung des Krankheitsbilds[3] auf Geist, Gemüt und Physis hängt es ab, mit welcher detaillierten Therapie der Krankheit Depression zu begegnen ist, auch wenn der benannte intellektuelle Ausgangspunkt der Depression der gleiche bleibt. Denn viele Depressive, die in die psychotherapeutische Praxis zur Behandlung kommen, haben bereits eine längere Krankheitskarriere[4] hinter sich und sind oft gar nicht unmittelbar für »schlaue« Argumentationen empfänglich – sie müssen vielfach erst einmal ihre tiefe physisch-psychische Lethargie überwinden. Diese rührt ja nicht nur aus einer oberflächlichen Stimmung her, sondern entspringt einer Grundeinstellung, die sich in verselbständigten Gefühlen, Haltungen und Verhaltensweisen niedergeschlagen hat. Die Klienten sind daher zunächst in ihrem Versuch, ihre Handlungsunfähigkeit aufzubrechen, zu unterstützen, um sie intellektuell wieder ansprechbar zu machen. Es ist insofern zunächst eine intensive Bestandsaufnahme erforderlich, die die Lebensorientierung, die Lebensgeschichte, die bestehenden psychischen und somatischen Leiden, auch medizinische Vordiagnosen etc. umfasst.

An dieser Stelle sei zudem auf ein gesellschaftliches, also vom Klienten getrenntes Therapieerschwernis hingewiesen, das sich dem hiesigen Gesundheitswesen und seinem restriktiven Erstattungsvorgehen verdankt: Die gesetzlichen Krankenkassen fördern nur zögerlich und zeitlich knapp entsprechende Therapieanstrengungen, und die verfügbare Stundenzahl

2 | Eine Analyse zur Suizidalität bei Depressiven findet sich z.B. bei Wolfersdorf 2006.

3 | Über Depression und Komorbidität berichtet Näheres Gastpar 2006.

4 | Über die Möglichkeit von Früherkennung und Awareness berichten Hegerl, Althaus und Pfeiffer-Gerschel, 2006.

reicht oft nicht aus, um beim Patienten »zum Kern« vorzustoßen und sein Theoremgerüst ins Wanken zu bringen. Die meisten Menschen sind bekanntlich zu einer Therapiefinanzierung auf eigene Kosten materiell nicht in der Lage, abgesehen von Patienten aus dem Mittelstand.

Die Probleme der Therapie beginnen aber schon bei der Diagnosestellung, und die erfolgt zunächst in der großen Mehrheit beim Allgemeinmediziner[5], der zunächst vor einer doppelten Schwierigkeit steht: Viele Patienten berichten ja nicht gleich von einer Depression, sondern klagen über diverse physische Symptome – Kopfschmerzen, Magen- und Darmprobleme, Schlaflosigkeit, Müdigkeit und Abgespanntheit, Niedergeschlagenheit etc. Auch schon beim Hausarzt ist – abgesehen von der Frage, ob die entsprechende ärztliche Vorbildung ausreicht – die Beratungszeit in der Sprechstunde durch Kassenvorgaben meist zu knapp bemessen, um im Fall der Depression zu einer genauen Diagnose zu kommen.[6] Aber es gibt auch noch Behandlungspotentiale in der psychiatrisch-psychotherapeutischen Versorgung.[7]

Ist die Diagnose erfolgt, die unbedingt die Erfassung der systematisierten grundsätzlichen, falschen, ich- und weltbezogenen negativen Kognitionen einschließt (etwa nach Art des im Anhang abgedruckten Fragebogens), kann die kognitive Therapie beginnen. Martin Hautzinger beschreibt die Merkmale einer kognitiven Verhaltenstherapie zunächst folgendermaßen:

»Diese ist eine problemorientierte, strukturierte, konkrete und spezifische psychologische Behandlung speziell für depressive Störungen. Durch die Kooperation zwischen Patient und Therapeut geht es darum, Probleme zu identifizieren, die individuellen Blockaden zu erkennen, Alternativen dazu zusammenzutragen, diese zu prüfen und auszuprobieren. Neben der besonderen Beachtung kognitiver Prozesse gehören verhaltentherapeutische Elemente wie Aktivierung, Kompetenzerweiterung, Problemlösen, Übungen im Alltag, Aufbau von Bewältigungsfertigkeiten und Kommunikationsübungen mit zum therapeutischen Repertoire.«[8]

Hautzinger führt in diesem Zusammenhang sechs Phasen bzw. Elemente der kognitiven Therapie auf, die je nach Fall auch parallelisiert werden können:

5 | Über Behandlungspotentiale in der allgemeinärztlichen Versorgung berichten Gensichen und Peitz, 2006.

6 | Um Standards zur Erkennung und Behandlung von Depressionen bemühen sich die Depressionsleitlinien in Deutschland; Härter und Bermejo, 2006, informieren.

7 | Vgl. die Untersuchung von Michael Linden, 2006.

8 | Hautzinger 2005, S. 135f.

»*1. Phase:* **Schlüsselprobleme benennen**
Überblick verschaffen, Kriterien: Dinglichkeit, Wichtigkeit, Veränderbarkeit
**Aufbau einer therapeutischen Beziehung**
Patienten in negativer Sichtweise akzeptieren, Interesse (aktives Zuhören), Professionalität (Kenntnis, Sicherheit), Arbeitsbündnis, empirisches Vorgehen, Erklärungen und Informationen zum Krankheitsbild Depression
*2. Phase:* **Vermittlung des therapeutischen Modells**
Zusammenhang von Gedanken, Gefühlen und Verhalten anhand der Erlebnisse des Patienten herausarbeiten, Elemente und Struktur der Therapie darstellen
*3. Phase:* **Aktivitätsaufbau**
Erfolg-Vergnügen-Technik, Wochenplanung, gestuftes Vorgehen, realistische Standards setzen, den Ablauf planen: Wie sieht der erste Schritt aus? Welche Hilfen kann es geben?
*4. Phase:* **Soziale Kompetenz**
Rollenspiele, klare Instruktionen, Bezug zu den Problemen des Patienten (darf nicht nur dem Therapeuten klar sein!), differenzierte, verhaltensbezogene Rückmeldung, erneutes Üben, Transfer
*5. Phase:* **Kognitive Techniken** (werden meist schon beim Aktivitätsaufbau eingesetzt)
Erfassen von negativen Gedanken und Einstellungen, Zusammenhang von negativen Gedanken, Gefühlen und Verhalten verdeutlichen, Realitätstestung Reattribution, alternative Erklärungen, Entkatastrophisieren, Pros und Contras, kurzfristige und langfristige Konsequenzen von Einstellungen
*6. Phase:* **Transfer, Erfolgssicherung und Rückfallverhinderung**
Rückblick und Zusammenschau der angewandten, als hilfreich erlebten Interventionen, Einbau von Interventionen, Materialien in den Alltag, Erkennen von Krisen, Frühsymptomen, Verschlechterungen, Notfall- und Krisenplanung, Auffrischungs- und Stabilisierungssitzungen.«[9]

Das im Zitat anfangs erwähnte »Akzeptieren negativer Sichtweisen« kann allerdings nur ein formales und subjektives Ernstnehmen des Klienten bedeuten, nicht aber die ungeprüfte inhaltliche Bestätigung der geäußerten Urteile. Von möglicherweise notwendigen begleitenden verhaltenstherapeutischen Übungen[10] und von pharmokologischen Begleitbehandlungen[11] sehe ich hier ab und konzentriere den Blick auf die Labilisierung und Veränderung der generalisierten und zirkulären Denkmuster.[12] Logisch geht es im

**9** | Ebd., S. 136. Vgl. auch die Untersuchung zur Rückfallprophylaxe von Risch und Stangier, 2005.

**10** | Vgl. etwa die Analyse über Rehabilitation bei Depressionen von Michael Linden, 2006.

**11** | Vgl. hierzu z.B. Laux 2005 über psychopharmakologische Behandlung nicht respondierender depressiver Patienten.

**12** | Ein solches kognitives Konzept hätte Freud abgelehnt. Unter dem Begriff

Prozess der Therapie zwar um ihre Widerlegung, praktisch aber kommt es sehr darauf an, dass die korrigierende Argumentation nicht lediglich – wie es gern in der Schule praktiziert wird – durch Anpassung übernommen, sondern als eigene Leistung in selbstvollzogenen Gedankengängen reproduziert wird. Dies geschieht am besten dadurch, dass der Therapeut durch Nachfragen den Klienten die gedanklichen Unstimmigkeiten in den entsprechenden Bereichen selbst auffinden bzw. nachvollziehen lässt. In diesem Sinne ist Therapie nicht belehrend, sondern für den Klienten Katalysator einer kognitiven Selbstkorrektur, hat also Assistenzfunktion. Gleichwohl ist es Erfolgsbedingung, dass der Therapeut die gedankliche Fehlorientierung selbst erkannt hat, damit er bei ihrer Korrektur assistieren kann.

Wenn die Argumentationslinie der vorliegenden Arbeit zutrifft, ist für den Therapeuten außerdem wichtig, vielleicht sogar unumgänglich, mit den idealisierenden und damit verzerrenden Theoremen des gesellschaftlichen Diskurses, das Verhältnis Individuum und bürgerliche Gesellschaft betreffend, vertraut zu sein und sie in kritischer Distanz bewerten zu können. Denn es ist ein wiederkehrender gedanklicher Mechanismus in der globalisierten Welt, die dem Lob der Marktwirtschaft dienende Freiheitsverehrung ohne Rücksicht auf bedrängende Realitäten zu verstetigen und als moralisches Leistungspostulat getreu der sozial eingeforderten Konkurrenz gegen sich selbst zu kehren und das Ich daran mit Ehrenberg scheitern zu lassen: wo alles möglich ist, muss ich angesichts meiner dürftigen Resultate ein Versager sein.

Wenn die Depressionstherapie diese kognitive Ausrichtung haben sollte, liegt der Gedanke auch nicht fern, sie in Anbetracht des restriktiven Gesundheitswesens und der unzulänglich vorbereiteten professionellen Hilfestellung[13] getrennt von medizinischer oder psychologischer Therapie bzw. begleitend zu ihr als Aktivität in einem verständigen sozialen Umfeld durchzuführen. In diesem Sinne kann Heiner Keupps Modell der »Vernetzwerkung« von großem Nutzen sein.[14] Eine inhaltliche Begründung gab er auf der Tagung »Baustelle Identität«:

---

Melancholie kannte er 1917 durchaus typische Merkmale der Depression: »Bei der Trauer ist die Welt arm und leer geworden, bei der Melancholie ist es das Ich selbst. Der Kranke schildert uns sein Ich als nichtswürdig, leistungsunfähig und moralisch verwerflich.« Aber er sagt dann: »Es wäre wissenschaftlich wie therapeutisch gleich unfruchtbar, dem Kranken zu widersprechen, der solche Anklagen gegen sein Ich vorbringt. Er muss wohl irgendwie recht haben und etwas schildern, was sich so verhält, wie es ihm erscheint [...] Denn es leidet keinen Zweifel, wer eine solche Selbsteinschätzung gefunden hat und sie vor anderen äußert [...], der ist krank, ob er nun die Wahrheit sagt oder sich mehr oder weniger unrecht tut.« (Freud 1917, S. 176f.)

**13** | Die Auswirkungen einer optimalen Versorgung auf die Häufigkeit und die Folgen depressiver Erkrankungen untersuchen die Australier Andrews, Sanderson und Hudson, 2006, anhand eines Modells.

**14** | Vgl. u.a. Keupp 1987.

»Menschen müssen heute die Fähigkeit entwickeln, Dinge auszuhandeln, Konflikte, Lebenskonzepte miteinander auszustreiten. Die sind nicht mehr fertig irgendwo abzuholen. Und genau diese Fähigkeit erfordert so etwas wie demokratische Urtugenden, die in den Bildungseinrichtungen und in den Familien meiner Meinung nach längst nicht in ausreichendem Maße gelehrt werden. Sie erfordert Partizipationschancen, die Erfahrung, dass man auch real mitwirken kann bei den Dingen, die einen betreffen. Das sind meiner Meinung nach zentrale Voraussetzungen für diese Art von offener Identität.«[15]

Das hieße, gedanklich fortentwickelt, Befähigung zum individuellen »Empowerment«.[16] Und auf längere Sicht wäre in diesem Sinne sogar eine Barriere[17] gegen Depression vorstellbar: Ist im Verständnis der Bürger eine nachhaltige Gelassenheit gegenüber den moralischen Postulaten und den niederschmetternden Wirkungen der Konkurrenz eingekehrt, könnte eine Prävention schon bei Kindern erfolgreich sein und müsste auch bei ihnen beginnen.[18]

**15** | Keupp 2001.

**16** | Keupp 2005, S. 17.

**17** | Über eine im Vergleich zur obigen Perspektive pragmatischere Prävention in den Niederlanden berichten Cuijpers, Bohlmeijer, Riper und Smit, 2006.

**18** | Von Ansätzen, das gesellschaftliche Umfeld zu verändern bzw. Gesundheitsförderung auf Pubic-Health-Ebene zu betreiben, berichten z.B. Holm und Burgess (Großbritannien), 2006, und Anke Bramesfeld, 2006.

# Literatur


Abramson, L.Y./Seligman, M.E.P./Teasdale, J.D., 1978: Learned helplessness in humans: Critique and reformulation, Journal of Abnormal Psychology, 87.

Andrews, Gavin/Sanderson, Kristy/Hudson, Richard, 2006: Interventionspotentiale, Die Krankheitslast der Depression verringern, in: Stoppe, Gabriela/Bramesfeld, Anke/Schwartz, Friedrich-Wilhelm (Hg.): Volkskrankheit Depression? Bestandsaufnahme und Perspektiven, Berlin, Heidelberg.

Antaki, Charles/Widdicombe, Sue (Hg.), 1998: Identities in Talk, London.

Assion, Hans-Jörg/Vollmoeller, Wolfgang, 2006: Handbuch bipolare Störungen, Stuttgart.

AWMF-Leitlinienregister Nr. 51/023, 2006: Psychotherapie der Depression, in: AWMF-Online (AWMF: Arbeitsgemeinschaft der wissenschaftlichen medizinischen Fachgesellschaften).

Baumann, U./Perrez, M. (Hg.), 1998: Lehrbuch Klinische Psychologie-Psychotherapie, Bern.

Beck, A.T., 1974: The development of depression. A cognitive model, in: Friedman, R.J./Katz, M.M. (Hg.): The psychology of depression, New York, Toronto, London, Sydney.

Beck, Aaron T./Rush, A. John/Shaw, Brian F./Emery, Gary, 1999: Kognitive Theorie der Depression, hg. v. Hautzinger, Martin, Weinheim, Basel.

Bohleber, Werner (Hg.), 2005: Depression – Psychoanalytische Erkundungen einer Zeitkrankheit, Sonderheft Psyche, Zeitschrift für Psychoanalyse und ihre Anwendungen, 59. Jg., H. 9/10, Sept./Okt. 2005, Stuttgart.

Bramesfeld, Anke, 2006: Gesundheitsförderung, in: Stoppe, Gabriela/Bramesfeld, Anke/Schwartz, Friedrich-Wilhelm (Hg.): Volkskrankheit Depression? Bestandsaufnahme und Perspektiven, Berlin, Heidelberg.

Braun, Simone, 2002: Erfassung depressiver Störungen in der Primärversorgung: Validität des Brief Klient Health Questionnaire (B-PHQ) und des General Health Questionaire (GHQ-12), München (Diss.).

Brenner, Harvey, 2006: Arbeitslosigkeit, in: Stoppe, Gabriela/Bramesfeld, Anke/Schwartz, Friedrich-Wilhelm (Hg.): Volkskrankheit Depression? Bestandsaufnahme und Perspektiven, Berlin, Heidelberg.

Cuijpers, Pim/Bohlmeijer, Ernst/Riper, Helen/Smit, Filip, 2006: Prävention, in: Stoppe, Gabriela/Bramesfeld, Anke/Schwartz, Friedrich-Wilhelm (Hg.): Volkskrankheit Depression? Bestandsaufnahme und Perspektiven, Berlin, Heidelberg.

Deutsches PISA-Konsortium (Hg.), 2001: PISA 2000. Basiskompetenzen von Schülerinnen und Schülern im internationalen Vergleich, Opladen.

Der Spiegel (2006): Titelgeschichte »Lebensgefühl Angst«, Hamburg, Nr. 35/2006.

Dorsch, Friedrich, [12]1994: Psychologisches Wörterbuch, hg. von Häcker, Hartmut/Stapf, Kurt H., Bern, Göttingen, Toronto, Seattle.

DAK-Gesundheitsreport 2005, hg. vom DAK-Vorsorgungsmanagement, Hamburg (Internet: www.dak.de/content/filesopen/Gesundheitsreport_2005.pdf).

Ehlers/Hohlweg, 1996: Enzyklopädie der Psychologie. Grundlagen der Klinischen Psychologie, Göttingen.

Ehrenberg, Alain, 1991: Le culte de la performance, Paris.

Ehrenberg, Alain, 1995: L'Individu incertain, Paris.

Ehrenberg, Alain, 2004: Das erschöpfte Selbst, Depression und Gesellschaft in der Gegenwart, Frankfurt, New York.

Ehrenberg, Alain, 2006: Die Depression, Schattenseite der Autonomie?, in: Stoppe, Gabriela/Bramesfeld, Anke/Schwartz, Friedrich-Wilhelm (Hg.): Volkskrankheit Depression? Bestandsaufnahme und Perspektiven, Berlin, Heidelberg.

Europäische Kommission, Generaldirektion Gesundheit & Verbraucherschutz (Hg.), 2004: Maßnahmen gegen Depressionen. Psychische Gesundheit und psychisches Wohlbefinden verbessern und die negativen gesundheitlichen, sozialen und wirtschaftlichen Folgen von Depressionen bekämpfen, Luxemburg.

Flick, Uwe/von Kardorff, Ernst/Steinke, Ines (Hg.), [3]2004: Qualitative Forschung. Ein Handbuch, Reinbek bei Hamburg.

Florin, Irmela/Tunner, Wolfgang, 1973: Behandlung kindlicher Verhaltensstörungen, 5. Aufl., München.

Foucault, Michel, 1971: Die Ordnung der Dinge, Frankfurt a.M.

Foucault, Michel, 1991: Die Ordnung des Diskurses, Frankfurt a.M.

Freud, Sigmund, 1917: Trauer und Melancholie, in: Freud, Sigmund, [11]2005: Das Ich und das Es. Metapsychologische Schriften, Einleitung von Axel Holder, Frankfurt a.M.

Freud, Sigmund, [11]2005: Das Ich und das Es. Metapsychologische Schriften, Einleitung von Axel Holder, Frankfurt a.M.

Friedman, R.J./Katz, M.M. (Hg.), 1974: The psychology of depression, New York, Toronto, London, Sydney.

Gastpar, Markus, 2006: Depression und Komorbidität, in: Stoppe, Gabriela/Bramesfeld, Anke/Schwartz, Friedrich-Wilhelm (Hg.): Volkskrankheit Depression? Bestandsaufnahme und Perspektiven, Berlin, Heidelberg.

Gensichen, Jochen/Peitz, Monika, 2006: Behandlungspotentiale in der allgemeinärztlichen Versorgung, in: Stoppe, Gabriela/Bramesfeld, Anke/

Schwartz, Friedrich-Wilhelm (Hg.): Volkskrankheit Depression? Bestandsaufnahme und Perspektiven, Berlin, Heidelberg.

Glaeske, Gerd, 2006: Psychopharmaka. Mehr Antidepressiva, weniger Benzodiazepine – Auffällige Veränderungen im Psychopharmaka-Verbrauch, in: Stoppe, Gabriela/Bramesfeld, Anke/Schwartz, Friedrich-Wilhelm (Hg.): Volkskrankheit Depression? Bestandsaufnahme und Perspektiven, Berlin, Heidelberg.

Grobe, Thomas/Bramesfeld, Anke/Schwartz, Friedrich-Wilhelm, 2006: Versorgungsgeschehen, Analyse von Krankenkassendaten, in: Stoppe, Gabriela/Bramesfeld, Anke/Schwartz, Friedrich-Wilhelm (Hg.): Volkskrankheit Depression? Bestandsaufnahme und Perspektiven, Berlin, Heidelberg.

Habermas, Jürgen, 1962 (1990): Strukturwandel der Öffentlichkeit. Untersuchungen zu einer Kategorie der bürgerlichen Gesellschaft, Neuwied 1962 (Neuaufl.: Frankfurt a.M. 1990).

Habermas, Jürgen, 1985: Die neue Unübersichtlichkeit, Kleine Politische Schriften V, Frankfurt a.M.

Härter, Martin/Bermejo, Isaac, 2006: Leitlinien. Entwicklungsstand und Umsetzung von Depressionsleitlinien in Deutschland, in: Stoppe, Gabriela/Bramesfeld, Anke/Schwartz, Friedrich-Wilhelm (Hg.): Volkskrankheit Depression? Bestandsaufnahme und Perspektiven, Berlin, Heidelberg.

Harré, Rom/van Langenhove, Luk, 1991: Varieties of Positioning, in: Journal for the Theory of Social Behaviour, 21/4.

Harré, Rom/van Langenhove, Luk (Hg.), 1999: Positioning Theory, Oxford.

Hartman, Michael, 2002: Der Mythos der Leistungseliten. Spitzenkarrieren und soziale Herkunft in Wirtschaft, Politik, Justiz und Wissenschaft, Frankfurt a.M., New York.

Haubl, Rolf, 2005: Sozialpsychologie der Depression, in: Leuzinger-Bohleber, Marianne/Hau, Stephan/Deserno, Heinrich (Hg.): Depression – Pluralismus in Praxis und Forschung, Schriften des Sigmund-Freud-Instituts, Reihe 1, Bd. 1, Göttingen.

Hautzinger, Martin/de Jong-Meyer, Renate, 1994: Depressionen, in: Reinecker, Hans (Hg.): Lehrbuch der klinischen Psychologie, Modelle psychischer Störungen, 2. überarb. und erw. Aufl., Göttingen.

Hautzinger, Martin, 2005: Kognitive Verhaltenstherapie bei affektiven Störungen, in: Leuzinger-Bohleber, Marianne/Hau, Stephan/Deserno, Heinrich (Hg.): Depression – Pluralismus in Praxis und Forschung, Schriften des Sigmund-Freud-Instituts, Reihe 1, Bd. 1, Göttingen.

Hegerl, Ulrich/Althaus, David/Reiners, Holger, 22006: Das Rätsel Depression. Eine Krankheit wird entschlüsselt, München.

Hegerl, Ulrich/Althaus, David/Pfeiffer-Gerschel, Tim, 2006: Früherkennung und Awareness, in: Stoppe, Gabriela/Bramesfeld, Anke/Schwartz, Friedrich-Wilhelm (Hg.): Volkskrankheit Depression? Bestandsaufnahme und Perspektiven, Berlin, Heidelberg.

Holm, Soren/Burgess, Stephen, 2006: Interventionen und ethischer Kontext, in: Stoppe, Gabriela/Bramesfeld, Anke/Schwartz, Friedrich-Wilhelm (Hg.): Volkskrankheit Depression? Bestandsaufnahme und Perspektiven, Berlin, Heidelberg.

Keller, Reiner, 2004: Diskursforschung. Eine Einführung für SozialwissenschaftlerInnen, Opladen.

Kellner, D., 1992: Popular culture and the construction of postmodern identities, in: Lash, S./Friedman, J. (Hg.): Modernity & identity, Oxford UK, S. 141-177.

Keupp, Heiner, 1987: Soziale Netzwerke. Eine Metapher des gesellschaftlichen Umbruchs?, in: Röhrle, Bernd/Keupp, Heiner: Soziale Netzwerke, Frankfurt.

Keupp, Heiner, 2001: Fragmente oder Einheit? Wie neue Identität geschaffen wird, in: Baustelle Identität. Zu Sanierungsarbeiten an einem beschädigten Konstrukt, Dokumentation einer Fachtagung am 8. März 2001, hg. von der Landeshauptstadt München.

Keupp, Heiner, 2005: Die gesellschaftliche Verantwortung von Psychotherapie: Fitness-Parcours oder Stimme der Vernunft, Vortrag auf dem 1. Landespsychotherapeutentag Bayern am 11.12.2005 in München, unveröff. Manuskr.

Klitzing, Kai von, 2006: Kinder, in: Stoppe, Gabriela/Bramesfeld, Anke/Schwartz, Friedrich-Wilhelm (Hg.): Volkskrankheit Depression? Bestandsaufnahme und Perspektiven, Berlin, Heidelberg.

Kraimer, Klaus: Einzelfallstudien, 1995, in: König, Eckhard: Bilanz qualitativer Forschung, Bd. II: Methoden, Weinheim.

Kraus, Michael/Koch, Eckhardt, 2006: Kultur, in: Stoppe, Gabriela/Bramesfeld, Anke/Schwartz, Friedrich-Wilhelm (Hg.): Volkskrankheit Depression? Bestandsaufnahme und Perspektiven, Berlin, Heidelberg.

Kraus, Wolfgang, 1999: Identität als Narration: Die narrative Konstruktion von Identitätsprojekten, Berlin (http://web.fu-berlin.de/postmoderne-psych/berichte3/kraus.htm).

Kühner, Christine, 2006: Frauen, in: Stoppe, Gabriela/Bramesfeld, Anke/Schwartz, Friedrich-Wilhelm (Hg.): Volkskrankheit Depression? Bestandsaufnahme und Perspektiven, Berlin, Heidelberg.

Kurbjuweit, Dirk, 2003: Unser effizientes Leben. Die Diktatur der Ökonomie und ihre Folgen, Reinbek.

Laux, Gerd, 2005: Pharmakologische Behandlung nicht respondierender depressiver Patienten, in: Leuzinger-Bohleber, Marianne/Hau, Stephan/Deserno, Heinrich (Hg.): Depression – Pluralismus in Praxis und Forschung, Schriften des Sigmund-Freud-Instituts, Reihe 1, Bd. 1, Göttingen.

Lederbogen, Florian, 2006: Körperliche Komorbidität, in: Stoppe, Gabriela/Bramesfeld, Anke/Schwartz, Friedrich-Wilhelm (Hg.): Volkskrankheit Depression? Bestandsaufnahme und Perspektiven, Berlin, Heidelberg.

Leuzinger-Bohleber, Marianne, 2005: Depression – Pluralität in Praxis und Forschung, in: Leuzinger-Bohleber, Marianne/Hau, Stephan/Deserno, Heinrich (Hg.): Depression – Pluralismus in Praxis und Forschung, Schriften des Sigmund-Freud-Instituts, Reihe 1, Bd. 1, Göttingen.

Leuzinger-Bohleber, Marianne/Hau, Stephan/Deserno, Heinrich (Hg.), 2005: Depression – Pluralismus in Praxis und Forschung, Schriften des Sigmund-Freud-Instituts, Reihe 1, Bd. 1, Göttingen.

Lewinsohn, P.M., 1974: A behavioral approach to depression, in: Friedman, R.J./Katz, M.M. (Hg.): The psychology of depression, New York, Toronto, London, Sydney.

Linden, Michael, 2006: Behandlungspotentiale in der psychiatrisch-psychotherapeutischen Versorgung, in: Stoppe, Gabriela/Bramesfeld, Anke/Schwartz, Friedrich-Wilhelm (Hg.): Volkskrankheit Depression? Bestandsaufnahme und Perspektiven, Berlin, Heidelberg.

Lucius-Hoene, Gabriele/Deppermann, Arnulf, 2004: Narrative Identität und Positionierung, in: Gesprächsforschung – Online-Zeitschrift zur verbalen Interaktion, Ausg. 5/2004 (www.gespraechsforschung-ozs.de).

Manske, Christel, 1980: Verhaltensgestört – was ist das?, in: Ulich, Klaus, Hg.: Wenn Schüler stören, Analyse und Therapie abweichenden Schülerverhaltens, München, Wien, Baltimore.

Mayring, Philipp, 72000: Qualitative Inhaltsanalyse. Grundlagen und Techniken, erste Aufl. 1983, Weinheim.

Mayring, Philipp, 2004: Qualitative Inhaltsanalyse, in: Flick, Uwe/von Kardorff, Ernst/Steinke, Ines (Hg.), 32004: Qualitative Forschung. Ein Handbuch, Reinbek bei Hamburg.

Merkelbach, Valentin, 2006: Schulstruktur und Gewalt in der Schule, PISA-Ratschlag bei »schuldistanzierten« Jugendlichen, im Internet: http://user.uni-frankfurt.de/~merkelba/ge-walt.htm.

Möller, Anne Maria, 2006: Männer, in: Stoppe, Gabriela/Bramesfeld, Anke/Schwartz, Friedrich-Wilhelm (Hg.): Volkskrankheit Depression? Bestandsaufnahme und Perspektiven, Berlin, Heidelberg.

Psyche, 2005, Zeitschrift für Psychoanalyse und ihre Anwendungen, Sonderheft: Depression – Psychoanalytische Erkundungen einer Zeitkrankheit, hg. von Bohleber, Werner, 59. Jg., H. 9/10, Sept./Okt. 2005, Stuttgart.

Reinecker, Hans (Hg.), 1994: Lehrbuch der klinischen Psychologie, Modelle psychischer Störungen, 2. überarb. und erw. Aufl., Göttingen.

Risch, Anne Katrin/Stangier, Ulrich, 2005: Modifikationen in der Kognitiven Verhaltenstherapie – Rückfallprophylaxe bei unipolaren depressiven Episoden, in: Leuzinger-Bohleber, Marianne/Hau, Stephan/Deserno, Heinrich (Hg.): Depression – Pluralismus in Praxis und Forschung, Schriften des Sigmund-Freud-Instituts, Reihe 1, Bd. 1, Göttingen.

Röhrle, Bernd/Keupp, Heiner, 1987: Soziale Netzwerke, Frankfurt.

Rolff, Hans-Günter, 1997: Sozialisation und Auslese durch die Schule, Frankfurt a.M.

Sachverständigenrat für die Konzertierte Aktion im Gesundheitswesen, Gutachten 2000/2001: Bedarfsgerechtigkeit und Wirtschaftlichkeit, Bd. III, Unter- und Fehlversorgung, Baden-Baden.

Schatz, Holger, 2005: Arbeit als Herrschaft. Die Krise des Leistungsprinzips und seine neoliberale Rekonstruktion, Münster.

Seligman, Martin E.P., 1974: Depression and learned helplessness, in: Friedman, R.J./Katz, M.M. (Hg.): The psychology of depression, New York, Toronto, London, Sydney.

Singleton, N./Bumpstead, R./O'Brien, M./Lee, A./Meltzer, H., 2000: Psychiatric morbidity among adults living in private households, hg. von The Stationary Office, London (http://www.statistics.gov.uk/downloads/theme-health/psychomorb.pdf).

Sonderheft Psyche, 2005, Zeitschrift für Psychoanalyse und ihre Anwendungen, hg. von Bohleber, Werner: Depression – Psychoanalytische Erkundungen einer Zeitkrankheit, 59. Jg., H. 9/10, Sept./Okt. 2005, Stuttgart.

Stamm, Klaus K./Salize, Hans-Jörg, 2006: Volkswirtschaftliche Konsequenzen. Inanspruchnahme und Behandlungskosten bei affektiven Störungen – eine Analyse des Ressourcenverbrauchs von erst- und wiedererkrankten Patienten in der haus- und fachärztlichen Versorgung, in: Stoppe, Gabriela/Bramesfeld, Anke/Schwartz, Friedrich-Wilhelm (Hg.): Volkskrankheit Depression? Bestandsaufnahme und Perspektiven, Berlin, Heidelberg.

Stassen, Hans H./Angst, Jules/Scharfetter, Christian, 2005: Genetik affektiver Störungen – der quantitative Ansatz syndromorientierter Modelle, in: Leuzinger-Bohleber, Marianne/Hau, Stephan/Deserno, Heinrich (Hg.): Depression – Pluralismus in Praxis und Forschung, Schriften des Sigmund-Freud-Instituts, Reihe 1, Bd. 1, Göttingen.

Steeg, Friedrich H., 1997: Lernen und Auslese im Schulsystem am Beispiel der »Rechenschwäche«, Volxheim.

Stoppe, Gabriela, 2006: Alte, in: Stoppe, Gabriela/Bramesfeld, Anke/Schwartz, Friedrich-Wilhelm (Hg.): Volkskrankheit Depression? Bestandsaufnahme und Perspektiven, Berlin, Heidelberg.

Stoppe, Gabriela/Bramesfeld, Anke/Schwartz, Friedrich-Wilhelm (Hg.): Volkskrankheit Depression? Bestandsaufnahme und Perspektiven, Berlin, Heidelberg.

Tieling, Johannes von, 2004, Anwendungen des Sozialkonstruktivismus, Kritikpotential und psychologische Praxis, Diplomarbeit, Heidelberg (unveröff.).

Titscher, S./Wodak, R./Meyer, M./Vetter, E., 1998: Methoden der Textanalyse, Wiesbaden.

Ulich, Klaus, Hg., 1980: Wenn Schüler stören, Analyse und Therapie abweichenden Schülerverhaltens, München, Wien, Baltimore.

Von Thadden, Elisabeth: Der Souverän dankt ab, in: Die Zeit, 7.10.2004.

Weltgesundheitsbericht 2001: Psychische Gesundheit: neues Verständnis – neue Hoffnung, Pressemitteilung des WHO-Europabüros vom 4. Oktober 2001: Durch psychische Störungen bewirktes Leid und Sterben verhindern – Europäische Perspektiven im Weltgesundheitsbericht 2001, www.dgvt.de/artikel.php?cID=922.

WHO: Internationale Klassifikation psychischer Störungen. ICD-10 Kapitel V (F), Klinisch-diagnostische Leitlinien, hg. von Dilling, H./Mombour, W./Schmidt, M.H. 21993, Bern, Göttingen, Toronto, Seattle.

Wittchen et al., 1999: Affektive, somatoforme und Angststörungen in Deutschland. Erste Ergebnisse des bundesweiten Zusatzsurveys »Psychische Störungen«, in: Gesundheitswesen 61, Sonderheft 2.

Wittchen, H.-U. et al., 2000: Bedarfsgerechte Versorgung psychischer Störungen, Abschätzungen aufgrund epidemiologischer, bevölkerungsbezogener Daten. Stellungnahme im Zusammenhang mit der Befragung von Fachgesellschaften durch den Sachverständigenrat für die Konzertierte Aktion im Gesundheitswesen, hg. von der Max-Planck-Gesellschaft, München.

Wittchen, H.-U./Jakobi, F., 2001: Die Versorgungssituation psychischer Störungen in Deutschland – Eine klinisch-epidemiologische Abschätzung anhand des Bundesgesundheitssurveys '98. Bundesgesundheitsblatt 2001, S. 44.

Wittchen, Hans-Ullrich/Jacobi, Frank, 2006: Epidemiologie, in: Stoppe, Gabriela/Bramesfeld, Anke/Schwartz, Friedrich-Wilhelm (Hg.): Volkskrankheit Depression? Bestandsaufnahme und Perspektiven, Berlin, Heidelberg.

Wittchen/Perkonigg, 1996: Epidemiologie psychischer Störungen. Kap. 2 in: Ehlers/Hohlweg: Enzyklopädie der Psychologie. Grundlagen der Klinischen Psychologie, Göttingen.

Wolf, Ricarda, 1999: Soziale Positionierung im Gespräch, in: Deutsche Sprache 27, 1, S. 69-94.

Wolfersdorf, Manfred, 1995: Depressive Störungen, in: Psychotherapeut, Jg. 40, S. 330ff.

Wolfersdorf, Manfred, 2006: Suizidalität, in: Stoppe, Gabriela/Bramesfeld, Anke/Schwartz, Friedrich-Wilhelm (Hg.): Volkskrankheit Depression? Bestandsaufnahme und Perspektiven, Berlin, Heidelberg.

# Anhänge

## Anhang 1: Statistik der Praxisfälle 1995-2005

- 324 Patienten insgesamt
- 214 weiblich, 110 männlich
- 73 ausländische Nationalitäten, 53 weiblich, 10 männlich

| Lfd. Nr. | Affektive Störung/Depression | Insgesamt | w | m |
|---|---|---|---|---|
| 1 | ICD-10-F32.0 leichte depressive Episode | 5 | 5 | 0 |
| 2 | ICD-10-F32.1 mittelgradige depressive Episode | 34 | 16 | 18 |
| 3 | ICD-10-F32.2 schwere depressive Episode | 5 | 2 | 3 |
| 4 | ICD-10-F32.8 sonstige depressive Episode | 2 | 1 | 1 |
| 5 | ICD-10-F32.9 nicht näher bezeichnete depressive Episode | 61 | 42 | 19 |
| 6 | ICD-10-F33.0 rezidivierende depressive Episode, gegenwärtig leicht | 7 | 5 | 2 |
| 7 | ICD-10-F33.1 rezidivierende depressive Episode, gegenwärtig mittelgradig | 24 | 15 | 9 |
| 8 | ICD-10-F33.2 rezidivierende depressive Episode, gegenwärtig schwer | 2 | 1 | 1 |
| 9 | ICD-10-F34.0 Zyklothymie | 1 | 0 | 1 |
| 10 | ICD-10-F34.1 Dysthymia | 40 | 23 | 17 |
| | Neurotische Störungen/Belastungsstörungen | | | |
| 11 | ICD-10-F43.2 Anpassungsstörung längere/kürzere depressive Reaktion | 94 | 71 | 25 |
| | Angst | | | |
| 12 | ICD-10-F41.0 Panikstörung | 19 | 16 | 3 |
| 13 | ICD-10-F41.1 generalisierte Angststörung | 12 | 6 | 6 |
| 14 | ICD-10-F41.2 Angst und depressive Störung, gemischt | 19 | 15 | 4 |
| | Phobische Störung | | | |
| 15 | ICD-10-F40.0 Agoraphobie | 21 | 17 | 4 |
| 16 | ICD-10-F40.1 soziale Phobie | 8 | 4 | 4 |
| 17 | ICD-10-F40.2 isolierte spezifische Phobien | 9 | 7 | 2 |

## Anhang 2: Tabelle zur Statistik der Praxisfälle

### Indikation – Zeit

Abkürzungen für die folgende Tabelle:
Frankreich: Fr.
Türkei: Tü.
Polen: Po.
Afrika: Afr.
Ungarn: Ung.
Albanien: Al.
Persien: Per.
US Amerika: U.S.
Griechenland: Gr.
Jugoslawien: Ju.
Russland: Ru
England: Engl.
Italien: It.

Zahlenwerte ohne Bezeichnung sind Deutschsprachige.

## Anhang 2: Tabelle zur Statistik der Praxisfälle Indikation – Zeit

| | 1995 | | 1996 | | 1997 | | 1998 | | 1999 | | 2000 | | 2001 | | 2002 | | 2003 | | 2004 | | 2005 | |
|---|---|---|---|---|---|---|---|---|---|---|---|---|---|---|---|---|---|---|---|---|---|---|
| | w | m | w | m | w | m | w | m | w | m | w | m | w | m | w | m | w | m | w | m | w | m |
| Gesamtzahl der Patienten | 6 | 6 | 13 | 13 | 9 | 9 | 12 | 10 | 17 | 10 | 16 | 12 | 16 | 7 | 14 | 6 | 16 | 11 | 30 | 11 | 67 | 13 |
| Gruppen nach ICD-10 F32.0 | | | | | | | | | | | | | | | | | | | | | 41 Per. | |
| F32.1 | | 1 | 1 | | 2 | 2 | 1 | 2 | 4 | 2 | 1 Tü. | 7 | | 1 | 1 Ung. | | 1 | 1 | 4 | | 1 | 2 |
| F32.2 | | | | | | 1 | | 1 | | 1 | | | 1 Pol. | | | | | | | | 1 | |
| F32.8 | | 1 | | | | | | | | | | | | | | | | | 1 | | | |
| F32.9 | 1 Ju. | 1 | 21 Gr. | 2 | 2 | | 11 Gr. | 1 | 31 Ru. | 1 Gr. 1 Ju. | | 1 | 11 It. | | 3 | 3 | 4 | 4 | 31 It. | 1 | 132 Ju. 1 Gr. 1 Ru. | 11 Engl. 1 Al. 1 It. |
| F33.0 | | | | | | | | | | | | | | | | | | | | 1 | 41 Gr. | 1 |

| | | | | | | | | | | | | | | | | | | | | | | |
|---|---|---|---|---|---|---|---|---|---|---|---|---|---|---|---|---|---|---|---|---|---|---|
| **F33.1** | 1 | 2 | 1 | | | 1 | 3 | 2 | | | | | 1 | | 1 Gr. | | 1 | | 1 Gr. | 3 | 61 Gr. | 1 |
| **F33.2** | | | | | | | | | | | | | | | | | | | | 1 | 1 | |
| **F34.0** | | | | | | | | | | 1 | | | | | | | | | | | | |
| **F34.1** | 3 | | 2 | 4 | 2 | 1 It. | 1 | 21 Gr. | 31 Gr. | | 21 Gr. Afr. | 2 Tü. | 21 Gr. | 2 | 11 Ju. | | | | 11 Ju. 1 Gr. | 1 | | 3 |
| **F43.2** | 11 Ru. | | 2 | 3 | 21 Ju. | 3 | 21 Fr. 1 It. | | 32 Gr. | 3 | 11 Gr. 1 Per. | 1 | 32 Gr. 1 Pol. | 2 | 21 Gr. | 3 | 51 Gr. | 4 | 102 Gr. | 2 | 213 Ju. 1 Tü. | 31 It. |
| **F41.0** | | | 3 | | | | | | 31 Gr. | 1 | 1 Gr. | 1 | | | | | | 1 | | | 8 | |
| **F41.1** | 1 | | | 1 | | | | | | | | | 2 | 1 | | | 1 | 2 | | 1 | 11 U.S. | 1 |
| **F41.2** | | 1 | 1 | 2 | | | 1 | | | | | | 1 | | 2 | | 11 Gr. | 1 | 31 Ju. | | 31 Ung. | |
| **F40.0** | 1 Ru. | | 1 | | | | | | 1 | | 2 It. 3 Gr. | 1 Gr. | | | 1 Ju. | 1 | 2 | | 41 Ju. | 1 | | 1 |
| **F40.1** | | 1 | | 1 | | | 1 | | | | | | | | | | 1 | | | 2 | 2 | |
| **F40.2** | | | | | | | | | 1 | | 11 Gr. | | 1 | 1 | | 1 | 1 | | 1 | | 11 Gr. | |

# Anhang 3: Der Fragebogen

Der dieser Studie im empirischen Teil zugrunde gelegte Fragebogen, den die Klienten zu Diagnosezwecken ausgefüllt hatten, hat folgenden Text:

## Fragebogen zur Lebensgeschichte

Mit diesem Fragebogen möchten wir einen möglichst umfassenden Einblick in Ihre Krankengeschichte gewinnen. Je ausführlicher und genauer Sie diese Fragen beantworten, desto mehr erleichtern Sie Ihre Therapie, und Ihrem Therapeuten bleibt mehr Zeit für Ihre Betreuung. Ihre Angaben sind freiwillig, Außenstehende haben ohne Ihre Einwilligung keinen Zugang dazu.

Sollte eine schriftliche Beantwortung einzelner Fragen mehr Platz beanspruchen als vorhanden, so machen Sie nur kurze Stichworte und schreiben Sie dazu »weiteres mündlich«, ebenso, wenn eine schriftliche Beantwortung zu schwierig ist.

DIESER FRAGEBOGEN UNTERLIEGT DER GESETZLICHEN SCHWEIGEPFLICHT!

Name:
Vorname:
Geburtstag:

Datum:

### 1. Klinische Angaben

Name: Vorname:
geb. am: Berufsbezeichnung:

## Familienanamnese

Angaben zu Eltern, Geschwistern und Verwandten

| | Vater | Mutter |
|---|---|---|
| Name:<br>Alter:<br>Beruf:<br>Gesundheit: | | |

Falls bereits verstorben:

| | Vater | Mutter |
|---|---|---|
| Mit welchem Alter:<br>Todesursache:<br>Ihr Alter damals: | | |

Geben Sie bitte Name, Alter, Beruf und Familienstand Ihrer Geschwister an:

Brüder:
Schwestern:

Leidet jemand in Ihrer Familie an:
☐ Alkoholismus ☐ Depressionen ☐ Epilepsie
Oder an irgendetwas, das als »Geisteskrankheit« zu bezeichnen wäre:

Ist Ihnen in Ihrer Familie ein Selbstmord oder ein Selbstmordversuch bekannt?

Leidet in Ihrer Familie jemand an:
- ☐ Zuckerkrankheit
- ☐ Gicht
- ☐ Übergewicht
- ☐ Magersucht
- ☐ andere Erkrankungen:

## Sozialanamnese

Schulischer Werdegang:

Besuch der Volksschule
mit: ☐ Hauptschulabschluss
☐ qualifizierendem Abschluss
☐ ohne Abschuss
Besuch der Real- (Mittel-)Schule von: bis:
mit: ☐ mittlerer Reife abgeschlossen
☐ ohne Abschluss
Besuch eines Gymnasiums von: bis:
mit: ☐ mittlerer Reife (Oberstufenreife) beendet
☐ Abitur
☐ ohne Abschluss
Hochschul- bzw. Universitätsstudium von: bis:
mit folgenden Studienfächern:
und nachfolgendem Abschluss:
☐ Studium abgebrochen

Beruflicher Werdegang:
Alter bei Eintritt ins Arbeitsleben:
Ausgeübte Berufe in zeitlicher Reihenfolge:

| Monat/Jahr | Tätigkeitsbezeichnung/Berufsbezeichnung |
|---|---|
| | |

Jetzige Beschäftigung als:
bei Firma, Dienststelle:
Gründe für einen Wechsel des Arbeitsplatzes:

Ihr Nettoverdienst beträgt ca.:
Wie viel benötigen Sie davon zum Leben:

Wie viel Zeit müssen Sie für den Weg zu Ihrer Arbeitsstelle aufwenden:
Verkehrsmittel:

Falls Sie arbeitslos sind, seit wann?

Gründe für Ihre momentane Arbeitslosigkeit:

Familiensituation:

Familienstand:
- ☐ ledig
- ☐ verlobt
- ☐ verheirat
- ☐ verwitwet
- ☐ geschieden
- ☐ wieder verheiratet
- ☐ getrennt lebend
- ☐ unverheiratet zusammenlebend

Geben Sie bitte die Personen an, mit denen Sie zusammenleben:

Wohnen in Ihrem Haus noch andere Angehörige?

Alter des (Ehe-)Partners: Beruf:
Sein Gesundheitszustand:

Leben Sie in:
- ☐ einem eigenen Haus
- ☐ einer Eigentumswohnung
- ☐ Miete
- ☐ Untermiete
- ☐ einer Wohngemeinschaft

Falls Sie nicht in einer Großstadt wohnen, welche Verkehrsverbindungen gibt es zur nächstgrößeren Stadt und wie viel Zeit müssen Sie dafür aufwenden?

## Frühere Erkrankungen

Geben Sie bitte Ihre Kinderkrankheiten an:
- ☐ Masern
- ☐ Scharlach
- ☐ Keuchhusten
- ☐ Mumps
- ☐ Hautkrankheiten
- ☐ Allergien
- ☐ Verdauungsbeschwerden
- ☐ Appetitlosigkeit
- ☐ häufige Mandelentzündungen
- ☐ häufige Fieberkrämpfe
- ☐ Sonstiges

Nennen Sie Krankheiten während Ihrer Jugend:
- ☐ vollkommen gesund
- ☐ die üblichen, nicht nennenswerten Unpässlichkeiten
- ☐ schwankender Gesundheitszustand
- ☐ ausgesprochen schlechter Gesundheitszustand
- ☐ häufige Unfälle

Wie häufig haben Sie bisher den Arzt aufgesucht?
Geben Sie bitte auch Ihr ungefähres Alter an:
- ☐ 0-1 x Jahre
- ☐ 2-3 x Jahre
- ☐ 6-10 x Jahre
- ☐ mehr als 10 x Jahre

Nennen Sie bitte Ihre Krankenhausaufenthalte und deren Anlässe und geben Sie bitte Ihr jeweiliges Alter an:

| Alter | Anlass des Krankenhausaufenthalts: |
| --- | --- |
| | |

Sind Ihnen Erkrankungen bekannt, die mit Ihrer momentanen Störung nicht in Verbindung stehen?

Sind Ihnen frühere Befunde bekannt? Wenn ja, machen Sie bitte nähere Angaben:

- ☐ Blutdruck:
- ☐ Über-/Untergewicht:
- ☐ Röntgenbefunde:
- ☐ EKG-Befunde:
- ☐ EEG-Befunde:
- ☐ Sonstiges:

Wann fühlten Sie sich das letzte Mal körperlich und seelisch für längere Zeit so richtig wohl? Machen Sie bitte dazu nähere Angaben:

## Jetzige Erkrankungen

Beschreiben Sie die Art Ihrer wichtigsten Probleme, deretwegen Sie zur Behandlung in die Praxis kommen:

Beschreiben Sie stichwortartig die Entwicklung Ihrer Beschwerden vom ersten Auftreten bis zum gegenwärtigen Zeitpunkt:

| Monat/Jahr | Abfolge der Symptome | Wichtige Lebensumstände in dieser Zeit |
| --- | --- | --- |
| | | |

Beschreiben Sie bitte die Auswirkungen dieser Probleme auf die nachfolgend ausgeführten Bereiche:

Arbeitsbereich:

Familiärer Bereich:

Partnerbereich:

Freizeitbereich:

Folgenden Bereich:

Welche Ihrer Verhaltensweisen stören Sie am meisten, wie häufig treten diese auf und welche Konsequenzen ziehen diese nach sich:

| Verhaltensweisen | Häufigkeit pro Tag/Woche/Monat | Folgen |
|---|---|---|
| | | |

Welche Maßnahmen haben Sie gegen diese störenden Verhaltenweisen schon unternommen?

Wie stark ist Ihr Wunsch nach einer Behandlung Ihres Problems?

- ☐ lebensnotwendig
- ☐ sehr stark
- ☐ groß
- ☐ mäßig
- ☐ Wenn nötig, könnte ich auch ohne Behandlung auskommen
- ☐ Ich komme nicht aus eigenem Antrieb in die Behandlung, sondern weil:

Für wie schwerwiegend halten Sie Ihr Problem?
☐ leicht störend ☐ extrem schwer
☐ mittelschwer ☐ vollkommen unerträglich
☐ sehr schwer

Mit wem haben Sie bisher über Ihr Problem gesprochen und wen haben Sie um Rat gefragt?

Befanden Sie sich bereits in Psychotherapie? ☐ nein ☐ ja
Wenn ja, bei wem?
Wie oft und wie lange?

Dachten Sie schon einmal an Selbstmord? ☐ nein ☐ ja
Wenn ja, wann?
Wie oft?
Erklären Sie bitte die näheren Umstände:

Machten Sie bisher Selbstmordversuche? ☐ nein ☐ ja
Wann?
Wie oft?
Schildern Sie die näheren Umstände:

Nehmen Sie Medikamente oder Drogen? ☐ nein ☐ ja
Welche?
Wie viel?
Wie häufig?
Mit welchen Ergebnissen?

Wie hoch ist Ihr Gebrauch von:
☐ Alkohol:
☐ Kaffee:
☐ Zigaretten: etwa Stück/Tag

Angaben zur Monatsregel (Menstruation):
Alter bei der ersten Periode:
Waren Sie darauf vorbereitet und aufgeklärt oder kam es eher wie ein Schock?

Sind Ihre Perioden regelmäßig?
Dauer der Periode:
Haben Sie Beschwerden? ☐ nein
☐ ja, und zwar folgende:

Beeinflusst die Periode Ihre Stimmung? In welcher Weise?

Bitte schildern Sie im Einzelnen irgendwelche beängstigenden oder qualvollen Erlebnisse, die Sie bisher noch nicht erwähnt haben:

## Persönliche Angaben

### Kindheit und Jugend

Geburtsdatum: Geburtsort:
Zustand der Mutter während der Schwangerschaft, soweit Sie darüber Bescheid wissen:

Bitte kreuzen Sie das in Ihrer Kindheit für Sie Zutreffende an:

- ☐ Alpträume
- ☐ Bettnässen
- ☐ Daumenlutschen
- ☐ Nägelbeißen
- ☐ Stammeln oder Stottern
- ☐ Ängste; bitte beschreiben Sie diese näher:

Wie beurteilen Sie Ihre Kindheit, als

- ☐ gestört
- ☐ glücklich

Hatten Sie besondere Phantasievorstellungen:

Nennen Sie Ihre Spiele während der Kindheit:

Führen Sie Ihre Interessen, Hobbys, sportliche und andere Freizeitaktivitäten aus Kindheit/Jugend und heute auf:

| Kindheit/Jugend: | Heute: |
|---|---|
| | |

### Schule und Beruf

Wenn Sie noch in Ausbildung stehen:
Befriedigt Sie Ihre gegenwärtige Studienrichtung?
Wenn nicht, inwiefern sind Sie unzufrieden?

Schulische Begabungen:

Schulische Schwächen:

Ihre Beziehung zu den Schulkameraden/Studienkollegen:

☐ ungestörtes Auskommen mit allen
☐ besondere Kontakte zu einigen wenigen
☐ von mir aus keine Kontakte hergestellt

Welche Spitznamen hatten Sie?
Wurden Sie in der Schule eingeschüchtert? ☐ nein ☐ ja
von ☐ Lehrern ☐ Schulkameraden ☐ Studienkollegen

Ihr Verhältnis zu Mitarbeitern:
☐ freundschaftlich
☐ sachlich kollegial
☐ es gibt häufig Auseinandersetzungen
☐ dauernd kommt es zu Reibereien
☐ es gibt manchmal Konflikte
Nennen Sie die Gründe für solche Konflikte:

Was gefällt Ihnen an Ihrer jetzigen Arbeit?

Inwiefern sind sie unzufrieden?

Führen Sie die wichtigsten positiven und negativen Eigenschaften Ihrer Vorgesetzten auf:

Was glauben Sie, das Ihre Vorgesetzten an Ihnen schätzen?

Was kritisieren diese an Ihnen?

## Elternhaus

Beschreiben Sie die Persönlichkeit Ihrer Eltern in Umrissen:

| Vater: | Mutter: |
|---|---|
| | |

Die Einstellung des Vaters Ihnen gegenüber, früher und jetzt:

Die frühere und heutige Einstellung Ihrer Mutter Ihnen gegenüber:

Ihre Beziehung zu Ihren Geschwistern, früher und heute:

Beschreiben Sie Ihre häusliche Atmosphäre; wie war z.B. die Verträglichkeit der Eltern untereinander oder zwischen Eltern und Kindern:

Fühlten Sie sich grundsätzlich von Ihren Eltern geliebt und akzeptiert?

Konnten Sie Ihren Eltern vertrauen?

Auf welche Weise wurden Sie als Kind von Ihren Eltern bestraft?

Beschreiben Sie ein für Sie besonders prägendes gemeinsames Erlebnis mit Ihren Eltern:

Falls Sie Stiefeltern haben bzw. hatten:
Wie alt waren Sie bei der Wiederheirat des einen Elternteils?
Jahre
Wie fassten Sie dies auf?

Was änderte sich dadurch für Sie?

Falls Sie nicht von Ihren Eltern erzogen wurden, wer erzog Sie und in welchem Zeitraum?

- ☐ Onkel und Tante von: bis:
- ☐ Großeltern
- ☐ Pflegeeltern
- ☐ Andere

Haben sich jemals Eltern, Verwandte, Freunde usw. in Ihr Leben eingemischt?

- ☐ in Ihre Ausbildung
- ☐ in Ihren Beruf
- ☐ in Ihre Ehe bzw. Partnerschaft

Wer sind die wichtigsten Personen in Ihrem Leben?

Wie würden Sie das soziale Milieu beschreiben, in dem Sie aufgewachsen sind?

Schildern Sie kurz Ihre religiöse Erziehung:

Haben Sie Ihre Religionszugehörigkeit geändert?

Ihre Religionszugehörigkeit während der Kindheit:
Und heute:

Haben Sie in Ihrer Kindheit aktiv Ihren religiösen Glauben gelebt?
Tun Sie das auch heute noch?

## Sexuelle Angaben

Beschreiben Sie die Einstellung der Eltern zur Sexualität; wurden Sie zuhause aufgeklärt und gab es Diskussionen über dieses Thema?

Wann und wie bezogen Sie Ihre ersten Kenntnisse über Sexualität?

Wann und in welcher Weise wurden Sie sich zum ersten Mal eigener sexueller Empfindungen bewusst?

In welchem Alter begannen Sie mit Selbstbefriedigung?
Mit welcher Häufigkeit?
Wenn Sie jemals Ängste oder Schuldgefühle in Zusammenhang mit Sexualität oder Selbstbefriedigung hatten, führen Sie dies bitte näher aus:

Beschreiben Sie bitte wichtige Einzelheiten Ihrer ersten sexuellen Erfahrungen (Partner, die Umstände, eigenes Erleben u.Ä.):

Wie viele Partner hatten Sie bis zum jetzigen Zeitpunkt?
Welcher war der wichtigste für Sie?
Wenn Sie sexuelle Kontakte zum gleichen Geschlecht hatten oder haben, beschreiben Sie diese bitte näher und ihr Entstehen:

Ist Ihr derzeitiges Sexualleben für Sie befriedigend?
☐ ja ☐ nein
Schildern Sie bitte die Gründe für Ihre Unzufriedenheit:

Fühlen Sie sich auf irgendeine Weise sexuell gehemmt?
☐ nein ☐ ja, in folgender Weise:

Wie häufig haben Sie zur Zeit Geschlechtsverkehr?

Angaben zur Partnerschaftsbeziehung

Wie lange sind Sie befreundet bzw. verheiratet?

Falls verheiratet, wie lange kannten Sie Ihren Ehepartner vor der Eheschließung?

Beschreiben Sie kurz die Persönlichkeit Ihres (Ehe-)Partners mit Ihren eigenen Worten:

In welchen Bereichen stimmen Sie überein, in welchen nicht?

| Übereinstimung | Keine Übereinstimmung |
|---|---|
| | |

Welche Verhaltensweisen sollte Ihr Partner nach Ihrer Meinung entwickeln, um Ihre Beziehung zu verbessern?

Was bemängelt Ihr Partner an Ihnen?

Welche Verhaltenweisen würde Ihr Partner Ihrer Ansicht nach gerne bei Ihnen häufiger sehen?

Welche Ihrer Verhaltensweisen stören Ihren Partner so sehr, dass er froh wäre, wenn Sie sich weniger häufig so verhalten würden?

Wie verstehen Sie sich mit:
Ihren Schwiegereltern?
den Verwandten der/des Gattin/Gatten?

Bitte führen Sie Ihre Kinder in der zeitlichen Reihenfolge ihrer Geburt mit Namen und Alter auf und beschreiben Sie ganz kurz ihre Persönlichkeit:

| Name: | Alter: | Persönlichkeit: |
|---|---|---|
| | | |

Welches der Kinder ist aus einer früheren Ehe oder Verbindung?

Haben Sie besondere Schwierigkeiten mit Ihren Kindern, z.B. Erziehungsprobleme, Krankheiten?

Bitte führen Sie auch Fehlgeburten und Abtreibungen an:

Sofern Sie mehrmals verheiratet waren, geben Sie bitte auch Ihre früheren Ehen an und beschreiben Sie diese näher:

## Soziale Bedingungen

Fällt es Ihnen leicht, andere Menschen kennenzulernen?

☐ ja ☐ fällt mir schwer, weil:

Gelingt es Ihnen, Beziehungen über einen längeren Zeitraum aufrechtzuerhalten?

☐ nein ☐ ja, Dauer:

Können Sie Ihre Wünsche und Bedürfnisse äußern und auch durchsetzen?

☐ ja ☐ nein, weil:

Mit wem besprechen Sie persönliche Dinge?

☐ Partner ☐ Verwandte ☐ Therapeuten ☐ Andere
☐ Freunde ☐ Kollegen ☐ Priester ☐ mit niemandem

Was möchten Sie in Ihren Beziehungen zu anderen Menschen verändern?

## Erwartungen gegenüber Ihrer Therapie

Welche persönlichen Eigenschaften sollte Ihrer Meinung nach der ideale Therapeut aufweisen?

☐ verständnisvoll ☐ spontan ☐ engagiert
☐ vertrauenswürdig ☐ gütig ☐ korrekt
☐ warmherzig aktiv ☐ sachlich, nüchtern
☐ andere Eigenschaften:

Wie würden Sie eine ideale Beziehung mit einem Therapeuten beschreiben?

☐ hat immer Zeit für meine Beschwerden
☐ geht ganz auf mich ein
☐ eine gewisse Distanz sollte gewahrt bleiben
☐ sollte mich respektieren
☐ hört mich gerne an
☐ gegenseitiges Vertrauen
☐ sollte darüber hinaus:

Was verstehen Sie unter Therapie? Was kann diese für Sie leisten?

☐ Anleitung zu Bewältigung meiner Probleme
☐ sich selber besser kennen lernen
☐ Vermittlung von Ratschlägen

- ☐ man macht mich wieder gesund
- ☐ Komplexe analysieren lassen
- ☐ zu lernen, eigene störende Verhaltensweisen zu ändern
- ☐ Hilfe, sich selbst zu helfen
- ☐ darüber hinaus:

Wie lange könnte nach Ihrer Meinung eine Therapie dauern?

Bitte führen Sie alle Informationen auf, die dem Therapeuten zum Verständnis und Beistand bei Ihrem Problem weiterhelfen könnten, aber durch die bisherigen Fragen noch nicht abgedeckt worden sind:

Wie würden Sie selbst Ihre Diagnose stellen?

## Selbstbeschreibung

Ergänzen Sie bitte dazu die folgenden Sätze:

Ich bin ein Mensch, der...

Während meines ganzen Lebens...

Seit meiner Kindheit...

Eine der Sachen, auf die ich stolz bin...

Es fällt mir schwer, zuzugeben...

Eines der Dinge, die ich nicht vergeben kann...

Unter anderem fühle ich mich schuldig, weil...

Wenn ich mir nicht solche Sorgen um mein Ansehen machen würde,...

Eine der Arten, wie andere mir weh tun, ist...

Mutter war immer...

Was ich von meiner Mutter gebraucht hätte, aber nie bekommen habe, ist...

Eines der Dinge, über die ich mich ärgere...

Vater war immer...

Was ich von meinem Vater gern gehabt hätte, aber nie bekommen habe, ist...

Was mich beim Erwachsenwerden störte, ist...

Ein Weg, wie ich mir selber helfen könnte, aber nicht tue, ist...

Mit meinem Problem gelingt es mir...

Wenn ich mich trauen würde, spontan zu sein, würde ich...

Wenn ich mich trauen würde, meine Meinung offen zu äußern, würde ich...

Haben Sie jemals die Kontrolle über sich selbst verloren (Weinkrämpfe, Wutanfälle oder ähnliche Reaktionen)?
Wenn ja, beschreiben Sie dies bitte näher:

Wie, glauben Sie, würden Sie positiv und negativ beschrieben werden von:
Ihrer besten Freundin/Ihrem bestem Freund?

Ihrem ärgsten Feind oder von jemandem, der Sie nicht mag?

Wie würden Sie sich selbst beschreiben?

## Reflexive Sozialpsychologie

Elisabeth Summer
**Macht die Gesellschaft depressiv?**
Alain Ehrenbergs Theorie des »erschöpften Selbst« im Licht sozialwissenschaftlicher und therapeutischer Befunde
September 2008, 268 Seiten,
kart., 27,80 €,
ISBN: 978-3-8376-1017-8

Florian Huber
**Durch Lesen sich selbst verstehen**
Zum Verhältnis von Literatur und Identitätsbildung
Januar 2008, 246 Seiten,
kart., 24,80 €,
ISBN: 978-3-89942-827-8

Friederike Werschkull
**Vorgreifende Anerkennung**
Zur Subjektbildung in interaktiven Prozessen
2007, 206 Seiten,
kart., 22,80 €,
ISBN: 978-3-89942-658-8

Heiner Keupp,
Joachim Hohl (Hg.)
**Subjektdiskurse im gesellschaftlichen Wandel**
Zur Theorie des Subjekts in der Spätmoderne
2006, 232 Seiten,
kart., 25,80 €,
ISBN: 978-3-89942-562-8

**Leseproben und weitere Informationen finden Sie unter:**
**www.transcript-verlag.de**